강의 동의수세보원

저자 | 리제마(李濟馬)

· 1837년(출생) 음력 3월 19일 함경도 함흥 출생.
· 1849년(13세) 부친과 조부가 운명하자 유랑.
· 1872년(39세) 무과(武科) 급제.
· 1873년(40세) 무위별선군관(武衛別選軍官).
· 1880년(44세) 『격치고(格致藁)』 집필 시작.
· 1886년(50세) 진해현감(鎭海縣監).
· 1894년(58세) 『동의수세보원(東醫壽世保元)』 저술.
· 1895년(59세) 함흥 낙향.
· 1896년(60세) 정삼품 통정대부 선유위원(正三品 通政大夫 宣諭委員)의 작위를 받음.
· 1897년(61세) 고원군수(高原郡守).『제중신편(濟衆新編)』 저술.
· 1898년(62세) 관직을 사양하고 고향으로 내려와 보원국(保元局) 한의원을 개설하여
　　　　　　　 진료와 의학연구에 전념.
· 1900년(64세) 동의수세보원 개정. 음력 9월 21일 작고.

강의 | 추만호(秋萬鎬)

· 1955년(출생) 음력 11월 26일 대전에서 출생.
· 1967년(13세) 충남 논산 광석 천동리 외가댁에 아우와 걸어가다.
· 1973년(18세) 한밤중 괘종 치는 소리에 색공의 관문을 돌파하다.
· 1974년(19세) 대전 시외버스 속에서 순환하는 원의 고리를 꿰뚫다.
· 1975년(20세) 철야정진 중 깨우칠 것이란 없음을 깨우치다.
· 1973~1991년(37세) 수학시절.
　　　　　　　 공주사대 역사교육과, 고려대학교 사학과 석·박사.
　　　　　　　 민추 국역연수원 연수부 연구부 졸업.
· 1992~2006년(52세) 야인시절.
　　　　　　　 계룡산 주변에서 은둔생활.
　　　　　　　 모르고 의심나는 것을 알고 풀기 위해 『천자문강의』
　　　　　　　 『동학사』『사상』 등 18권의 책을 쓰다.

강의
동의수세보원

리제마 지음 · 추만호 강의

창해

| 머리말 |

계룡산 사자봉에 눈이 내리다

2005. 12. 18. 일. 폭설.

　눈이 펑펑 쏟아진다. 푹푹 빠지는 경사면이 미끄럽다. 몇 번이나 미끄러지다. 미끄러져 길게 푹 팬 곳은 더 밟기 어렵다. 이 나무 저 나무에 의지하여, 억지로 몸을 맡기다시피 하여 오르다. 길목에 올라서다.

　온통 하얗다. 눈, 눈, 눈의 순결함이여. 내 더러움을 씻어주는 순백의 순결함이여. 찍혀 올라온 발자국까지 정결하게 지워놓는다.

　아름다운 사자봉. 눈이 쌓여 위엄까지 서려 있다. 오늘은 안 된다. 죽음이다. 눈이 많이 쌓여 죽음으로의 직통로다. 발길을 돌려 내려간다. 몸을 돌리다. 돌리다 말고 봉우리를 바라본다.

　오라, 오라, 눈 덮인 나에게로 오라. 눈에 쌓인 나는 다르다. 어찌하여 발길을 돌리는가. 죽음이 두려우신가. 내가 쫓아주지. 못 오를까봐 걱정인가. 강건한 발과 무릎, 유연한 허리의 힘이면 충분하이. 오르기보다 내리기가 더 무섭다고. 오르면 내릴 수도 있는 법. 장비 타령은 하지 말게나. 핑계를 대는 그대의 나약함이야. 발 밑에 아이젠까지 차고 있지 아니한가. 늘 오르는 곳. 눈이 있다고 등을 보여서야 쓰겠는가. 대장부여, 장부의 기상을 떨치라. 벗이여, 나의 벗이여. 오라.

사자봉은 그렇게 부른다. 길목의 세찬 바람에도, 몸뚱이에 떡칠을 한 눈의 더께에도 아랑곳 없이, 몸에서는 뜨거운 김이 난다.

한 걸음 내딛다. 거두다. 다시 내딛고 거두다. 몇 십 번이나 그랬을까. 아니, 몇 번이나 그랬을까. 허리에서 허벅지를 잇는 선이 뻐근하다. 쥐가 나려 한다.

못 오르면 죽을 터. 오르면 『사상의학』 3부작을 쓰리라. 중풍으로 오른팔을 못 써 글자 하나도 쓸 수 없는 바에야 대자연의 부름에 응해서 가는 것도 좋으리라. 이렇게 사는 것은 사는 것이 아니야. 죽음보다 더 수치스러워. 오른팔이 아니면 어떠랴. 왼팔이 있잖은가. 사자봉아, 너의 몸뚱어리 위에서 죽으리라. 죽으면 죽으리라. 살면 살리라. 살아나면 쓰리라. 사상의학 3부작을. 죽음을 걸고 서원하노라.

한 사람이 갈만한 길 폭. 길이는 사람 세 길. 왼쪽은 천야만야한 낭떠러지. 오른쪽은 키보다 조금 높은 암벽. 부드럽게 미끄러지더라도 몇 개의 복합골절을 안겨주는 바위들.

한 발 내딛다. 가슴이 후끈거린다. 한 발. 심장 박동 소리가 귀에 들린다. 한 발. 두꺼운 옷 밖으로 김이 솟는다.

오른손으로 암벽의 틈새를 찾다. 눈덩어리를 쓸어내다. 손가락으로 찌른다. 손가락이 아프다. 한 손. 눈을 돌리면 안돼. 아래를 보지 마. 왼쪽을 보지 마. 바위와 위를 봐. 한 손. 장갑 안에서 피가 흐른다. 한 손. 암벽의 틈새를 움켜쥔다.

봉우리다. 암반에 몸을 올려놓고 쓰러지다. 누워 눈을 뜬다. 눈이 펑펑 내린다. 뜬 눈에 눈이 녹는다. 눈이 되어 빙빙 돈다. 너울너울 춤춘다. 천지와 사자봉. 하나, 우리는 하나다.

2006. 10. 14. 토. 밤별이 초롱초롱하다.

사랑채에서 『강의 동의수세보원』 초고용으로 쓸 종이를 찾다. 옛날 쓰던 복사용지가 눈에 들어온다. 추자 역해 『노자』 문고본도 공부방 책상 위에 놓다. 작업할 연필과 볼펜을 고른다. 게으름은 여기까지. 투정은 여기까지.

자, 시작이다. 눈 덮인 계룡산 사자봉을 오르면서 세운, 『사상의학』 3부작의 첫발을 내딛는 대장정. 장정의 발걸음을 내딛는다.

이제 보니, 오른손바닥 3, 4, 5 손가락뼈가 몸살이 난 게다. 오른손을 써서는 안 된다. 더 이상 학대해서는 못 견딘다. 왼손으로 글을 쓰자. 무릎 꿇고, 한 글자 한 글자 정성스레 쓰자. 하늘이 준 여벌의 삶을 사는 인생. 즐거이 글을 쓰자.

2006. 11. 13. 월. 전율.

중대한 오류를 발견하다. 고치다. 심욕을 삿된 마음과 게으른 행실이 동시에 나타난 것으로 본 기왕의 견해는 틀린다. 우연히 감정기운 부분을 보다가, 감정기운에 전적으로 빠져들 때 일어나는 마음이 심욕과 같음을 발견하다. 참으로 무서운 일이다. 공부는 철저해야 한다. 실수란 용서받기 어렵다. 틀린 것을 바로잡는 기쁨보다, 그 이상의 오한 이는 전율을 느끼다.

2006. 11. 28. 화. 비.

'사단론' 마무리하다. 밤이 깊을수록 어려워간다. 특히 인의예지가 네 장부의 기운이라는 해석이 암초다. 어느 순간 고비를 넘어서다. 실타래 풀리듯 풀린다. 장부 기운의 사단이 인의예지라는 리제마 식의 해법 틀을 회복하여 돌파하다. 이제 두 단원 마무리다. 하지만 마음으로는 반을 향한다. 용맹한 투지가 샘솟는다.

　소음인·소양인·태음인은 일상 접하는지라 이해하기 쉽다. 태양인은 전무한 형편. 어찌 태양인의 어법을 이해할 수 있을까. 이해한다고 느끼는 순간 오해는 시작하는 법. 태양인이 되자. 태양인 리제마가 되어 리제마의 글을 보자. 눈높이를 맞추자.

　코로 인륜을 냄새 맡는다. 입으로 지방을 맛본다. 이 무슨 귀신 씨나락 까먹는 소린가.

　태음인은 코로 인륜을 냄새 맡는다. 소음인은 입으로 지방을 맛본다. 태음인 소음인 스스로도 인정할 수 없는, 태양인의 씨 나락 까먹는 소리다.

　태음인은 냄새 감각이 뛰어나다. 사람 사이의 질서인 인륜을 생각하는 사회적 감각이 여기에서 나오는 것이 아닐까. 소음인은 맛감각이 뛰어나다. 작고 큰 구분을 가려내는 사회적 감각이 여기에서 나오는 것이 아닐까. 그러면 장부(5장 6부에서 인기투표로 선출한 4장 4부)도 그렇게 특출하게 연결한 것인지도 모른다. 리제마의 씨 나락 까먹는 소리는 이렇게 시작한다.

　그래도 귀신보다는 리제마가 쉽다. 나 같은 철부지의 공부는 리제마란 어른을 흉내 내면서 시작한다. 리제마를 흉내 낸다. 정말, 코로는 인륜이 숨쉬고 입으로는 지방이 씹히네.

　2006. 12. 8. 금. 감정.
　지난번 해설 보완하다. 본성은 장부 기능 그 자체이나, 감정은 감정일 뿐이라는 대목이다. 감정 장부의 감정이란 감정일 뿐이다. 이것은 감정의 순동이나 역동으로, 기능 축소나 손상을 가져오는 장부는 따로 있기 때문이라는 말이다. 대충 얼버무려 목구멍에 가시 걸린 듯 계속 신경 쓰이더니 해결하여 개운하다. 바깥도 약간 밝아지다.

2006. 12. 21. 목. 글 읽다.
　본성기운과 감정기운 해석에 중대한 오류가 있다. 어젯밤부터 고민하다. 고쳐 쓰다. '확충론' 풀이를 마치다.
　본성·감정·본성기운·감정기운은 그물코 네 코다. 가로 세로 네 코의 그물을 펼쳐, 우리네 정신심리의 팔딱팔딱 날뛰는 애노희락 네 빛깔의 고기들을 건져 올린다.
　남의 글들을 읽다. 후련하다. 가려울 때 남의 다리 긁는 식의 어리석음을, 내 풀이는 면한 것 같다. 마음이 시원하다. 볕이 마루에서 비껴나가 춥다. 방 안으로 옮기다.
　이을호의 글은 깊이 있고 정성스런 접근이어서 감동을 준다. 더 추워지면, 이 좋은 벗과 이불을 둘러쓰고 같이 지내리라는 생각만으로도 가슴 설렌다.
　이민수는 그저 그렇다.
　한동석은 오행으로 음양을 접근한 것이어서 출발부터가 착각이다. 서울시 외곽 스카이웨이 태극구 음양로 구간의 네 꼭지점을 순환하는 사상마라톤을, 잠실종합운동장 실내 원형의 음양링크에서 바통 터치하는 다섯 주자들의 오행릴레이로 착각한다.
　이창일은 솔직하고 신선하다. 한동석의 후예답게, 주역의 한국적 변신인 정역 계열서 나온 동무자주에 깊이 빠진다.
　김용옥은 재미있다. 주례선생님께서 주례를 보시다 갑자기 식장 밖으로 나가신다.
　김명근은 김용옥보다 자신만만하고 재미있다. 단숨에 읽힌다. 전국 한의과대학 사상의학교실에서 나온 책의 무미건조함을 맛있게 조리한다. 사상과 사상기운이라는 이원론으로 접근하여, 또 다른 사상의 세계를 연출한다.

북녘의 동의학연구소는 단순 해석을 한다. 남녘의 전문용어 일색인 고답적 색채를 그들도 벗지 못해, 북녘 인민들이 보기에도 어렵다.

김창민·류순섭은 부피가 굉장하다. 참고한 것도 많고 해설도 길다.

이밖에도 온갖 도표를 그리고, 밑줄치고, 올 칼라로 멋있게 꾸민 책들이 많다. 아, 이제는 글로만 찍은 책들이 그립다. 글을 읽으면서 상상의 나래를 펼칠 수 있는 책이. 검은 건 글씨, 흰 건 종이인 그런 책이. 그럼 책값이 싸다. 가난뱅이도 사서 읽고 감상이라도 적을 수 있으리라.

2007. 2. 1. 목. 눈. 대장정 111일

'장부론'의 제일 어려운 대목. 앞의 세 론과도 긴밀한 관계에 있는 가장 정점의 것. 정리 결과는 비참. 완전한 논문 투. 능력이 그리밖에 안 되어 하는 수 없다. 그러면서도 기쁘다. 이제야말로 리제마의 생각에, 인체를 바라보는 총체적 모습에, 근사하여서다.

2007. 2. 14. 수. 개다.

'장부론' 풀이하다. 리제마의 사상체계 전모를 바로 이해하는 기초를 터득하다. 참으로 긴 세월이다. 7년이라. 10년에 비하면 짧은 셈.

'성명론'은 본성과 운명이라는 두 개의 떡이다. '사단론'은 본성과 감정이라는 두 개의 떡이다. '확충론'은 성명론과 사단론을 버무린 고물이다. '장부론'은 고물로 버무린 네 개의 떡을 마음이라는 입으로 꿀꺽 삼킨다. 4개의 떡인 사상이 두 손의 음양으로, 두 손의 음양에서 입속의 태극으로 들어간다.

2007. 3. 3. 토. 흐리다. 달집태우기.

'사상인 변증론' 풀이하다. 141일 만에 사상의학 전반부를 끝내다. 전체 5분의 1밖에 안되지만, 나머지 5분의 4에 비교되지 않을 만큼 어렵다. 어려운 장벽이다. 이제 그 장벽을 무너뜨리다. 암호로 된 난수표. 그 열쇠를 찾다. 열쇠를 끼운다. 톱니바퀴가 맞물려가듯 한 치의 오차도 없이 인체의 신비를 풀어간다. 너무나 멋지다. 우리 몸과 마음의 조합과 순열이다. 정신과 생리의 과학이자 수학이요, 정신심리학이며 수양서다. 그 무엇보다도 수양서다.

머리글 '성명론'에서 '장부론' 까지는 어렵다. 태양인답게 그냥 이건 이런 것이야 단정하며 시작하고 끝나서 어리둥절하다. 우리 마음과 몸에서 작동하는 기본 원리를 설명한다.

사상인의 임상과 처방은 어렵지 않다. 병과 치료를, 특히 마음의 치유를 병의 해법으로 제시한다.

끝맺음 '광제설'은 쉽고 재미있다. 우리 모두 바람직한 사람이 되어 세상을 널리 구제하게 한다. '사상인 변증론'은 편하고 흥미롭다. 사상인을 어떻게 가려내는가를 보여주는 부록이다.

큰 뜰에 불 피우다. 돼지갈비와 큰 새우를 굽다. 훈웅, 인탁, 이일호 씨, 강정자씨 오다. 맛이 환상이다. 배불러 상 치우다. 안주거리만 남기다. 진구씨와 연정은 뒤치다꺼리.

달집태우기. 복숭아 나뭇가지 묶음들을 불 위에 몇 단 올리다. 불길이 위로 오르면서 커다란 용이 꿈틀거린다. 용의 갈기가 쭉쭉 오르고, 그 위로 용의 침들이 하늘하늘 올라간다. 인탁이 한번씩 나무들을 조정할 때마다, 용이 재채기하며 침들이 폭발한다. 비산한다. 모두 소리 지른다.

2007. 6. 29. 금. 밖엔 비가 온다.

하도 공부를 안 해, 스스로의 변명도 씨가 먹히지 않는다. 그냥 도인실 책상머리에 앉다. 『신 동의학사전』을 엉덩이에 깔다. 머리 쓰기 싫으면, 엉덩이라도 머리의 게으름을 대신해야 하니까.

2007. 8. 1. 수. 흐리다. 대장정 292일

5시 일어나다. 얼마만인가, 새벽에 전기를 켠 일이. 햇빛으로 글쓰기를 하려고 낮에만 작업하는데, 오늘은 집일을 걱정하며 깬 터. 그냥 작업키로 마음먹다.

이종수 선생님 내외분 오시다. 적벽의 매력에 빠져 우산 쓰고, 큰 뜰과 사랑채 뒤의 적벽을 오가신다. '공암리 서당'이란 글씨 새김, '적벽 마애 13성', 거북이 모양, 개 모양을 보다. 채약실 들어가다. 송판으로 전체를 두른 것에 놀라신다. 하일정 오르다. 앞으로 툭 트인 경관에 감탄하신다. 내려오다. 마루를 반가워하는 사모님, 연단실의 대들보와 서까래를 잠시 누워 바라보는 선생님. 도인실의 상량문에 집중하는 두 분, 특히 살짝 들어간 벽장의 모습 등, 이 방은 이 방대로 이채롭다 하신다. 양성실 밖의 기둥이며 서까래를 둘러보며, 발걸음을 되돌리기를 몇 번이고 하시는 선생님(후5~6시).

전송하고 귀환(후11시). 끈적끈적해 몸 씻다. 돌이키면, 아침의 흐릿함이 점점 개면서 저녁나절부터 맑아진 하루다. 날씨와는 정반대. 눕다. 리제마 선생님이, 이을호 선생님이 반기는 모습이 조금은 더 가까워진다(후12시).

2007. 8. 17. 금. 밝다.

이것으로 본문의 글이 다 끝나다. 이제 체질 처방이 손짓한다. 308

일 만에 본문을 마치다니, 몸 한 군데 병나지 않고서. 참으로 장하시네, 나의 몸님이시여. 머리도 돌지 않다. 기특하시네, 우리 머리님이시여.

2007. 9. 3. 월. 전 부슬비, 후 흐림.

새벽 4시 일어나다. 물, 녹즙, 수박 몇 조각. 도인실서 공부하려다 방이 냉골이다. 연단실 윗목으로, 이불 깔린 아랫목으로 옮기다. 소음인 임상을 정리하다. 처음에는 어렵더니 정리할수록 일목요연하게 나타난다. 기교를 멀리하고 순리에 따라, 나열이 아닌 흐름으로 물 흐르는 듯하다. 어느새 8시.

아하하, 시간이 별것 아니네. 번개처럼 지나가는구나. 자, 우리의 금쪽같은 청춘의 열망을 위해, 더욱 박차를 가하자꾸나(10시).

소양인 임상 정리 시작. 소음인만큼 분명하지 않다. 그만큼 리제마 선생님의 집중력이 떨어져 가시나보다. 그게 아니다. 장중경의 『상한론』 체계를 유양론적으로 기술하다보니, 기왕에 정리가 잘되고 주목한 부분에 대한 해명을 겉병과 속병에서 다루어, 정작 다루지 않으면 안 될 병증들은 '범론'에서 다룬 것이다. 점심식사 건너뛰기.

심기일전할 겸, 하수구 막는 주범인 부엌 뒤 대나무 잎 줍다. 감나무 뿌리 쪽에 뿌리다. 끝나갈 즈음, 인탁 와서 거들다. 부엌 뒤 암반이 깨끗하여 좋더라(후4시).

수박 두 조각. 다시 작업하다. 열두 고개 넘듯 힘들더니, 올라보니 코 아래라. 제법 볼만하다. 연단실에 눕다(후11시 반).

2007. 9. 4. 화. 비. 대장정 326일

5시 일어나다. 온몸이 하늘 높은 줄 모른다. 꼿꼿하다. 쇠뭉치다.

요즘 글 쓰느라 끼니도 거르고, 먹는 것도 1식 1찬이라 영양실조일 터. 요 몸뚱이는 천만의 말씀, 만만의 콩떡이라는 듯, 역발산 기개세를 뽐낸다. 녹즙과 물.

일호아저씨 오시다. 책으로 완성한 원고와 컴퓨터 화면 보여드리다. 작업의 부분과 전체를 설명하다. 소주 대접하다. 정자아줌마도 동참하다. 전송(후1시).

인탁 오다. 그는 큰 뜰, 난 모과나무 뜰, 풀 뽑다. 풀매기를 하니 집뜰이 더 환하다. 풀벌레에 뜯긴 곳이 간지럽다. 머리 감다. 발 닦다. 기분이 좋다. 콧노래가 절로 난다(후3시).

컴퓨터 끄다. 전축 켜다. 오랜만이다. 도인실 뻥 뚫린 창, 책상에 앉아, 뒤 탁자의 시디 음악 소리를 듣다. 비천주악상의 선녀를 거느린 기분이다. 창밖의 풀과 나무의 푸르름, 짜악 깔아주는 빗소리, 기막힌 별세계로고. 박남준 시인이 선물한 '악양편지' 입추와 여름을 듣다.

사람들이 주마등마냥 흘러간다. 원문 구한 권혁교, 원문을 같이 읽은 김미림·문성균·성언창·윤자영·임민수·추연하·홍란녕, 국립중앙도서관(국립 아닌 것이 어디 있나. 국립은 빼면 좋으련만)에서 이을호와 한동석의 글을 복사한 임지현, 영문 개요를 쓴 송창섭, 워드 친 김은희·박금호·이종진, 밥을 한 진구씨·창모어머니, 글을 들은 고병웅·김문순·문영태·이시송·추연정, 글을 읽은 금호아버지·오인탁·성시용, 편집장소를 제공한 한대수, 미장 스승 김종석, 목수 스승 이일호, 일벗 이훈웅, 태양인을 이해하게 한 구태훈·양승건(후5시 반).

자전거 타고 담배 사오다. 저녁식사 비빔밥(후6시 반).

'비지스' 시디 들으며 몸 풀다. 눕다(후9시).

『노자』「도경」순 암송. 잠.

| 개요 |

이 책은 경전의 전통적 서술 방식을 따른다. 처음엔 우리 마음과 몸에서 작동하는 기본 원리를, 중간엔 병과 치료를, 끝엔 널리 세상을 구제하라 권한다.

성명론은 머리글이다. 본성과 운명에 관해 밝힌다.
지극한 본성과 올바른 운명의 길로 나아가느냐, 아니면 삿된 마음과 게으른 행실로 빠져드느냐. 두 갈래 갈림길에서의 선택에 따라 길러야 할 본성과 세워야 할 운명이 달라진다.
사단론은 장부이치와 사람 욕심에 관해 말한다.
태극에서 음양으로, 음양에서 사상으로의 변화는 천리의 변화다. 누구라도 사상인에서 비껴갈 수 없다. 그럼에도 불구하고 슬픔·성냄·기쁨·즐거움의 본성과 감정에 따라 오래 살고 일찍 죽는, 마음에 따라 성인과 보통사람으로 나뉘는, 운명의 기울기가 달라진다.
확충론은 본성, 감정, 본성기운, 감정기운을 미루어 넓혀가 가득 채운 글이다.
앞에서는 각각의 사안을 설명하고 논리 전개에 급급한 나머지, 전체적 연결고리가 잘 이어지지 않은 감이 든다. 궁금증과 보충항목을 전체적 연결고리에 넣어, 상호 관련한 것끼리 총괄하여 확충한다.

장부론은 인체의 이해 위에서 이제까지의 논의를 종합한다.

본성, 감정, 본성기운, 감정기운은 서로서로 영향을 주고받는 순환관계다. 상호 순환관계 속에서 욕심 없는 마음이야말로 온몸의 주재자다.

의원론은 이 책이 내경의학과 상한론 이해에 경험의 연원을 두었음을 밝힌다.

이 책의 토대는 전대의 유산 두 갈래에 자리한다. 맥과 병의 증세다. 사상인의 인물 분류는, 병의 원인을 기쁨·성냄·슬픔·즐거움에 치우친 마음의 집착에서 온다고 보아, 이전 의학이 빠뜨린 부분을 채운다.

사상인의 임상과 처방은 소음인, 소양인, 태음인, 태양인 순으로 기술한다.

소음인 속병과 겉병의 갈림길은 설사의 있고 없음이다. 소양인 겉병과 속병의 기준은 설사를 하느냐 똥을 못 누느냐. 태음인 겉병과 속병의 기준은 땀이 없느냐 열이 있느냐. 태양인은 잘 걷지 못하는 것과 잘 먹지 못하는 것이다.

무슨 병이라 따질 것 없다. 마음을 공경히 하고 욕망의 불길을 말끔히 씻어내어 착한 마음으로 안정하라.

소음인 속병에서, 위태로운 증세에는 조바심 내는 것이 안정 되는가 아닌가를 살펴야한다. 마음 쏨쏨이가 편치 않아 깽깽거리더라도, 잠시나마 너그러이 여유작작하면, 그 병은 고칠 수 있다.

소양인 속병에서 목마름 증세인, 소갈은 환자의 가슴속이 너그럽게 활짝 트이지 않은 데다, 소견머리가 좁아 자잘한 데 얽매이는 것에서 생긴다.

태음인 속병에서 잇달아 물켜는 증세인, 조열은 오만방자한 즐거운 감정에 빠져버려, 욕망의 불길이 밖으로 치달려, 간의 열은 크게 꽉 차고 폐의 마름은 너무나 메마르기 때문에 생긴다.

태양인 겉병에서 잘 걷지 못하는 증세인, 해역은 반드시 깊은 슬픔을 막아내고 성냄을 멀리하여, 마음을 맑고 안정되게 닦아야 한다.

광제설은 끝맺는 글이다. 몸과 마음을 삼가 어진 이를 좋아하고 착한 이를 즐겨하여, 세상 사람을 널리 구제하라 권한다.

사상인 변증론은 부록이다.

골격·성격·몸가짐·말솜씨로 체질을 분별한다. 분별이 미심쩍을 때에는 병의 증세까지 참작하여 분별한다. 병 없이 튼튼함과 큰 병의 기준이 되는, 생리현상의 일정 징후를 다룬다. 더하여 사상인의 양생법을 제시한다.

요컨대 이 책은 정신심리와 임상처방을 아울러서 욕심 없는 마음을 닦기를 권하는 수양서다.

| Abstract |

The content of this unique book of oriental medicine is presented in a conventional order. First, it suggests basic principles on which our mind and body operate; in the middle, it deals with diseases and their remedies; last, it concludes with recommendations to discipline ourselves widely in our daily life on Confucian teachings.

Introductory to the book, the discourse on Nature and Fate(性命論) makes important remarks about human beings' nature and fate.

Human beings' nature and fate are originally pure yet corruptible if not self-disciplined. Their courses of life vary upon the choice individuals make between the sense of righteousness and the egotistic pursuit of happiness.

The discourse on Four Principles(四端論) discusses human beings' desire and its metaphysical relationships to bodily organs.

The change from Taichi(太極; the great principle) to Yin and Yang(陰陽) and to Four Types(四象) takes place according to the principle of the Heaven(天). No one can be exempted from being categorized into one of these four types. Though it seems predestined, any human being's life nevertheless varies upon how one chooses her/his life on one's own. The success or failure in the control of such human emotions as grief, anger, delight, enjoyment can affect one's life span; the success or failure in the control of one's mind likewise makes him/her a sage or a common human being.

The discourse on Expansion and Fulfillment(擴充論) elaborates not only upon human nature and emotion but also upon the actual manifestation of their vitalities.

Having been hasty in explicating questions and developing them, the discourses may look inconsistent in their overall structure. Asking further questions and suggesting answers, this part supplements and verifies logical connections to be found among relevant materials so far dealt with.

Based on the understanding of human body, the discourse on Viscera and Bowels(臟腑論) summarizes what has been discussed above.

Human nature, emotions, and the actual manifestation of their vitalities are not separated from but interconnected with one another, always affecting one another. To be located within this circulative interconnection, the mind is able to control one's whole body when it is free from worldly desires.

The discourse on the Origin of Oriental Medicine(醫源論)

clarifies that this book originates from the understanding of Neijing(or Huangdi Neijing〔黃帝內徑〕) and Shanghanlun(傷寒論).

The basis of this book is to be located in two kinds of the legacy of the previous generations of oriental medicine: one, the symptom arising from the patient's pulse and the other, that from the disease the patient suffers from. Assuming that diseases are caused by excessive delight, anger, grief, or enjoyment, the categorical division of Four Types of constitution is intended to fill the gaps left out by the previous systems of medicine.

The clinic and prescription of Four Types are described in the sequence of Shaoyin person(少陰人), Shaoyang person(少陽人), Taiyin person(太陰人), and Taiyang person(太陽人).

Whether the disease is internal or external varies upon one's type of constitution. In Shaoyin person, it is internal when one has diarrhea, but external when one hasn't. In Shaoyang person, it is external when one has diarrhea, but internal when one has difficulty relieving bowels. In Taiyin person, it is external when one does not sweat, but internal when one has fever. In Taiyang person, it is external when one is not able to walk well, but internal when one is not able to eat.

It is not important to be inquisitive of the cause of the disease one suffers from. But it is import!ant to keep a balanced state of mind by being grateful to everything and trying to purge oneself from worldly desires.

When Shaoyin person gets sick internally, the patient has to be watched of whether s/he is nervous or not. Although s/he complains a lot fastidiously, s/he can cure her/himself if s/he is able to be tolerant just for the time being.

If Shaoyang person gets sick internally and feels thirsty, this thirst originates from the narrowly closed state of mind and inability to escape from trivialities.

If Taiyin person gets sick internally, having chronic fever and drinking water continuously, the sickness results from too much heat in the liver and extraordinary dryness in the lung; these abnormal condition of organs are caused by the patient's excessive feeling of enjoyment, the patient being unable to control her/his desire burning like flames.

When a Taiyang person gets sick externally, not being able to walk well, this sickness is called jieyi (解㑊; generalized fatigue and lassitude); the patient has to keep her/himself from excessive grief and anger by trying to maintain a serene state of mind.

The discourse on the Principle of Great Benevolence(廣濟說) is a conclusion. It recommends us to help people widely by getting familiar and enjoying to live with virtuous persons.

The discourse on Identifying Four Types of Constitution(四象人 辨證論) is a supplement.

It identifies one's type of constitution by analyzing her/his skeleton, personality, looks, oral expression! When doubtful, one has to be studied further by diagnosing her/his sickness. This supplementary chapter deals further with physiological symptoms, which can be used for deciding whether one is healthy or ill. In addition, it suggests the diet which is appropriate for each of four types of constitution.

In sum, this book encompasses not only medical clinics and prescriptions but also ethical teachings for good self-disciplines.

Translated by Chang Seop Song
(Professor, Kyung Hee University)

| 차례 |

계룡산 사자봉에 눈이 내리다_4
개요_14
Abstract_17
일러두기_24

제 1 권

성명론이다_27 | 사단론이다_58 | 확충론이다_94 | 장부론이다_122

제 2 권

의원론이다_143 | 소음인이 신에 뜨거운 기운을 받아 몸 겉이 뜨거운 병을 말한다_154 | 소음인이 위에 차가운 기운을 받아 몸속이 차가운 병을 말한다_184 | 소음인 병에 대해 자연스럽게 말한다_215

장중경의 『상한론』 중 소음인 병에 경험하여 마련한 스물세 가지 처방_232 | 송·원·명 3대 의학자들의 저술 중 소음인 병에 경험하여 쓴 중요한 약 열세 가지 처방과 파두가 들어 있는 여섯 가지 처방_238 | 소음인 병에 응용하여 새로 마련한 중요한 약 스물네 가지 처방_252

제3권

소양인이 비에 찬 기운을 받아 몸 겉이 차가운 병을 말한다 _267 | 소양인이 위에 뜨거운 기운을 받아 몸속이 뜨거운 병을 말한다 _299 | 소양인 병에 대해 자연스럽게 말한다 _316

장중경의 『상한론』 중 소양인 병에 경험하여 마련한 열 가지 처방 _329 | 원·명 2대 의학자들의 저술 중 소양인 병에 경험하여 쓴 중요한 약 아홉 가지 처방 _332 | 소양인 병에 응용하여 새로 마련한 중요한 약 열일곱 가지 처방 _342

제4권

태음인이 위완에 찬 기운을 받아 몸 겉이 찬 병을 말한다 _355 | 태음인이 간에 뜨거운 기운을 받아 몸속이 뜨거운 병을 말한다 _370

장중경의 『상한론』 중 태음인 병에 경험하여 마련한 네 가지 처방 _389 | 당·송·명 3대 의학자들의 저술 중 태음인 병에 경험하여 쓴 중요한 약 아홉 가지 처방 _391 | 태음인 병에 응용하여 새로 마련한 중요한 약 스물네 가지 처방 _398

태양인의 허리뼈에 생긴 몸 겉의 병을 말한다 _407 | 태양인의 소장에 생긴 몸속의 병을 말한다 _410

『본초』에 실려 있는 태양인 병에 경험한 중요한 단방 10종 및 리천과 공신이 경험한 중요한 단방 2종 _421 | 태양인 병에 응용하여 새로 마련한 두 가지 처방 _424

광제설이다 _427 | 사상인 변증론이다 _444

찾아보기 _468

| 일러두기 |

1. 별다른 뜻 없이 『강의』를 붙여온 내 관행대로, 책 제목을 『강의 동의수세보원』라 붙인다.
2. 원문은 김형태한의원 김형태와 국립의료원 이필래가 입력하여 푸른한의원 박윤희가 정리한 것을 쓴다. 끊어 쓰기는 마음에 들지 않아 전부 고쳤다가, 이 체제가 읽기 쉬워 그대로 따른다. 단락 끊기를 좀더 자주 하고, 처방의 숫자를 한자로 되돌리며, 몇 개의 오자와 탈자만 바로잡는다.

> ▶ 원문 사용 기호
> ○ : 고전 인용문　　　◉ : 리제마 글
> ♣ : 리제마 치험례　　▷ : 리제마 론
> ※ : 비교 또는 요약정리

3. 고유명사의 두음법칙은 무시한다. 한문 본래의 발음을 따른다. 례) 이제마 → 리제마
4. 의학용어도 우리말로 풀어서 쓴다. 례) 리질 → 피똥 싸는 리질
5. 원문해설은 『동의수세보원』의 다른 원문으로 해설한다. 동무선생의 글을 동무선생 당신의 글로 해설한 것이다. 말하자면 동무자주(東武自註)다. 임상과 처방은 그 자체가 해설이므로 사족을 달지 않는다.
6. 현재형과 능동형으로 쓴다. 피동형도 그렇지만, 과거의 글이라고 끊임없이 과거형으로 쓰는 것은 힘겹다.
7. 글이 대부분 너무 길어, 단문으로 나눈다. 단문으로 나누기 어려운 글은 쉼표를 많이 찍는다. 긴 숨을 쉬는 분께 양해를 구한다.
8. 일반한문은 민중서림 『한한대자전』을, 의학한문은 려강출판사 『신 동의학사전』을 이용하다.
9. 김명근, 김용옥, 김창민·류순섭, 동의학연구소, 리민수, 리을호·홍순용, 리창일, 전국 한의과대학 사상의학교실, 한동석의 글을 참조하다(한글자음 순서, 책 이름 생략).

제 1 권

- 성명론이다 · 27
- 사단론이다 · 58
- 확충론이다 · 94
- 장부론이다 · 122

性命論

성명론이다

　성명론이다. 머리글이다. 마음을 추슬러서 길러야 할 본성과 몸을 닦아서 세워야 할 운명에 관해 밝힌다.
　앞뒤안팎의 우리 몸 네 부위와 우리 마음의 네 특성의 관계를 천인성명의 사상(四象)으로 개괄한다.
　천은 선천으로 타고난 본성인 천기고, 인은 후천으로 일삼는 감정인 인사며, 성은 마음을 추슬러서 길러야 할 본성이고, 명은 몸을 닦아서 세워야 할 운명이다. 천기는 기분 좋은 것을 좋아하는 호선이고, 인사는 고약한 짓을 싫어하는 오악이다. 길러야 할 본성과 세워야 할 운명은 이와 다르다. 지극한 본성의 덕인 박통과 올바른 운명의 길인 독행의 경지로 나아가느냐, 아니면 삿된 마음인 사심과 게으른 행실인 태행에 빠져드느냐. 이 두 갈래 갈림길에서의 선택에 따라 길러야 할 본성과 세워야 할 운명이 달라진다.
　그렇다 보니, 천기와 인사보다는 아무래도 본성과 운명에 무게 중심을 실어 집중적으로 다룰 수밖에 없다. 하여 천인론이 아니라, 본성과 운명을 다루는 성명론이라 제목한다.

⊙ 天機有四 一曰地方 二曰人倫 三曰世會 四曰天時

천기에는 네 가지가 있다. 하나는 지방, 둘은 인륜, 셋은 세회, 넷은 천시다.

타고날 때부터의 인간 본성이 천기다. 천기는 네 가지로 다르다. 하나는 과거를 정리하는 공간의 깊이인 지방에 뛰어난 소음인이고, 둘은 혈연과 지연 등 인간관계에 질서를 세우는 수평의 넓이인 인륜에 뛰어난 태음인이며, 셋은 세상 사람들이 만나는 지점을 내려다보는 수직의 높이인 세회에 뛰어난 소양인이고, 넷은 차원을 단숨에 뛰어넘어 미래를 예견하는 시간의 도약인 천시에 뛰어난 태양인이다.

천기는 말 그대로 하늘의 틀이다. 거시적 우주인 천체나 미시적 우주인 인간이나 다 같은 하늘의 틀이다. 동시에 하늘이 틀 지은 인간 본성이라는 의미를 지닌다. 바로 뒤이은 감정인 인사에 상대하는 서술방식으로도 미루어 짐작할 수 있다.

지방, 인륜, 세회, 천시는 천문(天文), 지리(地理), 인사(人事)라는 삼재(三才)를 사상(四象)으로 나눈 것이다. 소음인의 지방은 지리를, 태음인의 인륜과 소양인의 세회는 인사를, 태양인의 천시는 천문을 받는다.

소음인의 지리, 곧 지방은 먼 과거로부터 내려온 모든 산물이 자리하고 정리된 곳이다. 둥그런 하늘과 네모난 땅이라는 천원지방(天圓地方)에서 나온, 지방의 방(方)은 둥근 원(圓)의 상대 말이다. 각(角)이 진 것이라는 뜻이자, 나누고 구분 짓는다는 의미와 통한다. 땅 지

(地)는 미래를 나타내는 하늘 천(天)에 상대하는 말로, 과거를 나타내기도 한다. 과거 어느 일정 범위에 자리하고 정리하여, 그 범위 안과 밖을 가름하는 것이 지방이다.

태음인의 인륜은 사람의 무리 사이에 조리를 세운다는 뜻이다. 혼륜(混淪) 상태에 있는 무질서한 사람들의 관계에, 나름대로 일정한 질서를 부여하여 바로세우는 것을 의미한다.

소양인의 세회는 세상만물이나 사람들이 만나는 미묘한 지점이다.

태양인의 천시, 곧 천문은 밤낮과 계절 같은 자연현상이나, 인간들의 사회현상의 배후에 자리한 미래의 여건이나 상태를 말한다. 천문은 1년 365일 동안 계속하여 변화한다. 전근대 사회에서의 천문 중시는 미래 예측과 관련해서다.

이렇게 사상으로 분류한 체질별 본성에, 이해의 실마리를 제공하는 것은 당연히 본성에 대한 표현에서다. 태양인의 본성은 멀리까지 어루만지고(원산 遠散), 소양인의 본성은 크게 감싸주며(굉포 宏抱), 태음인의 본성은 널리 펼쳐지고(광장 廣張), 소음인의 본성은 깊고 단단하다(심확 深確). 즉, 깊이(深)의 소음인, 넓이(廣)의 태음인, 높이(宏)의 소양인, 도약(遠)의 태양인이다.

따라서 타고날 때부터의 인간 본성을 살펴볼 때, 소음인은 과거를 정리하는 공간의 깊이인 지방에 뛰어나고, 태음인은 혈연과 지연 등 인간관계에 질서를 세우는 수평의 넓이인 인륜에 뛰어나며, 소양인은 세상 사람들이 만나는 지점을 내려다보는 수직의 높이인 세회에 뛰어나고, 태양인은 차원을 단숨에 뛰어넘어 미래를 예견하는 시간의 도약인 천시에 뛰어나다.

⊙ 人事有四 一曰居處 二曰黨與 三曰交遇 四曰事務

인사에는 네 가지가 있다. 하나는 거처, 둘은 당여, 셋은 교우, 넷은 사무다.

사람답게 살아가기 위해 세상살이를 일삼는 감정이 인사다. 인사는 네 가지로 다르다. 하나는 인간관계에서의 처신인 거처를 일삼는 태음인이고, 둘은 자기편끼리의 더불음인 당여를 일삼는 소음인이며, 셋은 우연히 만나는 사람들과의 사귐인 교우를 일삼는 태양인이고, 넷은 일을 이루기 위해 힘껏 사무를 일삼는 소양인이다.

앞에서의 천기가 선천의 타고남인 본성이라면, 여기에서의 인사는 후천의 일삼음인 감정이다.

태음인의 거처는 머무르는 거처라기보다는 머무르는 방법에 가깝다. 머무르는 처소인 거지처(居之處)가 아니라, 머무르거나 처신하는 거이처(居而處)다. 다시 말해 복잡다단한 인간관계 속에서 어떻게 처신하느냐를 일삼는 것이다.
소음인의 당여는 목적과 이해를 같이하는 이들끼리 만나 무리를 이루는 것이다.
태양인의 교우는 벗과의 사귐인 교우(交友)가 아니라, 우연히 만난 사람들과 사귀는 교우(交遇)다. 당여가 시작부터 분명한 것인데 비해, 교우는 불분명하다.
소양인의 사무는 어떤 일의 완성을 위해 힘껏 일하는 것이다. 다분히 공적이다. 이에 비해 거처는 자신의 처세를 지향하여 일삼는 것이므로, 사적인 성격이 강하다.

「사상인 변증론」에서는 말한다.

> 태음인은 어떤 일이든 이루는 성취(成就)에 뛰어난 성질이 있어, 처신을 잘하는 재간이 있다. 소음인은 깔끔하고 무게 잡는 단중(端重)함에 뛰어난 성질이 있어, 더불기 잘하는 재간이 있다. 태양인은 막힌 것을 시원하게 트는 소통(疏通)에 뛰어난 성질이 있어, 사귀기를 잘하는 재간이 있다. 소양인은 굳세고 씩씩한 강무(剛武)에 뛰어난 성질이 있어, 일 처리를 잘하는 재간이 있다.

- 耳聽天時 目視世會 鼻嗅人倫 口味地方
- 天時極蕩也 世會極大也 人倫極廣也 地方極邈也

귀로는 천시를 듣고, 눈으로는 세회를 보며, 코로는 인륜을 맡고, 입으로는 지방을 맛본다.
천시는 지극히 멀고, 세회는 지극히 크며, 인륜은 지극히 넓고, 지방은 지극히 아득하다.

태양인의 귀는 차원을 달리한 미래의 시간인 천시를 듣고, 소양인의 눈은 세상 사람들이 만나는 교묘한 지점인 세회를 보며, 태음인의 코는 인간관계의 질서를 세우는 인륜을 냄새 맡고, 소음인의 입은 일정 공간의 과거를 정리하는 지방을 맛본다.
왜냐하면 미래의 시간인 천시란 아스라이 먼 것이라서 차원 너머까지 귀 기울여야 들리고, 사람들이 만나는 세회란 몹시 커서 높디높은 곳에서 내려다보아야만 보이며, 인간질서인 인륜이란 너무 넓어서 냄새로만 그 향취가 맡아지고, 과거를 정리하는 지방이란 희미하게 아득하여서 입으로만 그 깊이가 씹히기 때문이다.

　태양인의 귀는 천시를 살펴서 사람들끼리 서로 속임을 슬퍼하고, 소양인의 눈은 세회를 살펴서 사람들끼리 서로 업신여김을 성내며, 태음인의 코는 인륜을 살펴서 사람들끼리 서로 도와줌을 기뻐하고, 소음인의 입은 지방을 살펴서 사람들끼리 서로 보살핌을 즐거워한다.
　태양인의 슬퍼하는 본성이란 별다른 게 아니니 귀로 들음이고, 소양인의 성내는 본성이란 별다른 게 아니니 눈으로 봄이며, 태음인의 기뻐하는 본성이란 별다른 게 아니니 코로 냄새 맡음이고, 소음인의 즐거워하는 본성이란 별다른 게 아니니 입으로 맛봄이다.
　게다가 태양인의 귀는 모습 없는 존재인 신(神)에 속하므로 가볍고 맑아서, 모습 없는 소리인 천시를 들을 수 있다. 소양인의 눈은 모습 있는 존재인 령(靈)에 속하므로 둥둥 떠다니며 흔들리는, 모습 있는 빛깔인 세회를 볼 수 있다. 태음인의 코는 자취 없는 존재인 혼(魂)에 속하므로 가라앉아 고요한, 자취 없는 상태인 인륜을 냄새 맡을 수 있다. 소음인의 입은 바탕 있는 존재인 백(魄)에 속하므로, 무겁고 흐려서, 바탕 있는 맛깔인 지방을 맛볼 수 있다.
　그러므로 태양인의 귀는 천시에 넓고 두텁게 퍼질 수 있고, 소양인의 눈은 세회에 넓고 두텁게 퍼질 수 있으며, 태음인의 코는 인륜에 넓고 두텁게 퍼질 수 있고, 소음인의 입은 지방에 넓고 두텁게 퍼질 수 있다.
　같은 「성명론」 끝 부분의 문답에서는, 인륜을 냄새 맡고 지방을 맛봄에 대해 보충 설명한다.

> 코가 인륜을 냄새 맡는다는 것은 사람들 사이에 사노라면, 겉으로 드러나는 것을 살피면서 사람마다의 재주나 행실이 어진가 칠칠맞은가를, 조용히 더듬게 되는 법이지요. 이것이 냄새 맡는 것이 아닐는지요. 입이 지방을 맛본다는 것은 여기저기 사노라면, 곳곳마다의 인민들이 생활하는 지리적 이로움을, 골고루 맛보게 되는 법이지요. 이것이 맛본다는 것이 아닐는지요.

⊙ 肺達事務 脾合交遇 肝立黨與 腎定居處
⊙ 事務 克修也 交遇 克成也 黨與 克整也 居處 克治也

폐는 사무에 다다르고, 비는 교우에 들어맞으며, 간은 당여를 세우고, 신은 거처를 안정시킨다.
사무는 잘 닦고, 교우는 잘 이루며, 당여는 잘 정리하고, 거처는 잘 다스린다.

소양인의 폐는 일을 이루기 위해 힘쓰는 사무에 다다르고, 태양인의 비는 우연히 만나 사귀는 교우에 들어맞으며, 소음인의 간은 자기편끼리의 더불음인 당여를 세우고, 태음인의 신은 거처를 안정시킨다.
왜냐하면 일을 이루기 위해 힘쓰도록 소양인의 폐가 사무를 잘 닦고, 우연히 만나 사귀도록 태양인의 비가 교우를 잘 이루며, 자기편끼리 더불도록 소음인의 간이 당여를 잘 정리하고, 인간관계에서의 처신을 잘하도록 태음인의 신이 거처를 잘 다스리기 때문이다.

폐는 곧게 펴는 힘인 직신지력(直伸之力)을 쓰는 태양인의 근거지다. 비는 거두어들이는 힘인 능수지력(能收之力)을 쓰는 소양인의 근거지다. 간은 느슨하게 풀어주는 힘인 관방지력(寬放之力)을 쓰는 태음인의 근거지다. 신은 굳세어 굽히지 않는 힘인 굴강지력(屈强之力)을 쓰는 소음인의 근거지다.

같은 양인끼리는 서로를 이루는 상성(相成)의 관계고, 같은 음인끼리는 서로를 돕는 상자(相資)의 관계다. 상성과 상자의 관계 속에서, 비슷한 힘이 비슷한 이웃의 근거지에서 작동하기는 쉬운 일이다. 그렇지만 자신의 근거지가 아닌 이웃이어서, 잘 한다는 극(克)을 쓴 것이다. 그 결과도 선천의 타고난 본성인 천기가 아니라, 후천의 일삼는 감정인 인사로 나타난다.

소양인의 슬퍼하는 감정, 태양인의 성내는 감정, 소음인의 기뻐하는 감정, 태음인의 즐거워하는 감정은 몹시 급하다.

소양인의 폐가 사무를 행하여 다른 사람이 자기를 속임을 슬퍼하고, 태양인의 비가 교우를 행하여 다른 사람이 자기를 업신여김을 성내며, 소음인의 간이 당여를 행하여 다른 사람이 자기를 도와줌을 기뻐하고, 태음인의 신이 거처를 행하여 다른 사람이 자기를 보살핌을 즐거워하기 때문이다.

그러므로 소양인의 폐는 사무를 재빠르게 잘할 수 있고, 태양인의 비는 교우를 씩씩하게 도맡을 수 있으며, 소음인의 간은 당여를 깔끔하게 세울 수 있고, 태음인의 신은 거처를 늘 안정시킬 수 있다.

- ⊙ 頷有籌策 臆有經綸 臍有行檢 腹有度量
- ⊙ 籌策 不可驕也 經綸 不可矜也 行檢 不可伐也 度量 不可夸也

턱에는 주책이 있고, 가슴에는 경륜이 있으며, 배꼽에는 행검이 있고, 배에는 도량이 있다.

　주책은 교만해서는 안 되고, 경륜은 뽐내서는 안 되며, 행검은 우쭐해서는 안 되고, 도량은 허풍 쳐서는 안 된다.

　태음인의 턱에는 이해득실을 헤아려 정확한 계산을 하는 주책이 머물고, 소음인의 가슴은 일을 조직적으로 짜내어 인간관계를 잘 다스리는 경륜을 품으며, 태양인의 배꼽에는 행실을 바르게 절제하는 행검이 깃들고, 소양인의 아랫배에는 너그럽게 받아들여 감싸주는 도량이 담겨 있다. 다만 이러한 마음의 경지에 다다르기 위해서는, 태음인은 교만함을, 소음인은 뽐냄을, 태양인은 우쭐함을, 소양인은 허풍을 버려야 한다.

　교(驕)는 여섯 자 크기의 말(馬)을 가리키니, 드러나게 뽐내는 꼴불견이 교다. 긍(矜)은 세모난 창 자루다. 무기로서 쓰이는 것은 창날인 모(矛)다. 창 자루만 쥐고 뽐내듯, 실속 없이 허세를 떠는 것이 긍이다. 벌(伐)은 사람을 창으로 벤다는 뜻이다. 사정없이 남을 멸시하여 쳐내고, 자기만이 옳다고 똥고집을 부리는 것이 벌이다. 과(夸)는 가랑이를 크게 벌린 모습이다. 실제 이상으로 돋보이려, 크게 허풍 치는 것이 과다.

　본성기운인 성기(性氣)를 다룬 부분이다. 몸의 앞 부위에서 상극 체질의 본성기운을 무시하고, 자신의 본성기운에만 외곬으로 빠져들 때, 삿된 마음인 사심(邪心)이 생겨난다. 이를 막아내고, 자신을 돌이켜보아 본성기운의 역량을 키우면, 널리 통하는 절세(絶世)의 박통(博通)이 자리 잡는다.

턱은 태양인의 영역이다. 여기에서는 늘 나아가려고만 하는 본성기운이 작동한다. 상극 체질인 태음인이 이를 무시하면, 삿된 마음인 교심이 생겨난다. 늘 가만히 있으려고만 하는 허리의 본성기운과 어긋나기 때문이다. 이때 태음인이 본성기운에만 외곬으로 빠져드는 교심을 막아내고, 스스로의 앎을 돌이켜보면서 찬찬하게 앎을 닦아 가면, 절세의 주책이 태음인의 턱에 자리 잡는다.

가슴은 소양인의 영역이다. 여기에서는 늘 일을 벌이려고만 하는 본성기운이 작동한다. 상극 체질인 소음인이 이를 무시하면, 삿된 마음인 긍심이 생겨난다. 늘 머물러 있으려고만 하는 아랫배의 본성기운과 어긋나기 때문이다. 이때 소음인이 본성기운에만 외곬으로 빠져드는 긍심을 막아내고, 스스로의 꾀를 돌이켜보면서 크게 꾀를 닦아 가면, 절세의 경륜이 소음인의 가슴에 자리 잡는다.

배꼽은 태음인의 영역이다. 여기에서는 늘 가만히 있으려고만 하는 본성기운이 작동한다. 상극 체질인 태양인이 이를 무시하면, 삿된 마음인 벌심이 생겨난다. 늘 나아가려고만 하는 턱의 본성기운과 어긋나기 때문이다. 이때 태양인이 본성기운에만 외곬으로 빠져드는 벌심을 막아내고, 스스로의 재주를 돌이켜보면서 씩씩하게 재주를 닦아 가면, 절세의 행검이 태양인의 배꼽에 자리 잡는다.

아랫배는 소음인의 영역이다. 여기에서는 늘 머물러 있으려고만 하는 본성기운이 작동한다. 상극 체질인 소양인이 이를 무시하면, 삿된 마음인 과심이 생겨난다. 늘 일을 벌이려고만 하는 가슴의 본성기운과 어긋나기 때문이다. 이때 소양인이 본성기운에만 외곬으로 빠져드는 과심을 막아내고, 스스로의 힘을 돌이켜보면서 굳세게 힘을 닦아 가면, 절세의 도량이 소양인의 아랫배에 자리 잡는다.

- ⊙ 頭有識見 肩有威儀 腰有材幹 臀有方略
- ⊙ 識見必無奪也 威儀必無侈也 材幹必無懶也 方略必無竊也

　머리에는 식견이 있고, 어깨에는 위의가 있으며, 허리에는 재간이 있고, 엉덩이에는 방략이 있다.
　식견은 반드시 빼앗음이 없어야 하고, 위의는 반드시 오만방자함이 없어야 하며, 재간은 반드시 게으름이 없어야 하고, 방략은 반드시 훔침이 없어야 한다.

　소음인의 뒤통수는 새로운 사실을 인식해서 자신의 견해를 세우는 식견을 담고, 태음인의 어깻죽지는 위엄 있는 거동인 위의를 걸치며, 소양인의 허리는 재치 있게 사물을 처리하는 능력인 재간을 띠고, 태양인의 엉덩이는 일을 이루도록 꾀를 내어 방법을 세우는 방략이 깔려 있다.
　다만 이러한 몸가짐을 쌓기 위해서는, 소음인은 남의 이익을 제멋대로 빼앗으려는 마음을, 태음인은 자존심에 사로잡혀 치닫는 오만방자한 마음을, 소양인은 자기비하에 빠져 허우적대는 게으른 마음을, 태양인은 남의 물건을 욕심껏 훔치려는 마음을 반드시 버려야 한다.

　감정기운인 정기(情氣)를 다룬 부분이다. 몸의 뒤 부위에서 상반 체질의 감정기운을 무시하고, 자신의 감정기운에만 외곬으로 빠져들 때, 게으른 행실인 태행(怠行)이 생겨난다. 이를 막아내고 상반 체질의 감정기운을 본받으면, 높은 덕으로 홀로 우뚝 서는 대인(大人)의 독행(獨行)이 자리 잡는다.

뒤통수는 태양인의 영역이다. 여기에서는 늘 수컷이 되려고만 하는 감정기운이 작동한다. 상반 체질인 소음인이 이를 무시하면, 게으른 행실인 탈심이 생겨난다. 늘 암컷이 되려고만 하는 엉덩이의 감정기운과 충돌하기 때문이다. 이때 소음인이 감정기운에만 외곬으로 빠져드는 탈심을 막아내고, 태양인의 수컷이 되려 하는 감정기운을 본받아 닦아 가면, 대인의 식견이 소음인의 뒤통수에 자리 잡는다.

어깨죽지는 소양인의 영역이다. 여기에서는 늘 밖에서 이기려고만 하는 감정기운이 작동한다. 상반 체질인 태음인이 이를 무시하면, 게으른 행실인 치심이 생겨난다. 늘 안에서 지키려고만 하는 허리의 감정기운과 충돌하기 때문이다. 이때 태음인이 감정기운에만 외곬으로 빠져드는 치심을 막아내고, 소양인의 밖에서 이기려 하는 감정기운을 본받아 닦아 가면, 대인의 위의가 태음인의 어깨죽지에 자리 잡는다.

허리는 태음인의 영역이다. 여기에서는 늘 안에서 지키려고만 하는 감정기운이 작동한다. 상반 체질인 소양인이 이를 무시하면, 게으른 행실인 라심이 생겨난다. 늘 밖에서 이기려고만 하는 어깨죽지의 감정기운과 충돌하기 때문이다. 이때 소양인이 감정기운에만 외곬으로 빠져드는 라심을 막아내고, 태음인의 안에서 지키려 하는 감정기운을 본받아 닦아 가면, 대인의 재간이 소양인의 허리에 자리 잡는다.

엉덩이는 소음인의 영역이다. 여기에서는 늘 암컷이 되려고만 하는 감정기운이 작동한다. 상반 체질인 태양인이 이를 무시하면 게으른 행실인 절심이 생겨난다. 늘 수컷이 되려고만 하는 뒤통수의 감정기운과 충돌하기 때문이다. 이때 태양인이 감정기운에만 외곬으로 빠져드는 절심을 막아내고, 소음인의 암컷이 되려 하는 감정기운을 본받아 닦아 가면, 대인의 방략이 태양인의 엉덩이에 자리 잡는다.

⊙ 耳目鼻口 觀於天也 肺脾肝腎 立於人也 頷臆臍腹 行其知也 頭肩腰臀 行其行也

이목비구는 하늘에서 살펴지고, 폐비간신은 사람에서 서며, 함억제복은 그 앎을 행하고, 두견요둔은 그 행을 행한다.

귀·눈·코·입은 선천적인 천기를 살피고, 폐·비·간·신은 후천적인 인사의 입장에 서며, 턱·가슴·배꼽·아랫배는 절로 쉬지 않는 앎을 행하고, 뒤통수·어깻죽지·허리·엉덩이는 절로 쉬지 않는 행을 행한다.

지금까지 논의한 천기·인사·박통·독행을 우리 몸의 얼굴·장부·앞몸·뒷몸의 입장에서 총괄하여 요약한 부분이다.

하늘 천(天)은 천기다. 관어천(觀於天)은 선천적으로 타고난 본성인 천기를 살피는 것이다. 사람 인(人)은 인사다. 립어인(立於人)은 후천적으로 세상살이를 일삼는 감정인 인사의 입장에 서는 것이다. 기지(其知)는 절로 쉬지 않는 앎인 자유불식지지(自有不息之知)고, 기행(其行)은 절로 쉬지 않는 행인 자유불식지행(自有不息之行)이다.

절로 쉬지 않는 앎이 삿된 마음인 사심(邪心)과 널리 통하는 박통(博通)의 갈림길에 선 것이라면, 절로 쉬지 않는 행은 게으른 행위인 태행(怠行)과 우뚝 서는 독행(獨行)의 갈림길에 선 것이다.

다시 말하여 절로 쉬지 않는 앎이란, 본성기운의 삿된 마음을 경계하여, 본성기운의 역량을 갈고 닦아, 박통의 경지로 널리 나아가도록 힘쓰는 것이다. 절로 쉬지 않는 행이란, 감정기운의 게으른 행위를 경계하여, 상반하는 체질의 감정기운을 본받아, 독행의 경지에 우뚝 서도록 힘쓰는 것이다.

⊙ 天時 大同也　事務 各立也　⊙ 籌策 博通也　識見 獨行也
　　世會 大同也　交遇 各立也　　 經綸 博通也　威儀 獨行也
　　人倫 大同也　黨與 各立也　　 行檢 博通也　材幹 獨行也
　　地方 大同也　居處 各立也　　 度量 博通也　方略 獨行也
⊙ 大同者 天也　各立者 人也　　 博通者 性也　獨行者 命也

　천시는 크게 같고, 사무는 제각기 서며, 세회는 크게 같고, 교우는 제각기 서며, 인륜은 크게 같고, 당여는 제각기 서며, 지방은 크게 같고, 거처는 제각기 선다.
　주책은 널리 통하고, 식견은 홀로 행하며, 경륜은 널리 통하고, 위의는 홀로 행하며, 행검은 널리 통하고, 재간은 홀로 행하며, 도량은 널리 통하고, 방략은 홀로 행한다.
　크게 같은 것은 하늘이고, 각기 서는 것은 사람이며, 널리 통하는 것은 성이고, 홀로 행하는 것은 명이다.

　천시는 모두 같고, 사무는 각각 다르다. 세회는 모두 같고, 교우는 각각 다르다. 인륜은 모두 같고, 당여는 각각 다르다. 지방은 모두 같고, 거처는 각각 다르다.
　주책은 널리 통하고, 식견은 홀로 우뚝 선다. 경륜은 널리 통하고, 위의는 홀로 우뚝 선다. 행검은 널리 통하고, 재간은 홀로 우뚝 선다. 도량은 널리 통하고, 방략은 홀로 우뚝 선다.
　그러므로 모두 같은 것은 타고난 본성인 천기의 영역이고, 각각 다른 것은 세상살이를 일삼는 감정인 인사의 영역이며, 널리 통하는 것은 길러야 할 본성의 영역이고, 홀로 우뚝 서는 것은 세워야 할 운명의 영역이다.

앞에서 다룬 천인지행(天人知行)을 여기에서는 천인성명(天人性命)으로 전개한다. 지행, 즉 행기지(行其知)와 행기행(行其行)이 성(性)과 명(命)으로 바뀐다. 다시 말해 절로 쉬지 않는 앎을 행하는 것이 성이고, 절로 쉬지 않는 행을 행하는 것이 명이다.

또한 널리 통하는 박통(博通)에는 지극한 본성이라는 지성(至性)의 의미가 있고, 홀로 우뚝 서는 독행(獨行)에는 올바른 운명이라는 정명(正命)의 의미가 있다.

천기는 길 가는 길손들조차 의로움을 돕는 것과 같다. 그러므로 천기를 살피는 귀·눈·코·입의 작용인 천시·세회·인륜·지방은 사람들이 모두 같다.

인사는 같은 방에 있는 사람들조차 제멋대로 이끗을 따지는 것과 같다. 그러므로 폐·비·간·신의 작용인 사무·교우·당여·거처에서는 사람들마다 각각 선다.

성명의 성(性)은 선천적으로 타고난 본성으로서의 천기와는 다른 갈래의 본성이다. 쉬지 않는 앎을 행하여, 누구나 마음을 추슬러서 길러야 할 지극한 본성이다. 그러므로 본성을 기르는 턱·가슴·배꼽·아랫배의 작용인 주책·경륜·행검·도량은 사람들에게 널리 통한다.

성명의 명(命)은 후천적으로 일삼는 세상살이로서의 인사와는 다른 갈래의 운명이다. 쉬지 않는 행을 행하여, 스스로 몸을 닦아서 세워야 할 올바른 운명이다. 그러므로 운명을 세우는 뒤통수·어깻죽

지·허리·엉덩이의 작용인 식견·위의·재간·방략에서는 사람들마다
홀로 우뚝 선다.

- 耳好善聲 目好善色 鼻好善臭 口好善味
- 善聲 順耳也 善色 順目也 善臭 順鼻也 善味 順口也
- 肺惡惡聲 脾惡惡色 肝惡惡臭 腎惡惡味
- 惡聲 逆肺也 惡色 逆脾也 惡臭 逆肝也 惡味 逆腎也

귀는 좋은 소리를 좋아하고, 눈은 좋은 빛깔을 좋아하며, 코는 좋은 냄새를 좋아하고, 입은 좋은 맛을 좋아한다.
좋은 소리는 귀에 순하고, 좋은 빛깔은 눈에 순하며, 좋은 냄새는 코에 순하고, 좋은 맛은 입에 순하다.
폐는 나쁜 소리를 싫어하고, 비는 나쁜 빛깔을 싫어하며, 간은 나쁜 냄새를 싫어하고, 신은 나쁜 맛을 싫어한다.
나쁜 소리는 폐에 거슬리고, 나쁜 빛깔은 비에 거슬리며, 나쁜 냄새는 간에 거슬리고, 나쁜 맛은 신에 거슬린다.

태양인의 귀는 기분 좋은 소리를 좋아하고, 소양인의 눈은 아름다운 빛깔을 좋아하며, 태음인의 코는 향기로운 냄새를 좋아하고, 소음인의 입은 맛깔스런 맛을 좋아한다.
기분 좋은 소리는 귀에서, 편한 빛깔은 눈에서, 향기로운 냄새는 코에서, 맛깔스런 맛은 입에서 좋아하여 순순히 받아들이기 때문이다.
소양인의 폐는 기분 나쁜 소리를 싫어하고, 태양인의 비는 더러운 빛깔을 싫어하며, 소음인의 간은 고약한 냄새를 싫어하고, 태음인의 신은 역한 맛을 싫어한다.

기분 나쁜 소리는 폐에, 더러운 빛깔은 비에, 고약한 냄새는 간에, 역한 맛은 신에 거슬려서 물리치기 때문이다.

기분 좋은 것을 좋아하는 호선(好善)이 타고난 본성인 천기의 특징이고, 고약한 것을 싫어하는 오악(惡惡)이 세상살이를 일삼는 감정인 인사의 특징이다. 귀·눈·코·입과 폐·비·간·신의 이러한 특징은, 우리 몸 장부 사초(四焦)의 생리기능과 떼려야 뗄 수 없는 표리(表裏) 관계에 놓여있다.

태양인의 귀는 반드시 멀리 들어야 하고, 소양인의 눈은 반드시 크게 보아야 하며, 태음인의 코는 반드시 널리 냄새 맡아야 하고, 소음인의 입은 반드시 깊이 맛보아야 한다. 귀·눈·코·입의 쓰임이 이와 같이 멀고, 크며, 넓고, 깊어야만, 신(神)·기(氣)·혈(血)·정(精)이 생겨나기 때문이다.

좋은 소리에는 멀리 귀 기울이고, 아름다운 빛깔에는 크게 눈을 뜨며, 향기로운 냄새에는 넓게 코를 벌름거리고, 맛깔스런 맛에는 깊이 입맛을 씹기 마련이다. 그러므로 기분 좋은 것을 좋아하는 호선(好善)이 타고난 본성인 천기의 특징이다.

소양인의 폐는 반드시 잘 배워야 하고, 태양인의 비는 반드시 잘 물어야 하며, 소음인의 간은 반드시 잘 생각해야 하고, 태음인의 신은 반드시 잘 가려내야 한다. 폐·비·간·신의 쓰임이 이와 같이 바르고, 곧으며, 알맞고, 어울려야만, 진(津)·고(膏)·유(油)·액(液)이 가득 차기 때문이다.

폐에 거슬리는 기분 나쁜 소리를 물리치도록 바르게 배우고, 비에 거슬리는 더러운 빛깔을 물리치도록 곧게 물으며, 간에 거슬리는 고약한 냄새를 물리치도록 알맞게 생각하고, 신에 거슬리는 역한 맛을 물리치도록 어울리게 가려내지 않으면 안 된다. 그러므로 고약한 것을 싫어하는 오악(惡惡)이 세상살이를 일삼는 감정인 인사의 특징이다.

⊙ 頷有驕心 臆有矜心 臍有伐心 腹有夸心
⊙ 驕心驕意也 矜心矜慮也 伐心伐操也 夸心夸志也
⊙ 頭有擅心 肩有侈心 腰有懶心 臀有慾心
⊙ 擅心奪利也 侈心自尊也 懶心自卑也 慾心竊物也

턱에는 교만한 마음이 있고, 가슴에는 뽐내는 마음이 있으며, 배꼽에는 우쭐한 마음이 있고, 배에는 허풍 치는 마음이 있다.

교만한 마음은 의에 교만한 것이고, 뽐내는 마음은 려에 뽐내는 것이며, 우쭐한 마음은 조에 우쭐한 것이고, 허풍 치는 마음은 지에 허풍 치는 것이다.

머리에는 제멋대로 하는 마음이 있고, 어깨에는 오만방자한 마음이 있으며, 허리에는 게으른 마음이 있고, 엉덩이에는 욕심 부리는 마음이 있다.

제멋대로 하는 마음은 이익을 빼앗는 것이고, 오만방자한 마음은 스스로 높이는 것이며, 게으른 마음은 스스로 낮추는 것이고, 욕심 부리는 마음은 물건을 훔치는 것이다.

태음인의 턱에는 교만한 마음이 머물고, 소음인의 가슴은 뽐내는 마음을 품으며, 태양인의 배꼽에는 우쭐하는 마음이 깃들고, 소양인의 아랫배에는 허풍 치는 마음이 잠겨 있다.

태음인의 교만한 마음은 태양인의 마음에서 저절로 일어나는 생각을 무시하여 꼴사납게 교만 떨고, 소음인의 뽐내는 마음은 소양인의 깊이 있는 사려를 무시하여 실속 없이 뽐내며, 태양인의 우쭐한 마음은 태음인의 절개 있는 지조를 무시하여 똥고집 부리며 우쭐거리고, 소양인의 허풍 치는 마음은 소음인의 뜻이 지향하는 의지를 무시하여 크게 돋보이려 허풍 치는 것이다.

 소음인의 뒤통수는 제멋대로 하는 마음을 담고, 태음인의 어깻죽지는 오만방자한 마음을 걸치며, 소양인의 허리는 게으른 마음을 띠고, 태양인의 엉덩이는 욕심 부리는 마음이 깔려 있다.

 제멋대로 하는 마음은 남의 이익을 빼앗아 자기 것으로 삼고, 오만방자한 마음은 스스로 자기를 치켜세우며, 게으른 마음은 스스로 자기를 못나게 낮추고, 욕심 부리는 마음은 남의 것을 몰래 훔치는 것이다.

 의(意)는 말이 되기 전에 마음에서 저절로 일어나는 생각을 뜻한다. 려(慮)는 마음을 돌려 정밀하고 섬세하게 깊이 생각한다는 뜻이다. 조(操)는 새가 둥지를 틀 듯 손을 교묘하게 놀리는 것에서 파생하여 절개 있는 지조를 뜻한다. 지(志)는 마음이 향해 가는 곳이다.

 본성기운이 빠지기 쉬운 삿된 마음인 사심(邪心)과, 감정기운에 전적으로 빠질 때 일어나는 게으른 행실인 태행(怠行)의 마음가짐을 말한다. 이러한 마음가짐은 우리 몸 일정부위에서 작동하는 힘에 의해 갈무리한 곳과 깊은 관련을 맺는다.

 위로 오르는 힘에 의해 의를 갈무리한 턱은 태양인의 영역이니, 태음인이 무시하면 교의(驕意)가 생긴다. 머물러 쌓는 힘에 의해 려를 갈무리한 가슴은 소양인의 영역이니, 소음인이 무시하면 긍려(矜慮)가 생긴다. 삭혀 이끄는 힘에 의해 조를 갈무리한 배꼽은 태음인의 영역이니, 태양인이 무시하면 벌조(伐操)가 생긴다. 아래로 내려가는 힘에 의해 지를 갈무리한 아랫배는 소음인의 영역이니, 소양인이 무시하면 과지(夸志)가 생긴다.

곧게 펴는 힘에 의해 신(神)을 갈무리한 뒤통수는 태양인의 영역이니, 이를 본받지 않고 소음인이 자신에 매몰할 때 천심(擅心)이 생긴다. 거두어들이는 힘에 의해 령(靈)을 갈무리한 어깻죽지는 소양인의 영역이니, 이를 본받지 않고 태음인이 자신에 매몰할 때 치심(侈心)이 생긴다. 느슨하게 풀어주는 힘에 의해 혼(魂)을 갈무리한 허리는 태음인의 영역이니, 이를 본받지 않고 소양인이 자신에 매몰할 때 라심(懶心)이 생긴다. 굳세어 굽히지 않는 힘에 의해 백(魄)을 갈무리한 엉덩이는 소음인의 영역이니, 이를 본받지 않고 태양인이 자신에 매몰할 때 욕심(慾心)이 생긴다.

이것과 상대하는 박통(博通)과 독행(獨行)이 앞에서 나오니 참조하라. 거기에서는 천심을 탈심(奪心)으로, 욕심을 절심(竊心)으로 표현한다. 뒤에서도 그렇다. 이것은 탈심과 절심이 치심이나 라심에 비해 복잡함을 반영한다. 결국 탈심이란 제멋대로 심술부리면서 남의 이익을 가로채는 것이고, 절심은 욕심껏 남의 것을 은근슬쩍 자기 것으로 삼는 것이다.

「태양인 내촉소장병론」에서 태양인은 생각(意)이 굳세고 지조(操)가 약하다고 한다.

- ⊙ 人之耳目鼻口 好善 無雙也　人之肺脾肝腎 惡惡 無雙也
- ⊙ 人之頷臆臍腹 邪心 無雙也　人之頭肩腰臀 怠行 無雙也

사람의 이목비구는 호선에 짝이 없고, 사람의 폐비간신은 오악에 짝이 없으며, 사람의 함억제복은 사심에 짝이 없고, 사람의 두견요둔은 태행에 짝이 없다.

사람의 눈·귀·코·입만큼 기분 좋은 것을 좋아하는 데 짝할 것이란 없고, 사람의 폐·비·간·신만큼 고약한 것을 싫어하는 데 짝할 것이란 없으며, 사람의 턱·가슴·배꼽·아랫배만큼 삿된 마음에 짝할 것이란 없고, 사람의 뒤통수·어깻죽지·허리·엉덩이만큼 게으른 행위에 짝할 것이란 없다.

앞뒤안팎으로 나눈 우리 몸의 네 부분과, 좋아하고 싫어하며 삿되고 게으르게 나타나는 우리 마음의 네 특성의 관계를, 총괄하여 강조한 부분이다.

⊙ 堯舜之行仁 在於五千年前而 至于今 天下之稱善者 皆曰堯舜
則人之好善 果無雙也
桀紂之行暴 在於四千年前而 至于今 天下之稱惡者 皆曰桀紂
則人之惡惡 果無雙也
以孔子之聖 三千之徒受教而 惟顔子 三月不違仁
其餘 日月至焉而 心悅誠服者 只有七十二人則 人之邪心
果無雙也
以文王之德百年而後崩 未洽於天下 武王周公繼之然後大行而
管叔蔡叔 猶以至親 作亂則 人之怠行 果無雙也

요임금과 순임금께서 어진 정사를 펴신 것이 5천 년 전의 일이다. 그런데도 오늘에 이르기까지 천하의 훌륭한 분을 일컬을 때마다 모두

들 요임금과 순임금을 불러댄다. 그러니 사람이 기분 좋은 것을 좋아하는 데 짝할만한 것이란 과연 없다고 하겠다.

걸과 주가 포악한 짓거리를 벌인 것이 4천 년 전의 일이다. 그런데도 오늘에 이르기까지 천하의 고약한 놈들을 일컬을 때마다 모두들 걸과 주를 불러댄다. 그러니 사람이 고약한 것을 싫어하는데 짝할 만한 것이란 과연 없다고 하겠다.

공자님 같은 성인께서도 3천 제자에게 가르침을 내리셨건만, 오직 수제자 안회만이 석 달 동안 어질음에서 벗어나지 않고, 나머지 제자들은 날짜나 달수로 따질 정도다. 그리고 마음으로 기뻐하여 정성껏 받아들인 제자가 겨우 72인이다. 그러니 사람의 삿된 마음에 짝할 만한 것이란 과연 없다고 하겠다.

문왕 같은 분의 덕으로도 백년토록 살고 떠나셨건만 천하를 충분히 적셔주지 못하여, 무왕과 주공이 이어받은 뒤에라야 크게 행해진다. 그런데도 관숙과 채숙 같은, 식구들이 오히려 반란을 일으킨다. 그러니 사람의 게으른 행실에 짝할 만한 것이란 과연 없다고 하겠다.

요순과 걸주는 중국 고대의 전설로 내려오는 대표적 성왕과 폭군이다. 무왕·주공·관숙·채숙은 문왕의 아들이다. 문왕은 97세에, 무왕은 87세에 세상을 떠난다. 사후 그의 어린 아들 성왕이 등극하자 주공이 섭정한다. 그 후 주공의 형 관숙과 아우 채숙이 반란을 일으킨다. 이 부분은 호선·오악·사심·태행의 사례를 옛일에서 이끌어와 증명한 대목이다.

- 耳目鼻口 人皆可以爲堯舜 頷臆臍腹 人皆自不爲堯舜
  肺脾肝腎 人皆可以爲堯舜 頭肩腰臀 人皆自不爲堯舜

⊙ 人之耳目鼻口 好善之心 以衆人耳目鼻口論之則 堯舜 未爲加
  一鞭也
  人之肺脾肝腎 惡惡之心 以堯舜肺脾肝腎論之則 衆人 未爲少
  一鞭也
  人皆可以爲堯舜者 以此
  人之頷臆臍腹之中 誣世之心 每每隱伏也 存其心 養其性 然
  後 人皆可以爲堯舜之知也
  人之頭肩腰臀之下 罔民之心 種種暗藏也 修其身 立其命 然
  後 人皆可以爲堯舜之行也
  人皆自不爲堯舜者 以此

 기분 좋은 것을 좋아하는 귀·눈·코·입의 입장에서 볼 때, 모든 사람은 요임금과 순임금처럼 할 수 있다. 삿된 마음에 곧잘 빠지는 턱·가슴·배꼽·아랫배의 입장에서 볼 때, 모든 사람이 스스로 요임금과 순임금처럼 하려 하지 않는다. 고약한 짓을 싫어하는 폐·비·간·신의 입장에서 볼 때, 모든 사람은 요임금과 순임금처럼 할 수 있다. 게으른 행실에 곧잘 빠지는 뒤통수·어깻죽지·허리·엉덩이의 입장에서 볼 때, 모든 사람이 스스로 요임금과 순임금처럼 하려 하지 않는다.
 사람의 귀·눈·코·입에서 기분 좋은 것을 좋아하는 마음을, 뭇사람들의 귀·눈·코·입의 입장에서 따지더라도, 요임금이나 순임금보다 채찍질 한 번을 더할 게 없다.
 사람의 폐·비·간·신에서 고약한 짓을 싫어하는 마음을, 요임금이나 순임금의 폐·비·간·신의 입장에서 따지더라도, 뭇사람들보다 채찍질 한 번을 덜할 게 없다.

모든 사람이 요임금과 순임금처럼 할 수 있는 것은 이러한 까닭 때문이다.

　　사람의 턱·가슴·배꼽·아랫배 속에는 세상을 속이는 마음이 순간 순간 은밀하게 숨겨져 있다. 마음을 추슬러 본성답게 기른 뒤에라야, 모든 사람이 요임금과 순임금의 앎처럼 할 수 있다.

　　사람의 뒤통수·어깻죽지·허리·엉덩이 밑에는 사람들을 속이는 마음이 갖가지로 몰래 감추어져 있다. 몸을 닦아 운명답게 세운 뒤에라야, 모든 사람이 요임금과 순임금의 행처럼 할 수 있다.

　　모든 사람이 스스로 요임금과 순임금처럼 하려 하지 않는 것은 이러한 까닭 때문이다.

　　모든 사람이 성인처럼 할 수 있는 까닭과, 하려 하지 않는 까닭을 정리한 대목이다.

⊙ 耳目鼻口之情 行路之人 大同於協義故 好善也
　　好善之實 極公也 極公則 亦極無私也
　　肺脾肝腎之情 同室之人 各立於擅利故 惡惡也
　　惡惡之實 極無私也 極無私則 亦極公也
⊙ 頷臆臍腹之中 自有不息之知 如切如磋而
　　驕矜伐夸之邪心 卒然敗之則 自棄其知而 不能博通也
　　頭肩腰臀之下 自有不息之行 赫兮喧兮而
　　奪侈懶竊之慾心 卒然陷之則 自棄其行而 不能正行也

　　귀·눈·코·입의 작용은 길 가는 길손들조차 의로움을 돕는 것과 같아서 모두 같다. 그러므로 기분 좋은 것을 좋아한다. 기분 좋은 것을 좋아하는 호선의 내용은 몹시 바르다. 몹시 바른 것은 전혀 사사로움이 없다는 뜻이기도 하다.

폐·비·간·신의 작용은 같은 방에 있는 사람들조차 제멋대로 잇끝을 따지는 것과 같아서 각각 선다. 그러므로 고약한 짓을 싫어한다. 고약한 짓을 싫어하는 오악의 내용은 전혀 사사로움이 없다. 전혀 사사로움이 없는 것은 몹시 바르다는 뜻이기도 하다.

턱·가슴·배꼽·아랫배 속에는 절로 쉬지 않는 앎이 담겨 있어, 자르듯 갈 듯 힘쓴다. 그러나 교만하거나 뽐내거나 우쭐하거나 허풍 치거나 하는 삿된 마음에 갑자기 꺾이면, 스스로 그 앎을 버려서 널리 통할 수 없다.

뒤통수·어깻죽지·허리·엉덩이 밑에는 절로 쉬지 않는 행이 자리 잡아, 빛나게 환하게 닦는다. 그러나 빼앗거나 오만방자하거나 게으르거나 훔치거나 하는 욕심 부리는 마음에 갑자기 빠져들면, 스스로 그 행을 버려서 올바르게 행할 수 없다.

우리 몸의 네 부위와, 우리 정신의 네 특성의 상관관계를 깊이 있게 논의한 대목이다.

- ⊙ 耳目鼻口 人皆知也　頷臆臍腹 人皆愚也
  肺脾肝腎 人皆賢也　頭肩腰臀 人皆不肖也
- ⊙ 人之耳目鼻口 天也　天知也
  人之肺脾肝腎 人也　人賢也
  我之頷臆臍腹 我自爲心而 未免愚也 我之免愚 在我也
  我之頭肩腰臀 我自爲身而 未免不肖也 我之免不肖 在我也

귀·눈·코·입의 입장에선 모든 사람이 똑똑하고, 턱·가슴·배꼽·아랫배의 입장에선 모든 사람이 어리석으며, 폐·비·간·신의 입장에선 모든 사람이 어질고, 뒤통수·어깻죽지·허리·엉덩이의 입장에선 모든 사람이 어질지 않다.

왜냐하면 사람의 귀·눈·코·입은 하늘로부터 부여받은 본성인 천기이기 때문이다. 천기는 똑똑하다.

왜냐하면 사람의 폐·비·간·신은 사람답게 살기 위해, 세상살이를 일삼는 감정인 인사이기 때문이다. 인사는 어질다.

왜냐하면 나의 턱·가슴·배꼽·아랫배라 하여 내 스스로 마음이라 여겨서는 어리석음을 벗어나지 못하기 때문이다. 내가 어리석음을 벗어나느냐 않느냐는 나 자신에게 달려 있다.

왜냐하면 나의 뒤통수·어깻죽지·허리·엉덩이라 하여 내 스스로 몸이라 여겨서는 어질지 않음을 벗어나지 못하기 때문이다. 내가 어질지 않음을 벗어나느냐 않느냐는 나 자신에게 달려 있다.

바람직한 우리와 벗어나야 할 나의 경계를 밝힌 부분이다.

삿된 마음과 게으른 행실을 나의 마음과 몸으로 삼느냐, 아니면 널리 통하는 박통과 홀로 우뚝 서는 독행의 경지를 우리의 마음과 몸으로 삼느냐. 이 두 갈래 길에서의 선택권은 자신에게 달려 있다.

- ⊙ 天生萬民 性以慧覺 萬民之生也 有慧覺則生 無慧覺則死 慧覺者 德之所由生也
- ⊙ 天生萬民 命以資業 萬民之生也 有資業則生 無資業則死 資業者 道之所由生也

⊙ 仁義禮智 忠孝友悌 諸般百善 皆出於慧覺
士農工商 田宅邦國 諸般百用 皆出於資業

하늘이 만백성을 낳을 적엔 슬기로운 깨우침을 본성으로 주신다. 만백성의 삶은 슬기로운 깨우침이 있어야 살고, 슬기로운 깨우침이 없으면 죽는다. 그러니 슬기로운 깨우침이란 덕이 이로부터 말미암아 생겨나는 것이다.

하늘이 만백성을 낳을 적엔 살림밑천을 운명으로 주신다. 만백성의 삶은 살림밑천이 있어야 살고, 살림밑천이 없으면 죽는다. 그러니 살림밑천이란 도가 이로부터 말미암아 생겨나는 것이다.

어질음 · 올바름 · 예의바름 · 슬기로움이나 충성함 · 효성스러움 · 벗다움 · 공경함과 같은, 온갖 좋은 것이 모두 슬기로운 깨우침에서 나온다. 책상물림 · 농사꾼 · 쟁이 · 장사치나 밭 · 집 · 땅 · 나라와 같은, 온갖 쓰임새가 모두 살림밑천에서 나온다.

절로 쉬지 않는 앎을 행하는 본성과 절로 쉬지 않는 행을 행하는 운명에서의, 앎과 행의 실제 모습을 밝힌다. 슬기로운 깨우침인 혜각(慧覺)이 앎이고 살림밑천인 자업(資業)이 행이거니와, 슬기로운 깨우침은 덕의 바탕이고 살림밑천은 도의 바탕이다.

풀어 말한다. 슬기로운 깨우침은, 삿된 마음을 멀리하여 지극한 본성을 갈고 닦아, 널리 통하는 박통의 경지에 이르는, 덕의 바탕이다. 살림밑천은, 게으른 행위를 멀리하여 올바른 운명을 갈고 닦아, 홀로 우뚝 서는 독행의 경지로 다다르는, 도의 바탕이다.

⊙ 慧覺 欲其兼人而 有敎也
資業 欲其廉己而 有功也
慧覺私小者 雖有其傑 巧如曹操而 不可爲敎也
資業橫濫者 雖有其雄 猛如秦王而 不可爲功也

　슬기로운 깨우침도 남까지 아우르려 할 때에야 가르칠만하고, 살림 밑천도 자기를 깨끗이 하려 쓸 때에야 공을 세울만하다.
　가령 슬기로운 깨우침이 사사롭거나 거의 없다면, 아무리 뛰어난 인물이라 할지라도 교활하기가 조조와 같아서 가르칠 수 없다. 가령 살림밑천을 제멋대로 쓰거나 넘쳐버리게 쓴다면, 아무리 큰 인물이라 할지라도 사납기가 진시황과 같아서 공을 세울 수 없다.

　혜각은 남까지 아우르는 겸인지덕(兼人之德)이고, 자업은 자기를 깨끗이 하는 렴기지도(廉己之道)다.

⊙ 好人之善而 我亦知善者 至性之德也
惡人之惡而 我必不行惡者 正命之道也
知行積則 道德也
道德成則 仁聖也
道德非他 知行也
性命非他 知行也

　남의 기분 좋은 것을 좋아하면서, 나도 기분 좋은 것을 좋아할 줄 아는 것이 지극한 본성의 덕이다.
　남의 고약한 짓을 싫어하면서, 나도 반드시 고약한 짓을 싫어하여 하지 않는 것이 올바른 운명의 길이다.

앎과 행을 쌓는 것이 도와 덕이고, 도와 덕을 이루는 것이 어짊과 성스러움이다.

그렇다면 도와 덕이란 별다른 게 아니다. 앎과 행이다. 그렇다면 본성과 운명이란 별다른 게 아니다. 앎과 행이다.

앞에서의 논의를 종합하여, 절로 쉬지 않는 앎이 지극한 본성의 덕으로 나아가고, 절로 쉬지 않는 행이 올바른 운명의 길로 나아간다고 정리한다.

> ⊙ 或曰 擧知而論性 可也而 擧行論命 何義耶
>   曰 命者 命數也 善行則 命數自美也
>   惡行則 命數自惡也 不待卜筮而 可知也
>   詩云 永言配命 自求多福 卽 此義也
> ⊙ 或曰 吾子之言曰 耳聽天時 目視世會 鼻嗅人倫 口味地方
>   耳之聽天時 目之視世會則 可也而 鼻何以嗅人倫 口何以味地方乎
>   曰 處於人倫 察於外表 默探各人才行之賢不肖者 此非嗅耶
>   處於地方 均嘗各處人民生活之地利者 此非味耶

묻는다. 절로 쉬지 않는 앎을 들어서 본성을 설명한 것은 괜찮소만, 절로 쉬지 않는 행을 들어서 운명을 설명한 것은 무슨 뜻인지 잘 모르겠소.

답한다. 운명이란 것은 운명의 술수라오. 기분 좋은 일을 하면 운명의 술수가 절로 아름다워지나, 고약한 짓거리를 일삼으면 운명의 술수가 절로 고약해진다오. 점칠 때까지 기다리지 않더라도 알 수 있는 게지요. 『시경(詩經)』의 '길이길이 천명에 짝하나니, 스스로 구할 손 많고 많은 복이어라' 한 시구는 바로 이러한 뜻일게요.

묻는다. 그대는 말하였소. 귀로는 천시를 듣고, 눈으로는 세회를 보며, 코로는 인륜을 냄새 맡고, 입으로는 지방을 맛본다고. 귀와 눈으로 천시와 세회를 듣고 보는 것은 괜찮소만, 코가 어떻게 인륜을 냄새 맡고 입이 어떻게 지방을 맛보는지 잘 모르겠소.

답한다. 코가 인륜을 냄새 맡는다는 것은 사람들 사이에 사노라면, 겉으로 드러나는 것을 살피면서 사람마다의 재주나 행실이 어진가 칠칠맞은가를, 조용히 더듬게 되는 법이지요. 이것이 냄새 맡는 것이 아닐는지요. 입이 지방을 맛본다는 것은 여기저기 사노라면, 곳곳마다의 인민들이 생활하는 지리적 이로움을, 골고루 맛보게 되는 법이지요. 이것이 맛본다는 것이 아닐는지요.

가장 어렵다고 생각한 부분을 문답 형식으로 풀어 설명한 대목이다.

운명의 술수, 즉 팔자(八字)는 자신이 행동한 결과다. 인륜은 사람들의 재행을 더듬어 나름의 질서를 세우는 것이고, 지방은 삶의 쓴맛 단맛을 맛보아 나름의 이해 체계를 세우는 것이다.

⊙ 存其心者 責其心也 心體之明暗 雖若自然而 責之者 淸 不責者 濁
　馬之心覺 黠於牛者 馬之責心 黠於牛也 鷹之氣勢 猛於鴟者 鷹之責氣 猛於鴟也
　心體之淸濁 氣宇之强弱 在於牛馬鴟鷹者 以理推之而 猶然

況於人乎
或相倍蓰 或相千萬者 豈其生而輒得 茫然不思 居然自至而
然哉

  마음을 추스른다는 것은 자기의 마음을 꾸짖는 것이다. 마음바탕의 밝고 어두움을 비록 절로 그러한 것처럼 여기지만, 꾸짖으면 맑아지고 꾸짖지 않으면 흐려진다.
  말의 깨우친 마음이 소보다 약은 것은 말의 꾸짖는 마음이 소보다 더 약아서다. 매의 세찬 기운이 솔개보다 사나운 것은 매의 꾸짖는 기운이 솔개보다 더 사나워서다.
  마음바탕의 맑고 흐림과 기운 크기의 세고 약함이, 소나 말이나 솔개나 독수리에게도 있다. 이것은 이치로 미루어 보더라도 오히려 그러하다. 하물며 사람에게 있어서랴.
  어쩌면 곱절이나 다섯 곱절, 어쩌면 천만 곱절이리라. 어찌 태어나자마자 곧 얻거나, 흐리멍덩하게 아무 생각 않거나, 앉아서 꼼짝하지 않는 데도 절로 이르거나 하여, 그러한 것이랴.

  마음을 추슬러 본성답게 기르는 것이 존심양성(存心養性)이다. 존심의 뜻이 자기의 마음을 꾸짖는 책심(責心)에 있다고 밝히는 것으로, 이 단원을 끝맺는다.

四端論

사단론이다

　사단론이다. 장부이치의 사단과 사람 욕심의 사단과 장부 기운의 사단과 장부 크기의 사단에 관해 밝힌다.

　중앙의 태극에서 음양으로, 음양에서 사상으로의 변화는 천리의 변화다. 천리의 변화는 하늘로부터 부여받은 숙명이므로, 누구라도 사상인에서 비껴갈 수 없다. 사상인의 장부 크기는 애노희락의 성정에 의하여 형성한다.
　본성은 체질 쪽 장부를 크게 하고 감정은 상극 체질 쪽 장부를 작게 한다. 이것이 감정의 순동이다. 감정이 역동하면 상극 체질 쪽 장부를 손상한다. 이보다 더 위험한 것이 지극한 본성으로, 속 깊이 빠져들어 감정을 뒤흔들어 생겨나는 난치의 마음병이다.
　똑같은 사상인으로 타고남에도 불구하고, 이처럼 성정에 따라 오래 살고 일찍 죽는, 마음에 따라 성인과 뭇사람으로 나뉘는, 운명의 기울기가 달라진다.
　앞 단원이 천인성명에서 성명을 주로 다룬다면, 여기에서는 이와 같이 천기인 본성과 인사인 감정을 다룬다. 그러므로 천인론이나 성정론이라 하여 이상하지 않다. 허나 장부 이치의 사단인 태소음양의 사상인과 사람 욕심의 사단인 비박탐나한 욕심에서 시작하여, 장부 기운의 사단인 인의예지와 장부 크기의 사단인 희노애락의 성정으로 논의를 이끌어 끝맺는다. 하여 사단론이라 제목한다.

사단론은『맹자(孟子)』「공손추(公孫丑) 상(上)」에 근거한다.

> 모든 사람이 차마 할 수 없는 마음을 가진다고 말하는 까닭은 이렇다. 이제 사람들이 어린애가 우물로 빠지려는 것을 본다고 치자. 두렵고 불편하여 측은히 여기는 마음이 일어나리라.
> 이는 마음속으로 어린애의 부모와 사귀고 싶어 해서도 아니고, 마을 사람들과 벗들에게 기림 받고자 해서도 아니며, 구하려 하지 않았다는 소문이 날까봐 싫어하여 그런 것도 아니다.
> 이런 관점에서 볼 때, 측은히 여기는 마음이 없다면 사람이라 할 수 없고, 부끄럽고 싫어하는 마음이 없다면 사람이라 할 수 없으며, 사양하는 마음이 없다면 사람이라 할 수 없고, 시비를 가리는 마음이 없다면 사람이라 할 수 없다.
> 측은지심은 어짊의 실마리고, 수오지심은 올바름의 실마리며, 사양지심은 예의바름의 실마리고, 시비지심은 슬기로움의 실마리다.
> 사람마다 이 네 가지 실마리가 있는 것은 우리 몸에 팔다리인 사지가 있는 것과 같다.

⊙ 人禀臟理 有四不同
　肺大而肝小者 名曰 太陽人
　肝大而肺小者 名曰 太陰人
　脾大而腎小者 名曰 少陽人
　腎大而脾小者 名曰 少陰人

사람마다 타고난 장부의 이치가 있다. 네 가지가 있어 서로 같지 않다.

　폐가 크고 간이 작은 사람은 태양인이고, 간이 크고 폐가 작은 사람은 태음인이며, 비가 크고 신이 작은 사람은 소양인이고, 신이 크고 비가 작은 사람은 소음인이다.

　장부 이치의 사단이다.

　태양인은 슬퍼하는 본성이 멀리까지 어루만지면, 기운이 폐로 흘러들어 폐가 더욱 가득 찬다. 성내는 감정이 몹시 급하면, 기운이 간에 부딪쳐 간이 더욱 깎인다. 이 때문에 폐가 크고 간이 작다.
　태음인은 기뻐하는 본성이 널리 펼쳐지면, 기운이 간으로 흘러들어 간이 더욱 가득 찬다. 즐거워하는 감정이 몹시 급하면, 기운이 폐에 부딪쳐 폐가 더욱 깎인다. 이 때문에 간이 크고 폐가 작다.
　소양인은 성내는 본성이 크게 감싸주면, 기운이 비로 흘러들어 비가 더욱 가득 찬다. 슬퍼하는 감정이 몹시 급하면, 기운이 신에 부딪쳐 신이 더욱 깎인다. 이 때문에 비가 크고 신이 작다.
　소음인은 즐거워하는 본성이 깊고 단단하면, 기운이 신으로 흘러들어 신이 더욱 가득 찬다. 기뻐하는 감정이 몹시 급하면, 기운이 비에 부딪쳐 비가 더욱 깎인다. 이 때문에 신이 크고 비가 작다.

> ⊙ 人趨心慾 有四不同
> 　棄禮而放縱者 名曰 鄙人
> 　棄義而偸逸者 名曰 懦人
> 　棄智而飾私者 名曰 薄人
> 　棄仁而極慾者 名曰 貪人

사람마다 쫓는 마음의 욕심이 있다. 네 가지가 있어 서로 같지 않다.
예의바름을 무시하고, 남에 아랑곳없이 제멋대로 하는 사람을 비인이라 한다. 비인은 마음이 고상하지 않고 하는 짓이 더러운 비루(鄙陋)한 태양인이다.
올바름을 외면하고, 구차하게 눈앞의 안일만을 도모하는 사람을 라인이라 한다. 라인은 마음이 약하고 겁이 많은 나약(懦弱)한 소음인이다.
슬기로움을 버려둔 채, 사사로운 변명만을 꾸며대는 사람을 박인이라 한다. 박인은 행동이 무겁지 않고 가벼워 진실성이 적은 경박(輕薄)한 소양인이다.
어질음을 내팽개치고, 제 욕심껏 끝까지 하는 사람을 탐인이라 한다. 탐인은 지나친 욕심으로 마음이 흐려진 탐탁(貪濁)한 태음인이다.

사람 욕심의 사단이다.
마음의 욕심인 심욕(心慾)은 자신의 감정기운(情氣)에만 전적으로 빠져 들어갈 때 일어나는 게으른 행실인 태행을 말한다. 참고로 심욕과 감정기운에서 쓰인 한자를 비교하면, 방종과 투일은 같다. 나머지도 식사(飾私)와 편사(偏私), 극욕(極慾)과 물욕(物欲)으로 서로 근사하다.

태양인의 감정기운은 항상 수컷이 되고자 한다. 만약 전적으로 수컷 되기를 좋아하면, 제멋대로 하는 마음이 반드시 지나쳐서, 남의 물건을 훔치려는 절심이 생겨난다. 이러한 태양인이 비인이다.

소음인의 감정기운은 항상 암컷이 되고자 한다. 만약 전적으로 암컷 되기를 좋아하면, 구차하게 눈앞의 안일만을 도모하는 마음이 반드시 지나쳐서, 남의 이익을 빼앗으려는 탈심이 생겨난다. 이러한 소음인이 라인이다.

소양인의 감정기운은 항상 밖에서 이기려 한다. 만약 전적으로 밖에서 이기기를 좋아하면, 사사로움으로 치우치는 마음이 반드시 지나쳐서, 게으른 라심이 생겨난다. 이러한 소양인이 박인이다.

태음인의 감정기운은 항상 안에서 지키려 한다. 만약 전적으로 안에서 지키기를 좋아하면, 물욕만 바라는 마음이 반드시 지나쳐서, 오만방자한 치심이 생겨난다. 이러한 태음인이 탐인이다.

- 五臟之心 中央之太極也 五臟之肺脾肝腎 四維之四象也
  中央之太極 聖人之太極 高出於衆人之太極也
  四維之四象 聖人之四象 旁通於衆人之四象也

오장에서 심은 한가운데의 태극이고, 오장에서 폐·비·간·신은 네 모퉁이의 사상이다. 한가운데의 태극이란 성인의 태극이니, 뭇사람의 태극보다 높이 솟는다. 네 모퉁이의 사상이란 성인의 사상이나 뭇사람의 사상이나 샅샅이 통한다는 것이다.

심장과 4장에서의 성인과 중인의 같고 다름이다. 여기에서의 심(心)은 5장에서의 심장이면서 동시에 우리 온몸의 주재자인 마음이기도 하다.

「장부론」 끝에서 말한다.

> 심은 온몸을 맡아 처리한다. 네 모퉁이의 사상을 짊어지고 한가운데의 태극을 등지고서, 똑바로 가슴의 전중을 향하여 광명한 빛을 밝게 비춘다. 이 때문에 귀·눈·코·입은 천기를 살피지 않는 것이 없고, 폐·비·간·신은 인사를 헤아리지 않는 것이 없으며, 턱·가슴·배꼽·아랫배는 본성을 정성스레 하지 않는 것이 없고, 뒤통수·손(어깻죽지)·허리·발(엉덩이)는 운명을 공경스레 하지 않는 것이 없다.

- 太少陰陽之臟局短長 四不同中 有一大同 天理之變化也 聖人 與衆人 一同也
  鄙薄貪懦之心地淸濁 四不同中 有萬不同 人欲之闊狹也 聖人 與衆人 萬殊也
- 太少陰陽之短長變化 一同之中 有四偏 聖人 所以希天也
  鄙薄貪懦之淸濁闊狹 萬殊之中 有一同 衆人 所以希聖也

태음인·소음인·태양인·소양인은 장부의 크기가 짧은 것이 있는가 하면 긴 것이 있기도 하다. 장부의 크기에서 사상인마다 네 가지가 서로 같지 않은 것이다. 그러나 그 가운데서도 한 갈래로 모여들어 전부 같으니, 하늘의 이치가 변하고 화하기 때문이다. 그러므로 성인이

나 뭇사람이나, 하늘의 이치가 변하고 화하는 점에 서는 한 갈래로 모여들어 똑같다.

비인·박인·탐인·라인은 마음의 바탕이 맑은 것이 있는가 하면 흐린 것이 있기도 하다. 마음의 바탕에서 사상인마다 네 가지가 서로 같지 않은 것이다. 그런데 그 가운데서도 만 갈래로 갈라져서 더욱 다르니, 사람마다 쫓는 마음의 욕심이 넓거나 좁거나 하기 때문이다. 그러므로 성인이나 뭇사람이나, 사람마다 쫓는 마음의 욕심이 넓거나 좁거나 하는 점에서는 만 갈래로 갈라져서 아주 다르다.

태음인·소음인·태양인·소양인은 장부의 크기가 짧거나 깊에도 불구하고, 천리의 변화라는 한 갈래로 모여든다. 한 갈래로 모여들어 똑같은 가운데서도 네 가지의 치우침이 있다. 이러한 까닭에 성인은 하늘에 바라고 구하는 것이다.

비인·박인·탐인·라인은 마음의 바탕이 맑거나 흐림으로 인하여, 사람마다 쫓는 마음의 욕심이 넓거나 좁다란 만 갈래로 갈라진다. 만 갈래로 갈라져서 아주 다른 가운데서도 한 가지의 똑같음이 있다. 이러한 까닭에 뭇사람은 성인에 바라고 구하는 것이다.

천리에 바라는 성인과 인욕을 쫓는 중인의 같고 다름이다. 앞에서의 심욕(心慾)을 여기에서는 인욕(人慾)으로 쓰고, 여기의 천리(天理)를 뒤에서는 음양(陰陽)으로 쓴다.

> 태음인·소음인·태양인·소양인은 장부의 크기가 짧은 것이 있는가 하면 긴 것이 있기도 하다. 이것은 음과 양이 변하고 화하기 때문이다.

바로 앞 구절의 태극에서 사상으로의 사이에, 이 음양의 변화가 매개하고 있음을 밝힌 것이다. 이에 기초하여 문장을 다시 정리하면 이와 같다.

겉으로 보기에 사상인의 장부가 네 가지로 달라 보이지만, 사실은 음양의 변화라는 하나의 이치에서 나온 것이다. 하나의 이치에서 사상인으로의 치우침이 나오므로, 성인이란 치우침이 없게 해달라고 하늘에 희구하는 존재다.
겉으로 보기에 사상인의 심욕이 네 가지로 달라 보이지만, 사실은 인욕의 활협이라는 무한 분열을 그리 정리한 것이다. 무한한 나뉨에서 똑같은 하나이고 싶으므로, 중인이란 똑같이 하나이게 해달라고 성인에 희구하는 존재다.

- 聖人之臟 四端也 衆人之臟 亦四端也
  以聖人之一四端之臟 處於衆人萬四端之中 聖人者 衆人之所樂也
  聖人之心 無慾也 衆人之心 有慾也
  以聖人之一無慾之心 處於衆人萬有慾之中 衆人者 聖人之所憂也
- 然則 天下衆人之臟理 亦皆聖人之臟理而 才能 亦皆聖人之才能也
  以肺脾肝腎 聖人之才能而 自言曰 我無才能云者 豈才能之罪哉 心之罪也

성인의 장부는 네 실마리로 이루어진다. 뭇사람의 장부도 네 실마리로 이루어진다. 성인은 네 실마리로 이룬 장부 하나로서, 뭇사람의 네 실마리 장부 만 갈래 속에 머문다. 이 때문에 성인이란 뭇사람이 즐거워하는 존재다.

성인의 마음에는 욕심이 없다. 그러나 뭇사람의 마음에는 욕심이 가득하다. 성인은 욕심이 없는 마음 하나로, 뭇사람의 욕심 가득한 마음 만 갈래 속에 머문다. 이 때문에 뭇사람이란 성인이 근심하는 존재다.

그러니 천하 뭇사람의 장부 이치도 성인의 장부 이치와 같고, 천하 뭇사람의 재주와 능력도 성인의 재주와 능력과 같다.

똑같은 성인의 폐·비·간·신에다 똑같은 성인의 재능을 지니면서도 스스로 재주와 능력이 없다고들 말한다. 하면 그것이 어찌 재능이 있고 없는 데서 나온 허물이겠는가. 마음에서 나온 허물이다.

성인과 중인의 차이는 욕심이 있느냐 없느냐의 차이다.

- ⊙ 浩然之氣 出於肺脾肝腎也 浩然之理 出於心也
  仁義禮智 四臟之氣 擴而充之則 浩然之氣 出於此也
  鄙薄貪懦 一心之慾 明而辨之則 浩然之理 出於此也

거칠데 없이 크고 넓은 호연한 기상은 폐·비·간·신에서 나오고, 거칠데 없이 크고 넓은 호연한 리법(理法)은 마음에서 나온다.

어질음·올바름·예의바름·슬기로움이라는 네 장부의 기운을 미루어 넓혀가 가득 채우라. 하면 호연한 기상이 이로부터 나온다.

비루함·경박함·탐탁함·나약함이라는 마음 하나에서 나오는 욕심을 밝게 가려내라. 하면 호연한 리법이 이로부터 나온다.

중앙의 태극에서 성인의 마음이 중인보다 고출한 이유를 밝힌다.

호연한 기상은 『맹자』 「공손추 상」에서 나온다.

> 고자(告子)는 말에서 얻지 못한 것을 마음에서 구하지 말며, 마음에서 얻지 못한 것을 기에서 구하지 말라고 하였네.
> 마음에서 얻지 못한 것을 기에서 구하지 말라고 한 것은 옳으나, 말에서 얻지 못한 것을 마음에서 구하지 말라고 한 것은 틀렸어.
> 대저 뜻은 기를 부리고, 기는 몸을 채우지. 뜻이 지극하고 기가 그 다음인 게야. ……뜻이 한결 같으면 기가 움직이지만, 기가 한결 같아도 뜻이 움직이지. ……나는 잘 호연한 기상을 기른다네.
> ……말로는 어렵네만, 호연한 기상 됨됨이란 지극히 크고 지극히 굳세어, 올곧게 길러 해로움이 없어서, 하늘땅 사이를 가득 채운다네. 그 됨됨이란 올바름과 도에 짝하지.

⊙ 聖人之心 無慾云者 非淸淨寂滅如老佛之無慾也
 聖人之心 深憂天下之不治故 非但無慾也 亦未暇及於一己之慾也
 深憂天下之不治而未暇及於一己之慾者 必學不厭而敎不倦也
 學不厭而敎不倦者 卽 聖人之無慾也
 毫有一己之慾則 非堯舜之心也 暫無天下之憂則 非孔孟之心也

성인의 마음에는 욕심이 없다고 말한 것은 청정적멸과 같은 로자나 불타의 무욕을 가리키는 것은 아니다.

사단론이다_67

성인의 마음은 천하가 다스려지지 않음을 깊이 근심한다. 때문에 한낱 욕심이 없을 뿐만 아니라, 더 나아가 자기 한 몸의 욕심에까지 생각이 미칠 겨를이 없다.

깊이 천하의 다스려지지 않음을 근심하여, 자기 한 몸의 욕심에조차 미칠 겨를이 없어야 한다. 그런 사람이라야 반드시 배우기를 꺼려하지 않고 가르치기를 게을리하지 않으리라. 배우기를 꺼려하지 않고 가르치기를 게을리하지 않는 것이야말로 성인의 무욕이다.

터럭만큼이라도 자기 한 몸의 욕심이 있다면, 요임금이나 순임금의 마음이 아니다. 잠시라도 천하를 근심하는 마음이 없다면, 공자나 맹자의 마음이 아니다.

앞에서 거론한 성인의 무욕을 구체적으로 제시한다. 비박탐나한 심욕의 사단을 밝게 가려내어, 이러한 무욕의 경지에 이르라는 것으로, 이제까지의 논의를 끝맺는다.

⊙ 太陽人 哀性遠散而 怒情促急

　哀性遠散則 氣注肺而 肺益盛 怒情促急則 氣激肝而 肝益削

　　太陽之臟局 所以成形於肺大肝小也

少陽人 怒性宏抱而 哀情促急

　怒性宏抱則 氣注脾而 脾益盛 哀情促急則 氣激腎而 腎益削

　　少陽之臟局 所以成形於脾大腎小也

太陰人 喜性廣張而 樂情促急

　喜性廣張則 氣注肝而 肝益盛 樂情促急則 氣激肺而 肺

益削
　　　太陰之臟局 所以成形於肝大肺小也
　少陰人 樂性深確而 喜情促急
　　樂性深確則 氣注腎而 腎益盛 喜情促急則 氣激脾而 脾
　　益削
　　　少陰之臟局 所以成形於腎大脾小也

　태양인은 슬퍼하는 본성이 멀리까지 어루만지고 성내는 감정이 몹시 급하다.
　슬퍼하는 본성이 멀리까지 어루만지면, 기운이 폐로 흘러들어 폐가 더욱 가득 찬다. 성내는 감정이 몹시 급하면, 기운이 간에 부딪쳐 간이 더욱 깎인다. 태양인의 장부 크기는 이 때문에 폐가 크고 간이 작다.
　소양인은 성내는 본성이 크게 감싸주고 슬퍼하는 감정이 몹시 급하다.
　성내는 본성이 크게 감싸주면, 기운이 비로 흘러들어 비가 더욱 가득 찬다. 슬퍼하는 감정이 몹시 급하면, 기운이 신에 부딪쳐 신이 더욱 깎인다. 소양인의 장부 크기는 이 때문에 비가 크고 신이 작다.
　태음인은 기뻐하는 본성이 널리 펼쳐지고 즐거워하는 감정이 몹시 급하다.
　기뻐하는 본성이 널리 펼쳐지면, 기운이 간으로 흘러들어 간이 더욱 가득 찬다. 즐거워하는 감정이 몹시 급하면, 기운이 폐에 부딪쳐 폐가 더욱 깎인다. 태음인의 장부 크기는 이 때문에 간이 크고 폐가 작다.
　소음인은 즐거워하는 본성이 깊고 단단하며 기뻐하는 감정이 몹시 급하다.

즐거워하는 본성이 깊고 단단하면, 기운이 신으로 흘러들어 신이 더욱 가득 찬다. 기뻐하는 감정이 몹시 급하면, 기운이 비에 부딪쳐 비가 더욱 깎인다. 소음인의 장부 크기는 이 때문에 신이 크고 비가 작다.

이 글 첫머리에서는 사상인마다 장부의 크기가 다르다 하면서도 그 이유를 설명하지 않는다. 여기 와서야 사상인의 장부 크기가 애노희락의 성정에 의하여 형성한다고 밝힌다.

> 태양인은 듣는 것이 천시에 널리 두텁게 미칠 수 있으므로, 신(神)이 두뇌를 채우기에 충분하여 폐로 돌아가는 것이 크다. 그러나 냄새 맡는 것이 인륜에 널리 두텁게 미칠 수 없으므로, 혈(血)이 허리뼈를 채우기에 부족하여 간에 돌아가는 것이 작다.
> 소양인은 보는 것이 세회에 널리 두텁게 미칠 수 있으므로, 기(氣)가 뒷등을 채우기에 충분하여 비로 돌아가는 것이 크다. 그러나 맛보는 것이 지방에 널리 두텁게 미칠 수 없으므로, 정(精)이 방광을 채우기에 부족하여 신에 돌아가는 것이 작다.
> 태음인은 냄새 맡는 것이 인륜에 널리 두텁게 미칠 수 있으므로, 혈이 허리뼈를 채우기에 충분하여 간으로 돌아가는 것이 크다. 그러나 듣는 것이 천시에 널리 두텁게 미칠 수 없으므로, 신이 두뇌를 채우기에 부족하여 폐에 돌아가는 것이 작다.
> 소음인은 맛보는 것이 지방에 널리 두텁게 미칠 수 있으므로, 정이 방광을 채우기에 충분하여 신으로 돌아가는 것이 크다. 그러나 보는 것이 세회에 널리 두텁게 미칠 수 없으므로, 기가 뒷등을 채우기에 부족하여 비에 돌아가는 것이 작다.

- 肺氣 直而伸 脾氣 栗而包
  肝氣 寬而緩 腎氣 溫而蓄
- 肺以呼 肝以吸 肝肺者 呼吸氣液之門戶也
  脾以納 腎以出 腎脾者 出納水穀之府庫也
- 哀氣 直升 怒氣 橫升 喜氣 放降 樂氣 陷降
- 哀怒之氣 上升 喜樂之氣 下降
  上升之氣 過多則 下焦傷 下降之氣 過多則 上焦傷

폐의 기운은 곧게 펴고, 비의 기운은 여물게 감싸주며, 간의 기운은 넓게 느슨하고, 신의 기운은 따뜻하게 쌓는다.

폐로는 들여 마시고 간으로는 내쉬니, 간과 폐는 기와 액을 숨 쉬는 출입구다. 비로는 받아들이고 신으로는 내보내니, 신과 비는 음식물이 드나드는 곳집이다.

슬퍼하는 기운은 곧게 올라가고, 성내는 기운은 옆으로 올라가며, 기뻐하는 기운은 풀어 내려가고, 즐거워하는 기운은 푹 꺼져 내려간다.

그러니 슬퍼하고 성내는 기운은 위로 올라가는 것이요, 기뻐하고 즐거워하는 기운은 아래로 내려가는 것이다. 만일 위로 올라가는 기운이 너무 많으면 하초를 다치고, 아래로 내려가는 기운이 너무 많으면 상초를 다친다.

사상인의 장부 크기가 애노희락의 성정에 의해 형성한다고 밝힌 데 이어, 각 장부의 기운과 이에 영향 주는 애노희락의 기운을 밝힌다. 이러한 기운의 배후에는 인체의 생리과정에서 작동하는 일정한 힘이 뒷받침하고 있음을 주목해야 한다.

음식물의 따뜻한 기운은 위완을 지나 두뇌를 거쳐, 안으로는 폐와 밖으로는 폐의 무리에 이른다. 밖으로 작동하는 힘이 뒤통수의 곧게 펴는 힘인 직신지력(直伸之力)이다. 이것이 안에서는 직이신(直而伸)하는 폐의 기운으로 나타난다.

음식물의 뜨거운 기운은 위장을 지나 뒷등을 거쳐, 안으로는 비와 밖으로는 비의 무리에 이른다. 밖으로 작동하는 힘이 손(어깻죽지)의 거두어들이는 힘인 능수지력(能收之力)이다. 이것이 안에서는 률이 포(栗而包)하는 비의 기운으로 나타난다.

음식물의 서늘한 기운은 소장을 지나 허리뼈를 거쳐, 안으로는 간과 밖으로는 간의 무리에 이른다. 밖으로 작동하는 힘이 허리의 느슨하게 풀어주는 힘인 관방지력(寬放之力)이다. 이것이 안에서는 관이완(寬而緩)하는 간의 기운으로 나타난다.

음식물의 찬 기운은 대장을 지나 방광을 거쳐, 안으로는 신과 밖으로는 신의 무리에 이른다. 밖으로 작동하는 힘이 발(엉덩이)의 굳세어 굽히시 않는 힘인 굴깅지력(屈强之力)이다. 이것이 안에서는 온이축(溫而畜)하는 신의 기운으로 나타난다.

음식물의 따뜻한 기운은 위완에서 침인 진(津)으로 변한다. 이때 위완을 보태어 돕도록 작동하는 힘이 위완 자체의 위로 오르는 힘인 상승지력(上升之力)이다. 이것이 성정에서는 직승(直升)하는 슬퍼하는 기운으로 나타난다.

음식물의 뜨거운 기운은 위장에서 농축한 기름인 고(膏)로 변한다. 이때 위장을 보태어 돕도록 작동하는 힘이 위장 자체의 머물러 쌓는 힘인 정축지력(停畜之力)이다. 이것이 성정에서는 횡승(橫升)하는 성내는 기운으로 나타난다.

음식물의 서늘한 기운은 소장에서 묽은 기름인 유(油)로 변한다. 이때 소장을 보태어 돕도록 작동하는 힘이 소장 자체의 삭혀 이끄는 힘인 소도지력(消導之力)이다. 이것이 성정에서는 방강(放降)하는 기뻐하는 기운으로 나타난다.
　음식물의 찬 기운은 대장에서 무거운 기름인 액(液)으로 변한다. 이때 대장을 보태어 돕도록 작동하는 힘이 대장 자체의 아래로 내려가는 힘인 하강지력(下降之力)이다. 이것이 성정에서는 함강(陷降)하는 즐거워하는 기운으로 나타난다.

　요약한다. 음식물의 기운이 처음 사부(四腑)에서 출발하여 종착지인 사장(四臟)에 이를 때에, 이들 장부의 안팎에서는 일정한 힘이 작동한다. 애노희락의 성정기운도 이에 편승하여, 사장의 기운을 형성하는데 직접적인 영향력을 행사한다.

- ⊙ 哀怒之氣 順動則 發越而上騰
　喜樂之氣 順動則 緩安而下墜
　哀怒之氣 陽也 順動則 順而上升
　喜樂之氣 陰也 順動則 順而下降
- ⊙ 哀怒之氣 逆動則 暴發而 竝於上也
　喜樂之氣 逆動則 浪發而 竝於下也
　上升之氣 逆動而 竝於上則 肝腎傷
　下降之氣 逆動而 竝於下則 脾肺傷

　슬퍼하고 성내는 기운이 순하게 움직이면, 훌쩍 뛰어넘듯 위로 올라간다. 기뻐하고 즐거워하는 기운이 순하게 움직이면, 느릿느릿 편안하게 아래로 떨어진다.

슬퍼하고 성내는 기운은 양이니, 순하게 움직이면 순하게 위로 올라가는 것이다. 기뻐하고 즐거워하는 기운은 음이니, 순하게 움직이면 순하게 아래로 내려가는 것이다.

슬퍼하고 성내는 기운이 거슬려 움직이면, 갑자기 터져나가 위로 한꺼번에 몰려간다. 기뻐하고 즐거워하는 기운이 거슬려 움직이면, 터무니없이 쏟아져서 아래로 한꺼번에 몰려간다.

위로 올라가는 기운이 거슬려 움직여서, 위로 한꺼번에 몰려가면 신과 간을 다친다. 아래로 내려가는 기운이 거슬려 움직여서, 아래로 한꺼번에 몰려가면 비와 폐를 다친다.

앞서의 과다(過多)를 역동(逆動)으로, 상초와 하초는 비폐와 간신으로 풀이한다.

> 소양인의 폐는 반드시 잘 배워야 하고, 태양인의 비는 반드시 잘 물어야 하며, 소음인의 간은 반드시 잘 생각해야 하고, 태음인의 신은 반드시 잘 가려내야 한다. 폐비간신의 쓰임이 이와 같이 바르고 곧으며 알맞고 어울리면(정직중화 正直中和) 진고유액(津膏油液)이 가득 차고, 치우치거나 기울거나 지나치거나 미치지 못하면(편의과불급 偏倚過不及) 진고유액이 녹아버리기 때문이다.

정직중화는 순동이고, 편의과불급은 역동이다. 애노희락의 역동은 비폐간신의 다침은 물론이지만, 더 나아가 장부의 진고유액까지 녹여버린다. 정직중화에서의 중화도 이러한 이해에 도움을 준다.

> 희노애락으로 아직 나타나지 않은 상태를 중(中)이라 하고, 희노애락으로 이미 나타나서 모두가 알맞게 들어맞는 것을 화(和)라 한다.
> 희노애락으로 아직 나타나지 않은 상태를 항상 경계하는 것. 이야말로 차츰차츰 중(中)에 가까이 가는 것이 아니겠는가.
> 희로애락으로 이미 나타나서는 스스로 돌이켜 반성하는 것. 이야말로 차츰차츰 절(節)에 가까이 가는 것이 아니겠는가.

결국 정직중화한 상태에서 일어나는 현상이 순동이라면, 역동이란 편의과불급한 불중절(不中節)의 상태에서 일어나는 병적 현상이라 하겠다.

⊙ 頻起怒而 頻伏怒則 腰脇 頻迫而頻蕩也 腰脇者 肝之所住着處也

　腰脇 迫蕩不定則肝 其不傷乎

乍發喜而 乍收喜則 胸腋 乍闊而乍狹也 胸腋者 脾之所住着處也

　胸腋 闊狹不定則脾 其不傷乎

忽動哀而 忽止哀則 脊曲 忽屈而忽伸也 脊曲者 腎之所住着處也

　脊曲 屈伸不定則腎 其不傷乎

屢得樂而 屢失樂則 背顀 暴揚而暴抑也 背顀者 肺之所住着處也

　背顀 抑揚不定則肺 其不傷乎

태양인이 자주 성을 내다 자주 성을 참으면, 옆구리가 자주 죄이다 자주 풀리다 한다. 옆구리는 간이 붙어 있는 곳이다. 옆구리가 죄이다 풀리다 하여 안정되지 않으면, 간을 다치지 않겠는가.

소음인이 잠깐 기쁘다 잠깐 기쁨을 거두면, 가슴이 잠깐 트이다 잠깐 오므리다 한다. 가슴은 비가 붙어 있는 곳이다. 가슴이 트이다 오므리다 하여 안정되지 않으면, 비를 다치지 않겠는가.

소양인이 문득 슬퍼하다 문득 슬픔을 그치면, 허리가 문득 굽히다 문득 펴다 한다. 허리는 신이 붙어 있는 곳이다. 허리가 굽히다 펴다 하여 안정되지 않으면, 신을 다치지 않겠는가.

태음인이 거듭 즐거워하다 거듭 즐거움을 잃으면, 목덜미가 갑자기 들썩거리다 갑자기 억눌리다 한다. 목덜미는 폐가 붙어 있는 곳이다. 목덜미가 들썩거리다 억눌리다 하여 안정되지 않으면, 폐를 다치지 않겠는가.

역동히는 감정은 장부 손상을 가져온다.

흉액(胸液)은 젖꼭지와 겨드랑 아래를 연결한 선의 윗부분이고, 척곡(脊曲)은 자주 굽혔다 폈다 하는 허리 부분이다.

애노희락의 성정이 사상인의 장부 크기 형성에 직접적으로 영향을 준다는 것은 앞서 본 바 있다. 본성은 자기 체질의 장부를 크게 하고, 감정은 상극하는 체질 쪽의 장부를 작게 한다는 것이 그 요지다. 그것은 순동의 경우에 해당한다.

역동의 경우에는 상극하는 체질 쪽의 장부를 다치게 한다. 역동하는 감정이 장부 손상을 가져오는 실제 상황을 그린 것이 이 부분이다.

태양인의 성내는 감정이 순하게 움직이면, 기운이 간에 부딪쳐 깎아내어 간이 작아진다. 거슬려 움직이면 옆구리가 크게 불안정하여 간을 다친다.

소양인의 슬퍼하는 감정이 순하게 움직이면, 기운이 신에 부딪쳐 깎아내어 신이 작아진다. 거슬려 움직이면 허리가 크게 불안정하여 신을 다친다.

태음인의 즐거워하는 감정이 순하게 움직이면, 기운이 폐에 부딪쳐 깎아내어 폐가 작아진다. 거슬려 움직이면 목덜미가 크게 불안정하여 폐를 다친다.

소음인의 기뻐하는 감정이 순하게 움직이면, 기운이 비에 부딪쳐 깎아내어 비가 작아진다. 거슬려 움직이면 가슴이 크게 불안정하여 비를 다친다.

이 내용을 한자로 요약한다.

太少陽陰人 怒哀樂喜之情 順動 則氣激削肝腎肺脾 故成形於肝腎肺脾小也
逆動 則腰脇脊曲背顀胸液不定 故傷肝腎肺脾也.

임상 사례다. 「태양인 내촉소장병론」에서는 말한다.

> 내가 태양인의 장부를 타고나서 일찍이 이 열격병을 앓다. 예닐곱 해를 토악질을 하면서 끈끈한 침 거품을 흘리다. 수십 년간 몸을 다스려 요행히 일찍 죽는 것을 벗어나다. 그래서 이를 기록하여 태양인으로 이런 병을 앓는 이에게 경계로 삼고자 한다. 다스

리는 법을 논한다면, 한마디로 줄여서 성냄을 멀리하는 것뿐이다.

「소양인 비수한 표한병론」에서는 말한다.

어느 소양인이 10여 년 배가 아파 괴로움을 겪더라. 한번 아팠다 하면 5~6개월, 3~4개월, 1~2개월씩 괴롭다고 울부짖는다. 통증이 일어날 때마다, 아쉬우나마 서둘러 활석고삼탕을 10여 첩씩 쓰다. 아프지 않을 때는, 마음을 고요히 하고 생각을 가라앉혀, 언제나 슬퍼하고 성내는 마음을 막아내게 하다. 이와 같이 하기를 한 해 남짓 끌어오자 병이 낫다.

또 소양인 소년이 늘 체한 증세로 배가 결리면서 그득하더라. 간간이 배가 아프고 허리가 아픈 데다, 입과 눈이 삐뚤어지는 구안와사 초기증세까지 있다. 독활지황탕을 써서 백일 안에 200첩을 먹이다. 그러면서 그로 하여금 마음을 고요히 하고 생각을 가라앉혀, 언제나 슬퍼하고 성내는 마음을 막아내게 하다. 백일 만에 몸이 튼튼해지고 병이 낫다.

「태음인 간수열 리열병론」에서는 말한다.

조열병이 꼭 고칠 수 없는 병은 아니다. 이 젊은이는 병이 나서 약을 쓴 1년 뒤에야 죽는다. 대개 이 병은 원래 오만방자한 즐거운 감정에 푹 빠져버려 아무래도 물리지 않아, 욕망의 불길이 밖으로 마구 치달려, 간의 열은 크게 꽉 차고 폐의 마음은 너무나 메말랐기 때문에 생긴 것이다. 만일 이 젊은이가 마음을 편안히 하고 욕망을 씻어내어, 백일을 약을 썼더라면 어찌 고치지 못할 리가 있으리오. 대개 처음 병이 나서 죽는 날에 이르기까지, 욕망의 불길이 어느 날 할 것 없이, 마구 치달리지 않음이 없었기 때문에 죽은 것이다.

「소음인 위수한 리한병론」에서는 말한다.

소음인의 기뻐하는 감정이 불안정하게 아무 때나 불쑥불쑥 솟구치는 데다, 꾀가 막히고 힘이 꺾이면, 가슴 속이 달아오르면서 답답하고 편치 않아서, 팔다리를 가만히 두지 못한다. 소음병 상한에 토하려 해도 토하지 못하고, 가슴이 괴로우며 자려고만 하는 것. 이야말로 꾀가 막히고 힘이 꺾인 사람의 병이 아니런가.
대개 기뻐하는 감정이란 욕심내는 것이다. 무슨 연유로 꾀가 막히고 힘이 꺾이는 지경에까지 이르러, 이와 같은 소음병에 걸린단 말인가. 어찌하여 일찍부터 군자의 너그럽고 공평한 마음을 쓰지 않으셨는가.

⊙ 太陽人 有暴怒深哀 不可不戒　少陽人 有暴哀深怒 不可不戒
　太陰人 有浪樂深喜 不可不戒　少陰人 有浪喜深樂 不可不戒

태양인은 갑자기 터져 나오는 성내는 감정과 깊숙이 빠져드는 슬퍼하는 본성을 막아내지 않으면 안 된다.
소양인은 갑자기 터져 나오는 슬퍼하는 감정과 깊숙이 빠져드는 성내는 본성을 막아내지 않으면 안 된다.
태음인은 터무니없이 쏟아져 나오는 즐거워하는 감정과 깊숙이 빠져드는 기뻐하는 본성을 막아내지 않으면 안 된다.

소음인은 터무니없이 쏟아져 나오는 기뻐하는 감정과 깊숙이 빠져 드는 즐거워하는 본성을 막아내지 않으면 안 된다.

감정의 역동과 함께 본성으로 깊숙이 빠져 들어감을 경계한다.

역동하는 감정의 폭발(暴發)과 랑발(浪發)은 상대적으로 작은, 상극의 장부를 손상시킨다. 이는 경계할 일이다.
이보다 더 위험한 것이 본성으로의 빠져 들어감이다. 극한의 깊이로 본성 속에 깊숙하게 빠져 들어가는 것은 오히려 더욱 경계하여 막아내야 한다.
감정의 역동은 한 장부의 손상을 가져오는 데 그치지만, 본성으로 깊숙이 빠져 들어가면 감정을 온통 뒤흔들어 놓아, 치유하기 어려운 마음의 병을 일으키기 때문이다.

> 태양인의 슬퍼하는 본성이 너무나 지극하면 성내는 감정이 뒤흔들리고, 소양인의 성내는 본성이 너무나 지극하면 슬퍼하는 감정이 뒤흔들리며, 태음인의 기뻐하는 본성이 너무나 지극하면 즐거워하는 감정이 뒤흔들리고, 소음인의 즐거워하는 본성이 너무나 지극하면 기뻐하는 감정이 뒤흔들린다.
> 이와 같이 지극한 본성에 의해 감정이 뒤흔들리는 것은 칼로 창자를 도려내는 것과 무엇 하나 다를 게 없다. 한번 온통 뒤흔들리면 십 년이 지나도록 되돌리기 어렵다. 이야말로 죽음과 삶의, 요절과 장수의 갈림길에 마련한 장치이니 알지 못해서는 안 된다.

⊙ 皐陶曰 都 在知人 在安民
　　禹曰 吁 咸若時 惟帝 其難之 知人則哲 能官人 安民則惠 黎民懷之
　　　　能哲而惠 何憂乎驩兜 何遷乎有苗 何畏乎巧言令色孔壬
⊙ 三復大禹之訓而 欽仰之曰
　　帝堯之喜怒哀樂 每每中節者 以其難於知人也
　　大禹之喜怒哀樂 每每中節者 以其不敢輕易於知人也
　　天下喜怒哀樂之暴動浪動者 都出於行身不誠而 知人不明也
　　知人 帝堯之所難而 大禹之所吁也則 其誰沾沾自喜乎
　　蓋亦益反其誠而 必不可輕易取捨人也

『서경(書經)』「고요모(皐陶謨)」의 말씀을 인용한다.

　고요가 말한다. 아! 임금 노릇은 남을 아느냐에 달려 있고, 백성을 평안케 하느냐에 달려 있습니다.
　우임금이 받는다. 어희라! 이 두 가지 일이야말로 지난날 요임금께서도 어렵게 여기시던 일이지요. 남을 아는 일은 밝은 것이라서, 능력 있는 이를 제대로 된 자리에 앉힐 수 있는 것이고요. 백성을 평안케 하는 일은 은혜로운 것이라서, 거뭇머리 백성들이 가슴 깊이 그리워하는 일이라오.
　밝고 은혜로울 수 있다면, 어찌 환두 같은 악당을 근심하겠소. 어찌 삼묘씨(三苗氏) 같은 어리석은 무리들을 정벌하여 내치겠소. 어찌 공임 같이 말만 번지르하고 낯빛만 그럴듯하게 꾸며대는 간악한 녀석을 두려워하겠소이까.

세 차례나 우임금의 말씀을 되풀이하여 음미하고는, 우러러 사모하여 말하노라.

요임금의 희노애락이 순간순간마다 알맞게 들어맞은 것은, 당신께서 남을 알기를 어렵게 여기신 때문이오. 우임금의 희노애락이 순간순간마다 알맞게 들어맞은 것은, 당신께서 남을 알기를 함부로 경솔하게 쉬이 여기시지 않았기 때문이라.

천하 사람의 희노애락이 갑자기 터져 나오거나 터무니없이 쏟아지거나 하는 것은, 모두가 몸을 행하는 것이 정성스럽지 않고, 남을 아는 것이 밝지 못한 데서 나온 터라. 남을 아는 일은 요임금께서도 어렵게 여기신 바요. 우임금께서도 탄식하신 바라.

그러니 그 누군들 첩첩 경망스럽게 스스로 기뻐하리오. 더욱더 자기의 정성스러움을 되돌아보아, 반드시 가볍고 쉽게 남을 취하거나 버려서는 안 되노라.

『서경』「고요모」를 인용하여, 희노애락의 감정이 역동하는 것은 몸을 행하는 것이 정성스럽지 않은 행신불성(行身不誠)과, 남을 아는 것이 밝지 못한 지인불명(知人不明)에 있음을 이끌어낸다.

- ⊙ 雖好善之心 偏急而好善則 好善 必不明也
  雖惡惡之心 偏急而惡惡則 惡惡 必不周也
  天下事 宜與好人做也 不與好人做則 喜樂必煩也
  天下事 不宜與不好人做也 與不好人做則 哀怒益煩也

아무리 기분 좋은 것을 좋아하는 마음일지라도, 외곬으로 급하게 기분 좋은 것만 좋아한다면, 기분 좋은 것을 좋아하는 것이 반드시 밝지 못하다.

　아무리 고약한 짓을 싫어하는 마음일지라도, 외곬으로 급하게 고약한 짓만 싫어한다면 고약한 짓을 싫어하는 것이 반드시 두루 하지 못한다.

　천하의 어떤 일이든 좋은 사람과 더불어 해야 마땅하다. 좋은 사람과 더불어 하지 않으면, 기쁨과 즐거움이 반드시 번잡하여 까다롭기 때문이다.

　천하의 어떤 일이든 좋지 않은 사람과 더불어 해서는 마땅하지 않다. 좋지 않은 사람과 더불어 하면, 슬픔과 성냄이 더욱 번잡하여 까다롭기 때문이다.

　천기와 인사의 흐름을 일방적으로 만드는, 외곬으로 급하게 치닫는 성정을 경계한다.

　호선(好善)은 타고난 본성인 천기의 특징이고, 오악(惡惡)은 세상살이를 일삼는 감정인 인사의 특징이며, 희락은 음인의 성정이고, 애노는 양인의 성정이다.

　천기인 천시·세회·인륜·지방에만 외곬으로 급하게 치닫는다면 선천적인 천기를 살피는 것이 밝지 못하다. 인사인 사무·교우·당여·거처에만 외곬으로 급하게 치닫는다면 후천적인 인사의 입장에 서는 것이 두루 하지 못한다. 바로 이런 사람이 불호인(不好人)이다. 반대로 호인(好人)이란 천기를 살피는 데 밝고 인사의 입장에 서는 데 두루 하는 사람이다.

　그러므로 어떤 일이든 호인과 더불지 못할 때 음인은 감정의 역동이 일어나고, 어떤 일이든 불호인과 더불 때 양인은 감정의 역동이 일어난다.

- 哀怒相成 喜樂相資
  哀性極則 怒情動
  怒性極則 哀情動
  樂性極則 喜情動
  喜性極則 樂情動
  太陽人 哀極不濟則 忿怒激外
  少陽人 怒極不勝則 悲哀動中
  少陰人 樂極不成則 喜好不定
  太陰人 喜極不服則 侈樂無厭
  如此而動者 無異於以刀割臟 一次大動 十年難復
  此 死生壽夭之機關也 不可不知也

양인의 슬퍼하고 성내는 성정은 서로를 이루어주는 관계고, 음인의 기뻐하고 즐거워하는 성정은 서로를 도와주는 관계다.

그래서 태양인의 슬퍼하는 본성이 너무나 지극하면 성내는 감정이 뒤흔들리고, 소양인의 성내는 본성이 너무나 지극하면 슬퍼하는 감정이 뒤흔들리며, 소음인의 즐거워하는 본성이 너무나 지극하면 기뻐하는 감정이 뒤흔들리고, 태음인의 기뻐하는 본성이 너무나 지극하면 즐거워하는 감정이 뒤흔들린다.

가령 태양인이 슬퍼하는 본성이 너무나 지극하면 건져내지 못하기 마련이다. 그러면 원망하여 성내는 감정이 밖으로 마구 터져 나온다. 소양인이 성내는 본성이 너무나 지극하면 이겨내지 못하기 마련이다. 그러면 설움에 사무쳐 슬퍼하는 감정이 가슴속을 다 찢어놓는다.

소음인이 즐거워하는 본성이 너무나 지극하면 이루어내지 못하기 마련이다. 그러면 좋아함이 지나쳐 기뻐하는 감정이 불안정하게 아무 때나 불쑥불쑥 솟구친다.

태음인이 기뻐하는 본성이 너무나 지극하면 극복하지 못하기 마련이다. 그러면 오만방자한 즐거운 감정에 푹 빠져버려 아무래도 물리지 않는다.

이와 같이 지극한 본성에 의해 감정이 뒤흔들리는 것은 칼로 창자를 도려내는 것과 무엇 하나 다를 게 없다. 한번 온통 뒤흔들리면 십 년이 지나도록 되돌리기 어렵다. 이야말로 죽음과 삶의, 요절과 장수의 갈림길에 마련한 장치이니 알지 못해서는 안 된다.

감정의 역동은 장부의 손상을 가져오지만, 사실 가장 위험한 것은 본성 속으로 극도로 치달려 들어감이다. 본성으로 극도로 치달릴 때 수습할 수 없는 감정의 대공황이 일어나 난치의 마음병이 생겨난다.

그런데 이 부분은 「태양인 내촉소장병론」 문답의 내용과 서로 부딪히는 것처럼 보인다.

> 태양인이 슬픔에 깊이 빠져들면 겉 기운이 다친다. 성냄이 갑자기 터져 나오면 속 기운이 다친다.
> 그렇다면 소양인의 성내는 본성은 입과 방광의 기운을 다치고, 슬픈 감정은 신과 대장의 기운을 다친다. 소음인의 즐거운 본성은 눈과 등골뼈의 기운을 다치고, 기쁜 감정은 비와 위의 기운을 다친다. 태음인의 기쁜 본성은 귀와 뒤통수의 기운을 다치고, 즐거

> 운 감정은 폐와 위완의 기운을 다친다. 그런가.
> 그렇다.

본성은 겉 기운을 다치고, 감정은 속 기운을 다치므로, 감정으로 다치는 것이 본성으로 다치는 것보다 더 무겁다는 것이다. 이것은 감정과 본성을 개별화하여 대비시킬 때 그렇다.

본성 속으로 극도로 치달려 들어갈 때, 감정까지 뒤흔들려 난치의 마음병이 생기는 것은 본성과 감정의 연동작용에 의한 결과로 보면 매우 자연스럽다.

- 太少陰陽之臟局短長 陰陽之變化也
  天稟之已定 固無可論
  天稟已定之外
  又有短長而 不全其天稟者則 人事之修不修而 命之傾也
  不可不愼也

태음인·소음인·태양인·소양인의 장부의 크기가 짧거나 길은 것은 음양의 변화로 말미암은 것이다. 이것은 하늘로부터 받은 것이어서 이미 결정된 터라 참으로 따질 만한 것이 없다.

하늘로부터 받아 이미 결정된 것의 밖에서도, 다시 짧은 것이 있는가 하면 긴 것이 있기도 하여, 하늘로부터 받은 그것조차 온전하게 받지 못한다.

그것은 사람답게 살아가기 위해 세상살이를 일삼는 감정인, 인사를 제대로 닦느냐 닦지 못하느냐에 따라 운명의 기울기가 달라지기 때문이다. 그러니 삼가지 않으면 안 된다.

사상인으로 태어남은 선천의 결정이다. 허나 운명의 기울기가 달라짐은 인사를 제대로 닦느냐 아니냐(수불수 修不修)의 후천의 선택에 달려 있다.

음양의 변화는 천리의 변화다. 중앙의 태극에서 음양으로, 음양에서 사유의 사상으로의 변화는 천리의 변화다. 천리의 변화는 하늘로부터 부여받은 숙명이라서 누구라도 사상체질에서 비껴갈 수 있는 존재란 없다.

> 태음인·소음인·태양인·소양인은 장부의 크기가 짧은 것이 있는가 하면 긴 것이 있기도 하다. 장부의 크기에서 사상인마다 네 가지가 서로 같지 않은 것이다. 그러나 그 가운데서도 한 갈래로 모여들어 전부 같으니, 하늘의 이치가 변하고 화하기 때문이다. 그러므로 성인이나 뭇사람이나, 하늘의 이치가 변하고 화하는 점에서는 한 갈래로 모여들어 똑같다.

그런데 숙명의 사상인으로 타고남은 같음에도 불구하고, 운명의 기울기가 달라지는 것은 인사를 제대로 닦느냐 아니냐에 의해서다.

> 운명이란 것은 운명의 술수라오. 기분 좋은 일을 하면 운명의 술수가 절로 아름다워지나, 고약한 짓거리를 일삼으면 운명의 술수가 절로 고약해진다오. 점칠 때까지 기다리지 않더라도 알 수 있는 게지요. 『시경』의 '길이길이 천명에 짝하나니 스스로 구할 손 많고 많은 복이어라' 한 시구는 바로 이러한 뜻일게요.

더욱이 운명의 급격한 기울기를 가져오는 감정의 역동이나, 지극한 본성으로의 치달림으로 인한 감정의 뒤흔들림은, 삼가지 않으면 안 된다.

> ⊙ 太陽人怒 以一人之怒而 怒千萬人 其怒 無術於千萬人則 必
> 難堪千萬人也
> 少陰人喜 以一人之喜而 喜千萬人 其喜 無術於千萬人則 必
> 難堪千萬人也
> 少陽人哀 以一人之哀而 哀千萬人 其哀 無術於千萬人則 必
> 難堪千萬人也
> 太陰人樂 以一人之樂而 樂千萬人 其樂 無術於千萬人則 必
> 難堪千萬人也

태양인의 성냄은 한 사람의 성냄으로도 천만 사람을 성내게 한다. 이것이 감정의 순동이다. 그러나 그 성냄이 천만 사람을 다룰 재간이 없을 때에는, 반드시 천만 사람을 견뎌내기 어렵다. 이것은 감정의 역동이다.

소음인의 기쁨은 한 사람의 기쁨으로도 천만 사람을 기쁘게 한다. 이것이 감정의 순동이다. 그러나 그 기쁨이 천만 사람을 다룰 재간이 없을 때에는, 반드시 천만 사람을 견뎌내기 어렵다. 이것은 감정의 역동이다.

소양인의 슬픔은 한 사람의 슬픔으로도 천만 사람을 슬프게 한다. 이것이 감정의 순동이다. 그러나 그 슬픔이 천만 사람을 다룰 재간이 없을 때에는, 반드시 천만 사람을 견뎌내기 어렵다. 이것은 감정의 역동이다.

태음인의 즐거움은 한 사람의 즐거움으로도 천만 사람을 즐겁게 한다. 이것이 감정의 순동이다. 그러나 그 즐거움이 천만 사람을 다룰 재간이 없을 때에는, 반드시 천만 사람을 견뎌내기 어렵다. 이것은 감정의 역동이다.

사상인의 감정이 일으키는 순동과 역동이, 서로 상반하는 결과를 가져온다고 거듭 경계시킨다.

태양인의 감정인 성냄은 교우를 씩씩하게 도맡을 수 있다. 태양인의 교우는 성냄으로 다스릴 수 있기 때문이다. 이것이 감정의 순동이다. 그러나 당여마저 성냄으로 다스릴 수는 없다. 만약 그럴 경우에는 당여에도 보탬이 없을 뿐만 아니라 간까지 다친다. 이것은 감정의 역동이다.

소음인의 감정인 기쁨은 당여를 깔끔하게 세울 수 있다. 소음인의 당여는 기쁨으로 다스릴 수 있기 때문이다. 이것이 감정의 순동이다. 그러나 교우마저 기쁨으로 다스릴 수는 없다. 만약 그럴 경우에는 교우에도 보탬이 없을 뿐만 아니라 비까지 다친다. 이것은 감정의 역동이다.

소양인의 감정인 슬픔은 사무를 재빠르게 잘할 수 있다. 소양인의 사무는 슬픔으로 다스릴 수 있기 때문이다. 이것이 감정의 순동이다. 그러나 거처마저 슬픔으로 다스릴 수는 없다. 만약 그럴 경우에는 거처에도 보탬이 없을 뿐만 아니라 신까지 다친다. 이것은 감정의 역동이다.

태음인의 감정인 즐거움은 거처를 늘 안정시킬 수 있다. 태음인의 거처는 즐거움으로 다스릴 수 있기 때문이다. 이것이 감정의 순동이다. 그러나 사무마저 즐거움으로 다스릴 수는 없다. 만약 그럴 경우에는 사무에도 보탬이 없을 뿐만 아니라 폐까지 다친다. 이것은 감정의 역동이다.

감정의 역동이 이럴진대, 지극한 본성으로의 치달림으로 인한 감정의 뒤흔들림으로 생겨나는 난치의 마음병이야, 더욱 말해 무엇하랴.

원문을 고쳐 줄이면 더욱 알기 쉽다.

태소양음인의 노애락희하는 감정이 순동하면 각각 천만인을 다룰 재간이 있다. 그러나 역동하여 그렇지 않을 때에는 반드시 천만인을 견뎌내기 어렵다(太少陽陰之怒哀樂喜 順動 則各有術於千萬人 而逆動不然 則必難堪千萬人也)

- ⊙ 太陽少陽人 但恒戒哀怒之過度而 不可強做喜樂 虛動不及也
  若強做喜樂而 煩數之則 喜樂 不出於眞情而 哀怒 益偏也
  太陰少陰人 但恒戒喜樂之過度而 不可強做哀怒 虛動不及也
  若強做哀怒而 煩數之則 哀怒 不出於眞情而 喜樂 益偏也

태양인과 소양인은 다만 언제나 슬퍼하고 성내는 감정이 지나치게 넘어서는 것을 막아내야 한다. 그렇다고 하여 기뻐하고 즐거워하는 감정을 억지로 꾸며서는 안 된다. 허투루 흔들릴 뿐 그런 감정에는 미치지 못하기 때문이다.

만약 기쁨과 즐거움을 억지로 꾸며대어 뒤숭숭하게 자주 되풀이하면, 기쁨과 즐거움이 거짓 없는 참된 감정으로부터 우러나오지 않을 뿐 아니라, 슬픔과 성냄까지 더욱 치우치게 된다.

   태음인과 소음인은 다만 언제나 기뻐하고 즐거워하는 감정이 지나치게 넘어서는 것을 막아내야 한다. 그렇다고 하여 슬퍼하고 성내는 감정을 억지로 꾸며서는 안 된다. 허투루 흔들릴 뿐 그런 감정에는 미치지 못하기 때문이다.

   만약 슬픔과 성냄을 억지로 꾸며대어 뒤숭숭하게 자주 되풀이하면, 슬픔과 성냄이 거짓 없는 참된 감정으로부터 우러나오지 않을 뿐 아니라, 기쁨과 즐거움까지 더욱 치우치게 된다.

   사상인은 타고난 체질 감정의 과도함을 경계하되, 불급하는 상반 체질의 감정을 억지로 흉내 내어서는 안 된다. 흉내를 되풀이하노라면 체질 감정까지 치우쳐 역동하기 일쑤다. 허동(虛動) 역시 역동의 한 계기다.

   소음인을 흉내 내어, 태양인이 허투루 낸 기뻐하는 감정은 당여를 깔끔하게 세울 수 없다. 왜냐하면 소음인의 당여란, 자기편끼리 다른 무리를 업신여겨야 이루어지기 때문이다. 이 때문에 태양인의 갑자기 터져나오는 성냄은 반드시 당여로부터 말미암는다. 태양인은 당여를 가볍게 여기기 때문에, 매양 친숙한 당여인인 소음인들의 함정에 빠져, 치우친 성냄으로 간까지 다친다.

   태음인을 흉내 내어, 소양인이 허투루 낸 즐거워하는 감정은 거처를 늘 안정시킬 수 없다. 왜냐하면 태음인의 거처란, 인간관계에서의 처신이라는 속임에서 이루어지기 때문이다. 이 때문에 소양인의 갑자기 터져나오는 슬픔은 반드시 거처로부터 말미암는다. 소양인은 거처를 삼가지 않기 때문에, 매양 안을 맡아 거처를 꾸며대는 태음인들의 함정에 빠져, 치우친 슬픔으로 신까지 다친다.

　소양인을 흉내 내어, 태음인이 허투루 낸 슬퍼하는 감정은 사무를 재빠르게 잘할 수 없다. 왜냐하면 소양인의 사무란, 일을 이루기 위해 힘쓰는 것이어서 자신을 보살피지 않는 데서 이루어지기 때문이다. 이 때문에 태음인의 터무니없이 쏟아져 나오는 즐거움은 반드시 사무로부터 말미암는다. 태음인은 사무를 삼가지 않기 때문에, 매양 밖에 나가 사무를 일으키는 소양인들의 속임에 걸려, 치우친 즐거움으로 폐까지 다친다.

　태양인을 흉내 내어, 소음인이 허투루 낸 성내는 감정은 교우를 씩씩하게 도맡을 수 없다. 왜냐하면 태양인의 교우란, 우연히 만나 사귀는 것이어서 자기편끼리 돕지 않는 데서 이루어지기 때문이다. 이 때문에 소음인의 터무니없이 쏟아져 나오는 기쁨은 반드시 교우로부터 말미암는다. 소음인은 교우를 가볍게 여기기 때문에, 매양 생소한 교우인인 태양인들의 속임에 걸려, 치우친 기쁨으로 비까지 다친다.

⊙ 喜怒哀樂之未發 謂之中
　　發而皆中節 謂之和
　喜怒哀樂未發而 恒戒者 此非漸近於中者乎
　喜怒哀樂已發而 自反者 此非漸近於節者乎

　희노애락으로 아직 나타나지 않은 상태를 중이라 하고, 희노애락으로 이미 나타나서 모두가 알맞게 들어맞는 것을 화라 한다.

　희노애락으로 아직 나타나지 않은 상태를 늘 경계하는 것. 이야말로 차츰차츰 중에 가까이 가는 것이 아니겠는가.

　희노애락으로 이미 나타나서 스스로 돌이켜 반성하는 것. 이야말로 차츰차츰 절에 가까이 가는 것이 아니겠는가.

감정의 역동은 부중절(不中節)의 상태에서 일어난다. 그러므로 앞에서 경계하고 뒤에서 반성하여, 중절의 상태에 가까이 갈 때 건강한 삶을 사는 순동은 물론이고, 성인의 마음인 무욕의 경지에 이를 수 있다는, 지표를 제시하는 것으로 이 단원이 끝난다.

희노애락으로 아직 나타나지 않은 상태를 늘 경계한다는 것은 「장부론」에서 그 이해의 실마리를 찾을 수 있다. 후천의 감정인 인사의 입장에 서는, 폐비간신의 쓰임새를 잘 이끄는 것으로, 편의과불급한 부중절의 상태를 미리 막아내는 것이다.

> 소양인의 폐는 반드시 잘 배워야 하고, 태양인의 비는 반드시 잘 물어야 하며, 소음인의 간은 반드시 잘 생각해야 하고, 태음인의 신은 반드시 잘 가려내야 한다. 폐비간신의 쓰임이 이와 같이 정직중화(正直中和)하면 진고유액이 가득 차고, 편의과불급(偏倚過不及)하면 진고유액이 녹아버리기 때문이다.

擴充論

> 확충론이다

확충론이다. 본성, 감정, 본성기운, 감정기운을 미루어 넓혀가 가득 채운다.

「성명론」과 「사단론」에서 논의한 천인성명이 각각의 사안을 설명하고 논리 전개에 급급한 나머지, 전체적 연결고리가 잘 이어지지 않은 감이 든다. 게다가 보충할 것도 떠오르고, 궁금해 여길만할 것도 빠뜨린 점이 몇몇 있다.

본성, 감정, 본성기운, 감정기운이란 무엇인가. 사상인의 자기 한계는 어디까지인가. 상극하는 천기영역이나 상반하는 인사영역까지 잘할 수 있는가. 본성기운과 감정기운의 문제는 어찌 극복하는가. 그 결과는 무엇인가.

이에 궁금증과 보충항목을 전체적 연결고리에 넣어, 상호 관련한 것끼리 총괄하여 확충한다. 하여 확충론이라 제목한다.

확충론은 『맹자』 「공손추 상」에 근거한다.

> 무릇 나에게 사단이 있다는 것을 알아서 모두 미루어 넓혀가 가득 채우라. 하면 마치 불이 처음 활활 피어오르듯, 샘물이 처음 콸콸 솟아나듯 하리라. 참으로 가득 채울 수 있으면, 천하라도 보살필 수 있다. 하지만 참으로 채우지 못하면, 어버이조차 섬기기에도 부족하리라.

리제마도 「사단론」에서 말한다.

> 거칠 데 없이 크고 넓은, 호연한 기상은 폐비간신에서 나온다. 어질음·올바름·예의바름·슬기로움이란 네 장부의 기운을 미루어 넓혀가 가득 채우라. 하면 호연한 기상이 이로부터 나온다.

⊙ 太陽人 哀性遠散而 怒情促急
　　哀性遠散者 太陽之耳 察於天時而 哀衆人之相欺也　哀性 非他 聽也
　　怒情促急者 太陽之脾 行於交遇而 怒別人之侮己也　怒情 非他 怒也
　少陽人 怒性宏抱而 哀情促急
　　怒性宏抱者 少陽之目 察於世會而 怒衆人之相侮也　怒性 非他 視也
　　哀情促急者 少陽之肺 行於事務而 哀別人之欺己也　哀情 非他 哀也
　太陰人 喜性廣張而 樂情促急
　　喜性廣張者 太陰之鼻 察於人倫而 喜衆人之相助也　喜性 非他 嗅也
　　樂情促急者 太陰之腎 行於居處而 樂別人之保己也　樂情 非他 樂也
　少陰人 樂性深確而 喜情促急
　　樂性深確者 少陰之口 察於地方而 樂衆人之相保也　樂性 非他 味也
　　喜情促急者 少陰之肝 行於黨與而 喜別人之助己也　喜情 非他 喜也

　태양인의 본성과 감정이다.
　슬퍼하는 본성은 멀리까지 어루만지고, 성내는 감정은 몹시 급하다.
　슬퍼하는 본성이 멀리까지 어루만진다 함은 태양인의 귀가 차원을 단숨에 뛰어넘어 미래를 예견하는, 시간의 도약인 천시를 살펴서 뭇 사람들이, 즉 태음인들끼리 서로서로를 속임을 슬퍼하는 것이다. 그러니 슬퍼하는 본성이란 별다른 게 아니다. 귀로 천시를 들음이다.

성내는 감정이 몹시 급하다 함은 태양인의 비가, 우연히 만나는 사람들과의 사귐인 교우를 행하여 다른 사람이, 즉 소음인이 자기를 업신여김을 성내는 것이다. 그러니 성내는 감정이란 별다른 게 아니다. 업신여김에 성냄이다.

소양인의 본성과 감정이다.

성내는 본성은 크게 감싸주고, 슬퍼하는 감정은 몹시 급하다.

성내는 본성이 크게 감싸준다 함은 소양인의 눈이 세상 사람들이 만나는 지점을 내려다보는, 수직의 높이인 세회를 살펴서 뭇사람들이, 즉 소음인들끼리 서로서로를 업신여김을 성내는 것이다. 그러니 성내는 본성이란 별다른 게 아니다. 눈으로 세회를 봄이다.

슬퍼하는 감정이 몹시 급하다 함은 소양인의 폐가, 일을 이루기 위해 힘쓰는 사무를 행하여 다른 사람이, 즉 태음인이 자기를 속임을 슬퍼하는 것이다. 그러니 슬퍼하는 감정이란 별다른 게 아니다. 속임에 슬퍼함이다.

태음인의 본성과 감정이다.

기뻐하는 본성은 널리 펼쳐지고, 즐거워하는 감정은 몹시 급하다.

기뻐하는 본성이 널리 펼쳐진다 함은 태음인의 코가 인간관계에 질서를 세우는, 수평의 넓이인 인륜을 살펴서 뭇사람들이, 즉 태양인들끼리 서로서로를 도와줌을 기뻐하는 것이다. 그러니 기뻐하는 본성이란 별다른 게 아니다. 코로 인륜을 냄새 맡음이다.

즐거워하는 감정이 몹시 급하다 함은 태음인의 신이, 인간관계에서의 처신인 거처를 행하여 다른 사람이, 즉 소양인이 자기를 보살핌을 즐거워하는 것이다. 그러니 즐거워하는 감정이란 별다른 게 아니다. 보살핌에 즐거워함이다.

소음인의 본성과 감정이다.

즐거워하는 본성은 깊고 단단하며, 기뻐하는 감정은 몹시 급하다.

즐거워하는 본성이 길고 단단하다 함은 소음인의 입이 과거를 정리하는, 공간의 깊이인 지방을 살펴서 뭇사람들이, 즉 소양인들끼리 서로서로를 보살핌을 즐거워하는 것이다. 그러니 즐거워하는 본성이란 별다른 게 아니다. 입으로 지방을 맛봄이다.

기뻐하는 감정이 몹시 급하다 함은 소음인의 간이, 자기편끼리의 더불음인 당여를 행하여 다른 사람이, 즉 태양인이 자기를 도와줌을 기뻐하는 것이다. 그러니 기뻐하는 감정이란 별다른 게 아니다. 도와줌에 기뻐함이다.

「성명론」의 천기·인사와 「사단론」의 본성·감정을, 여기에서 확충하여 사상인의 성정을 총괄한다. 주목할 부분은 세 가지다.

첫째, 인사를 행하는 태소양음인의 비폐신간은 성정에 따른 양인의 상성관계와 음인의 상자관계에 의해 형성한다. 둘째, 중인(衆人)은 상극 감정의 체질인이고, 별인(別人)은 상반 감정의 체질인이다. 셋째, 본성은 본성기능 그 자체이나 감정은 감정일 뿐이다.

첫째, 사상인의 장부인 폐비간신의 크기가 애노희락의 성정에 의해 형성한다는 것은 「사단론」의 주요 논제 중 하나다. 즉 선천적으로 타고난 태소양음인의 본성 장부가 폐비간신이라는 것이다. 여기에서는 후천적으로 일삼는 태소양음인의 감정 장부가 비폐신간임을 밝힌다. 비슷한 성정이, 비슷한 이웃의 장부에서 작동하는 것이다. 이는 양인의 애노상성(哀怒相成)과 음인의 희락상자(喜樂相資)에 의해 뒷받침한다.

둘째, 중인이 상극 감정의 체질인이고 별인이 상반 감정의 체질인이란 것은, 후천적으로 일삼는 감정인 인사의 자기규정에서 알 수 있다.

태음인의 거처는 속일 기(欺)와 보살필 보(保)로, 소음인의 당여는 업신여길 모(侮)와 도울 조(助)로 규정한다. 즉 음인의 감정에는 부정함과 따스함의 이중성이 있다. 이 가운데 부정적 감정에 근거하여, 속이는 중인과 별인이 태음인이고, 업신여기는 중인과 별인이 소음인임을 알 수 있다.

태양인의 교우는 업신여기지 않는 불모(不侮)와 돕지 않는 부조(不助)로, 소양인의 사무는 속이지 않는 불기(不欺)와 보살피지 않는 불보(不保)로 규정한다. 즉 양인의 감정에는 존중함과 차가움의 일관성이 있다. 차가운 감정인 자신을 돕지 않음과 보살피지 않음이, 상대를 존중하는 감정인 업신여기지 않음과 속이지 않음의 연장선상에 있는, 사실상의 도움과 보살핌이라는 것을 미루어 알 수 있다.

상대를 업신여기지 않는 것이야말로 진정한 도움이고 상대를 속이지 않는 것이야말로 진정한 보살핌이라는 것이 양인의 입장이다. 다만 그것이 음인들의 피부에 와 닿을 때는 도움이나 보살핌으로 느껴지지 않는, 현실적 느낌의 장벽이 가로막고 서 있는 것이다. 그런즉슨 도와주는 중인과 별인은 태양인이고, 보살펴주는 중인과 별인은 소양인이라는, 기묘한 양면적 이해가 가능하다.

셋째, 본성은 천기를 살피는 귀눈코입의 기능 그 자체다. 그렇지만 감정은 인사를 행하는 폐비간신의 기능 그 자체가 아니다. 단지 그 기능에 영향을 받거나 미치는 애노희락의 감정일 뿐이다. 태양인의 비, 소양인의 폐, 태음인의 신, 소음인의 간은 단지 감정 장부일 뿐이라는 말이기도 하다. 실제 감정의 순동이나 역동에 의해 기능의 축소나 손상을 받는 장부는 따로 있다. 태양인의 간, 소양인의 신, 태음인의 폐,

소음인의 비가 그것이다. 그렇기 때문에 감정 장부의 감정이란 감정일 뿐이라고 한 것이다.

따라서 애노희락의 본성은 별다른 게 아니라, 듣고 보며 냄새 맡고 맛봄이다. 노애락희의 감정은 별다른 게 아니라, 노애락희일 뿐이다(哀怒喜樂之性 非他 聽視嗅味也 怒哀樂喜之情 非他 怒哀樂喜已而矣).

- ⊙ 太陽之耳 能廣博於天時而 太陽之鼻 不能廣博於人倫
  太陰之鼻 能廣博於人倫而 太陰之耳 不能廣博於天時
  少陽之目 能廣博於世會而 少陽之口 不能廣博於地方
  少陰之口 能廣博於地方而 少陰之目 不能廣博於世會
- ⊙ 太陽之脾 能勇統於交遇而 太陽之肝 不能雅立於黨與
  少陰之肝 能雅立於黨與而 少陰之脾 不能勇統於交遇
  少陽之肺 能敏達於事務而 少陽之腎 不能恒定於居處
  太陰之腎 能恒定於居處而 太陰之肺 不能敏達於事務

태양인의 귀는 천시에 널리 두텁게 미칠 수 있다. 그러나 코는 인륜에 그럴 수 없다.

태음인의 코는 인륜에 널리 두텁게 미칠 수 있다. 그러나 귀는 천시에 그럴 수 없다.

소양인의 눈은 세회에 널리 두텁게 미칠 수 있다. 그러나 입은 지방에 그럴 수 없다.

소음인의 입은 지방에 널리 두텁게 미칠 수 있다. 그러나 눈은 세회에 그럴 수 없다.

태양인의 비는 교우를 씩씩하게 도맡을 수 있다. 그러나 간은 당여를 깔끔하게 세울 수 없다.

　소음인의 간은 당여를 깔끔하게 세울 수 있다. 그러나 비는 교우를 씩씩하게 도맡을 수 없다.

　소양인의 폐는 사무를 재빠르게 잘할 수 있다. 그러나 신은 거처를 늘 안정시킬 수 없다.

　태음인의 신은 거처를 늘 안정시킬 수 있다. 그러나 폐는 사무를 재빠르게 잘할 수 없다.

　앞에서 총괄한 사상인의 성정을 천기에서는 서로 상극하는 본성끼리, 인사에서는 서로 상반하는 감정끼리 대비시켜 이해를 돕는다.

> 　태양인의 귀는 차원을 달리한 미래의 시간인 천시를 듣고, 태음인의 코는 인간관계의 질서를 세우는 인륜을 냄새 맡으며, 소양인의 눈은 세상 사람들이 만나는 교묘한 지점인 세회를 보고, 소음인의 입은 일정 공간의 과거를 정리하는 지방을 맛본다.
> 　태양인의 비는 우연히 만나 사귀는 교우에 들어맞고, 소음인의 간은 자기편끼리의 더불음인 당여를 세우며, 소양인의 폐는 일을 이루기 위해 힘쓰는 사무에 다다르고, 태음인의 신은 인간관계에서의 처신인 거처를 안정시킨다.

　태양인의 귀와 태음인의 코는 본성에서 상극이고, 소양인의 눈과 소음인의 입은 본성에서 상극이다. 태양인의 비와 소음인의 간은 감정에서 상반하고, 소양인의 폐와 태음인의 신은 감정에서 상반한다.

　그러므로 상극하는 본성 기관의 천기 영역이나 상반하는 감정 장부의 인사 영역까지 잘할 수는 없다.

⊙ 太陽之聽 能廣博於天時故 太陽之神 充足於頭腦而 歸肺
者 大也
　太陽之嗅 不能廣博於人倫故 太陽之血 不充足於腰脊而
歸肝者 小也
太陰之嗅 能廣博於人倫故 太陰之血 充足於腰脊而 歸肝
者 大也
　太陰之聽 不能廣博於天時故 太陰之神 不充足於頭腦而
歸肺者 小也
少陽之視 能廣博於世會故 少陽之氣 充足於背膂而 歸脾
者 大也
　少陽之味 不能廣博於地方故 少陽之精 不充足於膀胱而
歸腎者 小也
少陰之味 能廣博於地方故 少陰之精 充足於膀胱而 歸腎
者 大也
　少陰之視 不能廣博於世會故 少陰之氣 不充足於背膂而
歸脾者 小也

　태양인은 듣는 것이 천시에 널리 두텁게 미칠 수 있으므로, 신이 두뇌를 채우기에 충분하여 폐로 돌아가는 것이 크다. 그러나 냄새 맡는 것이 인륜에 널리 두텁게 미칠 수 없으므로, 혈이 허리뼈를 채우기에 부족하여 간에 돌아가는 것이 작다.
　태음인은 냄새 맡는 것이 인륜에 널리 두텁게 미칠 수 있으므로, 혈이 허리뼈를 채우기에 충분하여 간으로 돌아가는 것이 크다. 그러나 듣는 것이 천시에 널리 두텁게 미칠 수 없으므로, 신이 두뇌를 채우기에 부족하여 폐에 돌아가는 것이 작다.

소양인은 보는 것이 세회에 널리 두텁게 미칠 수 있으므로, 기가 뒷등을 채우기에 충분하여 비로 돌아가는 것이 크다. 그러나 맛보는 것이 지방에 널리 두텁게 미칠 수 없으므로, 정이 방광을 채우기에 부족하여 신에 돌아가는 것이 작다.

소음인은 맛보는 것이 지방에 널리 두텁게 미칠 수 있으므로, 정이 방광을 채우기에 충분하여 신으로 돌아가는 것이 크다. 그러나 보는 것이 세회에 널리 두텁게 미칠 수 없으므로, 기가 뒷등을 채우기에 부족하여 비에 돌아가는 것이 작다.

본성 장부의 능력이 크고 상극 장부의 능력이 작은 이유를, 천기를 살피는 선천으로 타고난 능력의 충족과 불충족으로 밝힌다.

이는 「사단론」에서 사상인의 장부 크기가 애노희락의 성정에 의해서 형성한다고 밝힌 것과 서로 짝을 이룬다. 이 둘을 짝짓기 하면 장부의 크고 작음이란 크기와 능력 두 가지를 아우르는 것임을 알 수 있다.
아울러 폐가 크고 두뇌를 충분히 채우는 신을 가진 태양인이 신인(神人)이고, 간이 크고 허리뼈를 충분히 채우는 혈을 가진 태음인이 혈인(血人)이며, 비가 크고 뒷등을 충분히 채우는 기를 가진 소양인이 기인(氣人)이고, 신이 크고 방광을 충분히 채우는 정을 가진 소음인이 정인(精人)이라 하겠다.
정기신혈과 방광·뒷등·두뇌·허리뼈의 상관관계는 이렇다.

> 무거운 기름이 모인 액해(液海)의 맑은 기운은 입으로 나와서 정이 되고, 방광으로 들어가서 정해가 된다. 정해(精海)란 정이 모이는 곳이다.

> 농축한 기름이 모인 고해(膏海)의 맑은 기운은 눈으로 나와서 기가 되고, 뒷등으로 들어가서 막해가 된다. 막해(膜海)란 기가 모이는 곳이다.
>
> 침이 모인 진해(津海)의 맑은 기운은 귀로 나와서 신이 되고, 두뇌로 들어가서 니해가 된다. 니해(膩海)란 신이 모이는 곳이다.
>
> 묽은 기름이 모인 유해(油海)의 맑은 기운은 코로 나와서 혈이 되고, 허리뼈로 들어가서 혈해가 된다. 혈해(血海)란 혈이 모이는 곳이다.

- 太陽之怒 能勇統於交遇故 交遇 不侮也 太陽之喜 不能雅立於黨與故 黨與 侮也

  是故 太陽之暴怒 不在於交遇而 必在於黨與也

  少陰之喜 能雅立於黨與故 黨與 助也 少陰之怒 不能勇統於交遇故 交遇 不助也

  是故 少陰之浪喜 不在於黨與而 必在於交遇也

  少陽之哀 能敏達於事務故 事務 不欺也 少陽之樂 不能恒定於居處故 居處 欺也

  是故 少陽之暴哀 不在於事務而 必在於居處也

  太陰之樂 能恒定於居處故 居處 保也 太陰之哀 不能敏達於事務故 事務 不保也

  是故 太陰之浪樂 不在於居處而 必在於事務也

- 太陽之交遇 可以怒治之而 黨與 不可以怒治之

  若遷怒於黨與則 無益於黨與而 肝傷也

  少陰之黨與 可以喜治之而 交遇 不可以喜治之

  若遷喜於交遇則 無益於交遇而 脾傷也

少陽之事務 可以哀治之而 居處 不可以哀治之
若遷哀於居處則 無益於居處而 腎傷也
太陰之居處 可以樂治之而 事務 不可以樂治之
若遷樂於事務則 無益於事務而 肺傷也

태양인의 성내는 감정은 교우를 씩씩하게 도맡을 수 있다. 왜냐하면 태양인의 교우란 우연히 만나 사귀는 것이어서, 모르는 상대일수록 업신여기지 않아야 이루어지기 때문이다. 소음인을 흉내 내어 태양인이 허투루 기뻐하는 감정은, 당여를 깔끔하게 세울 수 없다. 왜냐하면 소음인의 당여란 자기편끼리 다른 무리를 업신여겨야 이루어지기 때문이다. 이 때문에 태양인의 갑자기 터져나오는 성냄은 교우에 달려있지 않고, 반드시 당여로부터 말미암는다.

소음인의 기뻐하는 감정은 당여를 깔끔하게 세울 수 있다. 왜냐하면 소음인의 당여란 자기편끼리 서로 도와야 이루어지기 때문이다. 태양인을 흉내 내어 소음인이 허투루 성내는 감정은, 교우를 씩씩하게 도맡을 수 없다. 왜냐하면 태양이의 교우란 우연히 만나 사귀는 것이어서 자기편끼리 돕지 않는 데서 이루어지기 때문이다. 이 때문에 소음인의 터무니없이 쏟아져 나오는 기쁨은 당여에 달려있지 않고, 반드시 교우로부터 말미암는다.

소양인의 슬퍼하는 감정은 사무를 재빠르게 잘할 수 있다. 왜냐하면 소양인의 사무란 일을 이루기 위해 힘쓰는 것이어서, 관계하는 상대를 속이지 않아야 이루어지기 때문이다. 태음인을 흉내 내어 소양인이 허투루 즐거워하는 감정은, 거처를 늘 안정시킬 수 없다. 왜냐하면 태음인의 거처란 인간관계에서의 처신이라는 속임에서 이루어지기 때문이다. 이 때문에 소양인의 갑자기 터져나오는 슬픔은 사무에 달려 있지 않고, 반드시 거처로부터 말미암는다.

    태음인의 즐거워하는 감정은 거처를 늘 안정시킬 수 있다. 왜냐하면 태음인의 거처란 인간관계에서의 처신이라서, 자신을 보살피는 데서 이루어지기 때문이다. 소양인을 흉내 내어 태음인이 허투루 슬퍼하는 감정은, 사무를 재빠르게 잘할 수 없다. 왜냐하면 소양인의 사무란 자신을 보살피지 않는 데서 이루어지기 때문이다. 이 때문에 태음인의 터무니없이 쏟아져 나오는 즐거움은 거처에 달려 있지 않고, 반드시 사무로부터 말미암는다.

    태양인은 교우를 성냄으로 다스릴 수 있다. 그러나 당여마저 성냄으로 다스릴 수는 없다. 만약 성냄을 당여로까지 옮긴다면, 당여에도 보탬이 없을 뿐만 아니라 간까지 다친다.

    소음인은 당여를 기쁨으로 다스릴 수 있다. 그러나 교우마저 기쁨으로 다스릴 수는 없다. 만약 기쁨을 교우로까지 옮긴다면, 교우에도 보탬이 없을 뿐만 아니라 비까지 다친다.

    소양인은 사무를 슬픔으로 다스릴 수 있다. 그러나 거처마저 슬픔으로 다스릴 수는 없다. 만약 슬픔을 거처로까지 옮긴다면, 거처에도 보탬이 없을 뿐만 아니라 신까지 다친다.

    태음인은 거처를 즐거움으로 다스릴 수 있다. 그러나 사무마저 즐거움으로 다스릴 수는 없다. 만약 즐거움을 사무로까지 옮긴다면, 사무에도 보탬이 없을 뿐만 아니라 폐까지 다친다.

    「사단론」에서는 허투루 흔들릴 뿐 그런 감정에는 미치지 못한다(허동불급 虛動不及)고 하고선, 여기 와서 왜 그런지를 생생하게 설명한다. 이러한 허동을 계속 고집하여 나아가면, 체질 감정까지 편파적으로 치우쳐 역동(逆動)한다. 양인은 폭발(暴發)하고 음인은 랑발(浪發)

하여, 상반하는 인사 영역에 무익할 뿐더러 상극하는 체질 장부의 손상까지 야기한다.

감정과 인사 영역에서 양인과 음인은 상반한다. 즉 양인은 상승하는 애노의 감정과 인사 영역만을, 음인은 하강하는 희락의 감정과 인사 영역만을 갖는다. 가령 태양인의 성냄과 소음인의 기쁨은 상반하는 감정이고, 태양인의 교우와 소음인의 당여는 상반하는 인사 영역이다. 마찬가지로 소양인의 슬픔과 태음인의 즐거움은 상반하는 감정이고, 소양인의 사무와 태음인의 거처는 상반하는 인사 영역이다.
그런데 태양인이 상반하는 소음인의 기쁨과 당여를, 소음인이 상반하는 태양인의 성냄과 교우를, 소양인이 상반하는 태음인의 즐거움과 거처를, 태음인이 상반하는 소양인의 슬픔과 사무를 억지로 흉내 내는 경우가 있다. 이것을 역동에 이르는 한 계기인, 허투루 흔들리는 허동(虛動)이라 한다.

태양인이 소음인을 흉내 낸 기쁨으로서의 당여는 다른 무리를 업신여겨야 이루어지는데, 태양인은 상대를 업신여기지 않고 사귀는, 성냄으로서의 교우만 있기 때문에 허동불급(虛動不及)한다.
소음인이 태양인을 흉내 낸 성냄으로서의 교우는 자기편을 돕지 않아야 이루어지는데, 소음인은 자기편을 돕는, 기쁨으로서의 당여만 있기 때문에 허동불급한다.
소양인이 태음인을 흉내 낸 즐거움으로서의 거처는 자기 처신이라는 속임에서 이루어지는데, 소양인은 상대를 속이지 않는, 슬픔으로서의 사무만 있기 때문에 허동불급한다.
태음인이 소양인을 흉내 낸 슬픔으로서의 사무는 자신을 보살피지 않아야 이루어지는데, 태음인은 자신을 보살피는, 즐거움으로서의 거처만 있기 때문에 허동불급한다.

- 太陽之性氣 恒欲進而 不欲退
  少陽之性氣 恒欲擧而 不欲措
  太陰之性氣 恒欲靜而 不欲動
  少陰之性氣 恒欲處而 不欲出
- 太陽之進 量可而進也 自反其材而不壯 不能進也
  少陽之擧 量可而擧也 自反其力而不固 不能擧也
  太陰之靜 量可而靜也 自反其知而不周 不能靜也
  少陰之處 量可而處也 自反其謀而不弘 不能處也

태양인의 본성기운은 늘 나아가려고만 한다. 물러서려 하지 않는다.
소양인의 본성기운은 늘 일을 벌이려고만 한다. 그만두려 하지 않는다.
태음인의 본성기운은 늘 가만히 있으려고만 한다. 움직이려 하지 않는다.
소음인의 본성기운은 늘 머물러 있으려고만 한다. 벗어나려 하지 않는다.
태양인의 나아감은 할 만한가를 헤아려서야 나아갈 수 있다. 스스로의 재주를 돌이켜보아 재주가 씩씩하지 않으면 나아갈 수 없다.
소양인의 일벌임은 할 만한가를 헤아려서야 일을 벌일 수 있다. 스스로의 힘을 돌이켜보아 힘이 굳세지 않으면 일을 벌일 수 없다.
태음인의 가만히 있음은 할 만한가를 헤아려서야 가만히 있을 수 있다. 스스로의 앎을 돌이켜보아 앎이 찬찬하지 않으면 가만히 있을 수 없다.

 소음인의 머물러 있음은 할 만한가를 헤아려서야 머물러 있을 수 있다. 스스로의 꾀를 돌이켜보아 꾀가 크지 않으면 머물러 있을 수 없다.

 사상인이 본성기운에만 외곬으로 빠져들 때, 삿된 마음인 사심(邪心)이 생겨남을 경고한다. 자신을 돌이켜보아 본성기운의 역량을 키울 것을 주문한다.

 이제까지 본성과 감정을 다루었다면, 여기서부터는 본성기운과 감정기운을 다룬다. 같은 본성이면서도 본성(性)과 본성기운(性氣)은 다르다. 본성이 천기를 살피는(관어천 觀於天) 귀눈코입의 선천적으로 타고난 본성이라면, 본성기운은 쉬지 않는 앎을 행하여 마음을 추슬러서 길러야 할, 폐비간신 기운의 본성이다.

 음식물의 따뜻한 기운은 위완을 지나 두뇌를 거쳐, 안으로는 폐와 밖으로는 폐의 무리에 이른다. 밖으로 작동하는 힘이, 뒤통수의 곧게 펴는 힘인 직신지력(直伸之力)이다. 이것이 안에서는 곧게 펴는 직이신(直而伸)하는 폐의 기운으로 나타난다. 곧게 펴는 폐의 기운은 턱으로 드러나 늘 나아가려고만 한다. 태양인이 스스로의 재주를 돌이켜보지 않고 나아가기만 하면, 특유의 우쭐하는 벌심(伐心)이 배꼽에서 생겨난다.
 음식물의 뜨거운 기운은 위장을 지나 뒷등을 거쳐, 안으로는 비와 밖으로는 비의 무리에 이른다. 밖으로 작동하는 힘이, 손(어깻죽지)의 거두어들이는 힘인 능수지력(能收之力)이다. 이것이 안에서는 여물게 감싸주는 률이포(栗而包)하는 비의 기운으로 나타난다. 여물게 감싸주는 비의 기운은 가슴으로 드러나 늘 일을 벌이려고만 한다. 소양인의 스스로의 힘을 돌이켜보지 않고 일을 벌이기만 하면, 특유의 허풍 치는 과심(夸心)이 아랫배에서 생겨난다.

음식물의 서늘한 기운은 소장을 지나 허리뼈를 거쳐, 안으로는 간과 밖으로는 간의 무리에 이른다. 밖으로 작동하는 힘이, 허리의 느슨하게 풀어주는 힘인 관방지력(寬放之力)이다. 이것이 안에서는 넓게 느슨한 관이완(寬而緩)하는 간의 기운으로 나타난다. 넓게 느슨한 간의 기운은 배꼽으로 드러나 늘 가만히 있으려고만 한다. 태음인이 스스로의 앎을 돌이켜보지 않고 가만히 있기만 하면, 특유의 교만한 교심(驕心)이 턱에서 생겨난다.

음식물의 찬 기운은 대장을 지나 방광을 거쳐, 안으로는 신과 밖으로는 신의 무리에 이른다. 밖으로 작동하는 힘이, 발(엉덩이)의 굳세어 굽히지 않는 힘인 굴강지력(屈强之力)이다. 이것이 안에서는 따뜻하게 쌓는 온이축(溫而畜)하는 신의 기운으로 나타난다. 따뜻하게 쌓는 신의 기운은 아랫배로 드러나 늘 머물러 있으려고만 한다. 소음인이 스스로의 꾀를 돌이켜보지 않고 머물러 있기만 하면, 특유의 뽐내는 긍심(矜心)이 가슴에서 생겨난다.

- ⊙ 太陽之情氣 恒欲爲雄而 不欲爲雌
  少陰之情氣 恒欲爲雌而 不欲爲雄
  少陽之情氣 恒欲外勝而 不欲內守
  太陰之情氣 恒欲內守而 不欲外勝
- ⊙ 太陽之人 雖好爲雄 亦或宜雌 若全好爲雄則 放縱之心 必過也
  少陰之人 雖好爲雌 亦或宜雄 若全好爲雌則 偸逸之心 必過也

少陽之人 雖好外勝 亦宜内守 若全好外勝則 偏私之心 必過也
太陰之人 雖好内守 亦宜外勝 若全好内守則 物欲之心 必過也

태양인의 감정기운은 늘 수컷이 되려고만 하지 암컷이 되려 하지 않는다.

소음인의 감정기운은 늘 암컷이 되려고만 하지 수컷이 되려 하지 않는다.

소양인의 감정기운은 늘 밖에서 이기려고만 하지 안에서 지키려 하지 않는다.

태음인의 감정기운은 늘 안에서 지키려고만 하지 밖에서 이기려 하지 않는다.

태양인이 아무리 수컷 되기를 좋아하더라도, 때로는 암컷이 되는 것도 마땅하다. 만약 전적으로 수컷 되기만을 좋아하면, 제멋대로 하는 마음이 반드시 지나치게 된다.

소음인이 아무리 암컷 되기를 좋아하더라도, 때로는 수컷이 되는 것도 마땅하다. 만약 전적으로 암컷 되기만을 좋아하면, 구차하게 눈앞의 안일만을 도모하는 마음이 반드시 지나치게 된다.

소양인이 아무리 밖에서 이기기를 좋아하더라도, 때로는 안에서 지키는 것도 마땅하다. 만약 전적으로 밖에서 이기기만을 좋아하면, 사사로움으로 치우치는 마음이 반드시 지나치게 된다.

태음인이 아무리 안에서 지키기를 좋아하더라도, 때로는 밖에서 이기는 것도 마땅하다. 만약 전적으로 안에서 지키기만을 좋아하면, 물욕만 바라는 마음이 반드시 지나치게 된다.

사상인이 자신의 감정기운에만 외곬으로 빠져들 때 생겨나는 게으른 행실인 태행(怠行)을 지적하고, 상반하는 감정기운을 본받으라고 제시한다.

같은 감정이면서도 감정(情)과 감정기운(情氣)은 다르다. 감정이 인사에 서는(립어인 立於人) 폐비간신의 후천적으로 일삼는 감정이라면, 감정기운은 쉬지 않는 행을 행하여 몸을 닦아서 세워야 할 애노희락 기운의 감정(운명)이다.

음식물의 따뜻한 기운은 위완에서 침인 진(津)으로 변한다. 이때 위완을 보태어 돕도록 작동하는 힘이, 위완 자체의 위로 오르는 힘인 상승지력(上升之力)이다. 이것이 성정에서는 곧게 올라가는 직승(直升)하는 슬퍼하는 기운으로 나타난다. 곧게 올라가는 슬퍼하는 기운은 뒤통수로 드러나 늘 수컷이 되고자 한다. 태양인이 전적으로 수컷 되기만을 좋아하면 제멋대로 하는 마음이 반드시 지나쳐서, 남의 물건을 훔치려는 절심(竊心)이 엉덩이에서 생겨나 비루한 비인(鄙人)이 된다.

음식물의 찬 기운은 대장에서 무거운 기름인 액(液)으로 변한다. 이때 대장을 보태어 돕도록 작동하는 힘이, 대장 자체의 아래로 내려가는 힘인 하강지력(下降之力)이다. 이것이 성정에서는 푹 꺼져 내려가는 함강(陷降)하는 즐거워하는 기운으로 나타난다. 푹 꺼져 내려가는 즐거워하는 기운은 엉덩이로 드러나 늘 암컷이 되고자 한다. 소음인이 전적으로 암컷 되기만을 좋아하면 구차하게 눈앞의 안일만을 도모하는 마음이 반드시 지나쳐서, 남의 이익을 빼앗으려는 탈심(奪心)이 뒤통수에서 생겨나 나약한 나인(懦人)이 된다.

음식물의 뜨거운 기운은 위장에서 끈끈한 기름인 고(膏)로 변한다.

이때 위장을 보태어 돕도록 작동하는 힘이, 위장 자체의 머물러 쌓는 힘인 정축지력(停畜之力)이다. 이것이 성정에서는 옆으로 올라가는 횡승(橫升)하는 성내는 기운으로 나타난다. 옆으로 올라가는 성내는 기운은 어깻죽지로 드러나 늘 밖에서 이기려 한다. 소양인이 전적으로 밖에서 이기기만을 좋아하면 사사로움으로 치우치는 마음이 반드시 지나쳐서, 게으른 라심(懶心)이 허리에서 생겨나 경박한 박인(薄人)이 된다.

음식물의 서늘한 기운은 소장에서 묽은 기름인 유(油)로 변한다. 이때 소장을 보태어 돕도록 작동하는 힘이, 소장 자체의 삭혀 이끄는 힘인 소도지력(消導之力)이다. 이것이 성정에서는 풀어 내려가는 방강(放降)하는 기뻐하는 기운으로 나타난다. 풀어 내려가는 기뻐하는 기운은 허리로 드러나 늘 안에서 지키려 한다. 태음인이 전적으로 안에서 지키기만을 좋아하면 물욕만 바라는 마음이 반드시 지나쳐서, 오만방자한 치심(侈心)이 어깻죽지에서 생겨나 탐탁한 탐인(貪人)이 된다.

⊙ 太陽人 雖至愚 其性 便便然 猶延納也 雖至不肖 人之善惡 亦知之也

少陽人 雖至愚 其性 恢恢然 猶式度也 雖至不肖 人之知愚 亦知之也

太陰人 雖至愚 其性 卓卓然 猶敎誘也 雖至不肖 人之勤惰 亦知之也

少陰人 雖至愚 其性 坦坦然 猶撫循也 雖至不肖 人之能否 亦知之也

태양인이 아무리 배꼽에서 우쭐거리는 마음에 갑자기 꺾이어, 절로 쉬지 않는 앎을 버려 어리석음에 이르더라도, 그 본성이 유창하게 말을 잘해서 귀한 손님을 맞아들이는 듯하다. 태양인이 아무리 엉덩이에서 남의 물건을 훔치려는 마음으로 갑자기 빠져들어, 스스로 절로 쉬지 않는 행을 버려 어질지 않음에 이르더라도, 그 본성이 또한 남의 좋고 못된 것 정도는 안다.

소양인이 아무리 아랫배에서 허풍 치는 마음에 갑자기 꺾이어, 스스로 절로 쉬지 않는 앎을 버려 어리석음에 이르더라도, 그 본성이 넓고 커서 공경하는 법도가 있는 듯하다. 소양인이 아무리 허리에서 자기 비하에 빠져 허우적대는 게으른 마음으로 갑자기 빠져들어, 스스로 절로 쉬지 않는 행을 버려 어질지 않음에 이르더라도, 그 본성이 또한 남의 똑똑하고 어리석은 것 정도는 안다.

태음인이 아무리 턱에서 교만한 마음에 갑자기 꺾이어, 스스로 절로 쉬지 않는 앎을 버려 어리석음에 이르더라도, 그 본성이 우뚝 뛰어나서 가르쳐 이끄는 듯하다. 태음인이 아무리 어깻죽지에서 자존심에 사로잡혀 치닫는 오만방자한 마음으로 갑자기 빠져들어, 스스로 절로 쉬지 않는 행을 버려 어질지 않음에 이르더라도, 그 본성이 또한 남의 부지런하고 게으른 것 정도는 안다.

소음인이 아무리 가슴에서 뽐내는 마음에 갑자기 꺾이어, 스스로 절로 쉬지 않는 앎을 버려 어리석음에 이르더라도, 그 본성이 너그러워서 어루만져 따르게 하는 듯하다. 소음인이 아무리 뒤통수에서 남의 이익을 제멋대로 빼앗으려는 마음으로 갑자기 빠져들어, 스스로 절로 쉬지 않는 행을 버려 어질지 않음에 이르더라도, 그 본성이 또한 남의 능력 있고 없는 것 정도는 안다.

본성에 관한 마무리 글이다. 사상인이 사심과 태행에 빠지더라도, 본성의 타고난 소양과 분별 능력으로, 사심과 태행에서 벗어날 여지가 있음을 말한다.

어리석음에 이른다는 것은 본성기운에만 외곬으로 치달린 사심에 빠진 것이고, 어질지 않음에 이른다는 것은 감정기운에만 외곬으로 치달린 태행에 빠진 것이다.

> 턱·가슴·배꼽·아랫배의 입장에선 모든 사람이 어리석다. 왜냐하면 나의 턱·가슴·배꼽·아랫배라 하여, 내 스스로 마음이라 여겨서는 어리석음을 벗어나지 못하기 때문이다.
>
> 뒤통수·어깻죽지·허리·엉덩이의 입장에선 모든 사람이 어질지 않다. 왜냐하면 나의 뒤통수·어깻죽지·허리·엉덩이라 하여, 내 스스로 몸이라 여겨서는 어질지 않음을 벗어나지 못하기 때문이다.

- 太陽人 謹於交遇故 恒有交遇生疎人慮患之怒心 此心 出於秉彛之敬心也 莫非至善而
  輕於黨與故 每爲親熟黨與人所陷而 偏怒傷臟 以其擇交之心 不廣故也
- 少陰人 謹於黨與故 恒有黨與親熟人擇交之喜心 此心 出於秉彛之敬心也 莫非至善而
  輕於交遇故 每爲生疎交遇人所誣而 偏喜傷臟 以其慮患之心 不周故也
- 少陽人 重於事務故 恒有出外興事務之哀心 此心 出於秉彛之敬心也 莫非至善而

　　　　不謹於居處故 每爲主內做居處人所陷而 偏哀傷臟 以
　　　　其重外而 輕內故也
　⊙ 太陰人 重於居處故 恒有主內做居處之樂心 此心 出於秉彛之
　　　　敬心也 莫非至善而
　　　　不謹於事務故 每爲出外興事務人所誣而 偏樂傷臟 以
　　　　其重內而 輕外故也

　　태양인은 우연히 만나는 사람들과의 사귐인 교우를 삼간다. 그러므로 언제나 생소한 사람과의 교우를 걱정하고 근심하는 성내는 마음이 있다. 이 마음은 떳떳하게 타고난 공경하는 마음에서 나온 것이라서 지극히 좋지 않음이 없다. 그러나 자기편끼리의 더불음인 당여를 가볍게 여긴다. 그러므로 매양 친숙한 당여인인 소음인들의 함정에 빠져 치우친 성냄으로 간까지 다친다. 당여를 가리어 사귀는 마음이 넓지 못하기 때문이다.
　　소음인은 자기편끼리의 더불음인 당여를 삼간다. 그러므로 언제나 친숙한 사람과의 당여를 가리어 사귀는 기뻐하는 마음이 있다. 이 마음은 떳떳하게 타고난 공경하는 마음에서 나온 것이라서 지극히 좋지 않음이 없다. 그러나 우연히 만나는 사람들과의 사귐인 교우를 가볍게 여긴다. 그러므로 매양 생소한 교우인인 태양인들의 속임에 걸려 치우친 기쁨으로 비까지 다친다. 교우를 걱정하고 근심하는 마음이 찬찬하지 않기 때문이다.
　　소양인은 일을 이루기 위해 힘쓰는 사무를 무겁게 여긴다. 그러므로 언제나 밖에 나가 사무를 일으키는 슬퍼하는 마음이 있다. 이 마음은 떳떳하게 타고난 공경하는 마음에서 나온 것이라서 지극히 좋지 않음이 없다. 그러나 인간관계에서의 처신인 거처를 삼가지 않는다.

그러므로 매양 안을 맡아 거처를 꾸며대는 태음인들의 함정에 빠져 치우친 슬픔으로 신까지 다친다. 밖을 무겁게 여기고 안을 가볍게 여기기 때문이다.

　태음인은 인간관계에서의 처신인 거처를 무겁게 여긴다. 그러므로 언제나 안을 맡아 거처를 꾸며대는 즐거워하는 마음이 있다. 이 마음은 떳떳하게 타고난 공경하는 마음에서 나온 것이라서 지극히 좋지 않음이 없다. 그러나 일을 이루기 위해 힘쓰는 사무를 삼가지 않는다. 그러므로 매양 밖에 나가 사무를 일으키는 소양인들의 속임에 걸려 치우친 즐거움으로 폐까지 다친다. 안을 무겁게 여기고 밖을 가볍게 여기기 때문이다.

　감정에 관한 마무리 글이다. 감정과 인사영역에서 양인과 음인은 상반한다. 상반하는 인사영역에서 상반 감정 체질인의 속임수나 함정에 빠져, 감정의 역동(逆動)이 일어나 장부의 손상을 일으키는 것은, 상반하는 영역까지 미치지 못하는 자기 한계에서 비롯한다고 경고한다.

　⊙ 太陰之頷 宜戒驕心 太陰之頷 若無驕心 絶世之籌策 必在此也
　　少陰之臆 宜戒矜心 少陰之臆 若無矜心 絶世之經綸 必在此也
　　太陽之臍 宜戒伐心 太陽之臍 若無伐心 絶世之行檢 必在此也
　　少陽之腹 宜戒夸心 少陽之腹 若無夸心 絶世之度量 必在此也

　태음인의 턱은 교만한 마음을 막아내야만 한다. 태음인의 턱에서 교만한 마음이 사라지면 세상을 뛰어넘는, 이해득실을 헤아려 정확한 계산을 하는 주책이 반드시 턱에 자리 잡는다.
　소음인의 가슴은 뽐내는 마음을 막아내야만 한다. 소음인의 가슴에서 뽐내는 마음이 사라지면 세상을 뛰어넘는, 일을 조직적으로 짜내어 인간관계를 잘 다스리는 경륜이 반드시 가슴에 자리 잡는다.

태양인의 배꼽은 우쭐하는 마음을 막아내야만 한다. 태양인의 배꼽에서 우쭐하는 마음이 사라지면 세상을 뛰어넘는, 행실을 바르게 절제하는 행검이 반드시 배꼽에 자리 잡는다.

소양인의 아랫배는 허풍 치는 마음을 막아내야만 한다. 소양인이 아랫배에서 허풍 치는 마음이 사라지면 세상을 뛰어넘는, 너그럽게 받아들여 감싸주는 도량이 반드시 아랫배에 자리 잡는다.

본성기운에 관한 마무리 글이다. 삿된 마음을 막아내고 널리 통하는, 박통(博通)의 경지로 나아갈 것을 권한다.

턱은 태양인의 영역이다. 여기에서는 늘 나아가려고만 하는 본성기운이 작동한다. 상극 체질인 태음인이 이를 무시하면 삿된 마음인 교심이 생겨난다. 늘 가만히 있으려고만 하는 허리의 본성기운과 어긋나기 때문이다. 이때 태음인이 본성기운에만 외곬으로 빠져드는 교심을 막아내고, 스스로의 앎을 돌이켜보면서 찬찬하게 앎을 닦아 가면, 절세의 주책이 태음인의 턱에 자리 잡는다.

가슴은 소양인의 영역이다. 여기에서는 늘 일을 벌이려고만 하는 본성기운이 작동한다. 상극 체질인 소음인이 이를 무시하면 삿된 마음인 긍심이 생겨난다. 늘 머물러 있으려고만 하는 아랫배의 본성기운과 어긋나기 때문이다. 이때 소음인이 본성기운에만 외곬으로 빠져드는 긍심을 막아내고, 스스로의 꾀를 돌이켜보면서 크게 꾀를 닦아 가면, 절세의 경륜이 소음인의 가슴에 자리 잡는다.

배꼽은 태음인의 영역이다. 여기에서는 늘 가만히 있으려고만 하는 본성기운이 작동한다. 상극 체질인 태양인이 이를 무시하면 삿된 마음인 벌심이 생겨난다. 늘 나아가려고만 하는 턱의 본성기운과 어긋나기 때문이다. 이때 태양인이 본성기운에만 외곬으로 빠져드는 벌심을 막아내고, 스스로의 재주를 돌이켜보면서 씩씩하게 재주를 닦아가면, 절세의 행검이 태양인의 배꼽에 자리 잡는다.

아랫배는 소음인의 영역이다. 여기에서는 늘 머물러 있으려고만 하는 본성기운이 작동한다. 상극 체질인 소양인이 이를 무시하면 삿된 마음인 과심이 생겨난다. 늘 일을 벌이려고만 하는 가슴의 본성기운과 어긋나기 때문이다. 이때 소양인이 본성기운에만 외곬으로 빠져드는 과심을 막아내고, 스스로의 힘을 돌이켜보면서 굳세게 힘을 닦아가면, 절세의 도량이 소양인의 아랫배에 자리 잡는다.

⊙ 少陰之頭 宜戒奪心 少陰之頭 若無奪心 大人之識見 必在此也
　太陰之肩 宜戒侈心 太陰之肩 若無侈心 大人之威儀 必在此也
　少陽之腰 宜戒懶心 少陽之腰 若無懶心 大人之材幹 必在此也
　太陽之臀 宜戒竊心 太陽之臀 若無竊心 大人之方略 必在此也

소음인의 뒤통수는 남의 이익을 제멋대로 빼앗으려는 마음을 막아내야만 한다. 소음인의 뒤통수에서 빼앗으려는 마음이 사라지면 대인의, 새로운 사실을 인식해서 자신의 견해를 세우는 식견이 반드시 뒤통수에 자리 잡는다.

태음인의 어깻죽지는 자존심에 사로잡혀 치닫는 오만방자한 마음을 막아내야만 한다. 태음인의 어깻죽지에서 오만방자한 마음이 사라지면 대인의, 위엄 있는 거동인 위의가 반드시 어깻죽지에 자리 잡는다.

소양인의 허리는 자기 비하에 빠져 허우적대는 게으른 마음을 막아 내야만 한다. 소양인의 허리에서 게으른 마음이 사라지면 대인의, 재치 있게 사물을 처리하는 능력인 재간이 반드시 허리에 자리 잡는다.
 태양인의 엉덩이는 남의 물건을 욕심껏 훔치려는 마음을 막아내야만 한다. 태양인의 엉덩이에서 훔치려는 마음이 사라지면 대인의, 일을 이루도록 꾀를 내어 방법을 세우는 방략이 반드시 엉덩이에 자리 잡는다.

 감정기운에 관한 마무리 글이다. 게으른 행실을 막아내고 높은 덕으로 홀로 우뚝 서는, 독행(獨行)의 경지로 나아갈 것을 권한다.

 뒤통수는 태양인의 영역이다. 여기에서는 늘 수컷이 되려고만 하는 감정기운이 작동한다. 상반 체질인 소음인이 이를 무시하면 게으른 행실인 탈심이 생겨난다. 늘 암컷이 되려고만 하는 엉덩이의 감정기운과 충돌하기 때문이다. 이때 소음인이 감정기운에만 외곬으로 빠져드는 탈심을 막아내고, 태양인의 수컷이 되려하는 감정기운을 본받아 닮아 가면, 대인의 식견이 소음인의 뒤통수에 자리 잡는다.
 어깻죽지는 소양인의 영역이다. 여기에서는 늘 밖에서 이기려고만 하는 감정기운이 작동한다. 상반 체질인 태음인이 이를 무시하면 게으른 행실인 치심이 생겨난다. 늘 안에서 지키려고만 하는 허리의 감정기운과 충돌하기 때문이다. 이때 태음인이 감정기운에만 외곬으로 빠져드는 치심을 막아내고, 소양인의 밖에서 이기려 하는 감정기운을 본받아 닮아 가면, 대인의 위의가 태음인의 어깻죽지에 자리 잡는다.
 허리는 태음인의 영역이다. 여기에서는 늘 안에서 지키려고만 하는 감정기운이 작동한다. 상반 체질인 소양인이 이를 무시하면 게으른 행실인 라심이 생겨난다. 늘 밖에서 이기려고만 하는 어깻죽지의 감정기운과 충돌하기 때문이다. 이때 소양인이 감정기운에만 외곬으로 빠져드는 라심을 막아내고, 태음인의 안에서 지키려 하는 감정기운을 본받아 닦아 가면, 대인의 재간이 소양인의 허리에 자리 잡는다.

　엉덩이는 소음인의 영역이다. 여기에서는 늘 암컷이 되려고만 하는 감정기운이 작동한다. 상반 체질인 태양인이 이를 무시하면 게으른 행실인 절심이 생겨난다. 늘 수컷이 되려고만 하는 뒤통수의 감정기운과 충돌하기 때문이다. 이때 태양인이 감정기운에만 외곬으로 빠져드는 절심을 막아내고, 소음인의 암컷이 되려 하는 감정기운을 본받아 닦아 가면, 대인의 방략이 태양인의 엉덩이에 자리 잡는다.

臟腑論

장부론이다

　장부론이다. 인체의 4초, 4해, 4부, 4장의 이해 위에서 천인성명의 상호관계를 밝혀서 종합한다.

　뒤와 앞은 인체의 음양이요, 4장과 4부는 인체의 4상이요, 뒤 앞 장부가 자리한 각각의 네 부위는 인체의 4초다. 4장에는 4장의 기운과 기능이 있듯이, 4부에도 4부의 기운과 기능이 있다. 음식물의 기운은 이 4부로 들어가서, 4관으로 나오고 4장과 4체로 돌아간다. 이 과정 속에 앞뒤 4해가 자리한다.
　앞 4해가 자리한 함억제복의 본성기운 중 맑은 기운이 4관의 본성인 천기로 나타난다. 뒤 4해가 자리한 두견요둔의 감정기운 중 맑은 기운(즙)이 4장의 감정인 인사로 나타난다. 4관과 4장은 각각 앞뒤 4해의 맑은 기운과 즙을 끌어내고 빨아들이는 능동적 역할을 하여, 각각 뒤 앞 4해를 성립시킨다.
　즉 본성, 감정, 본성기운, 감정기운은 서로서로 영향을 주고받는 순환관계다. 본성과 감정, 본성과 본성기운, 감정과 감정기운, 본성기운과 감정기운은 끊임없이 상호 순환하므로, 이와 같은 순환관계 속에서 욕심 없는 마음이야말로 온몸의 주재자다.

  이처럼 이제까지의 모든 논의를 마음인 태극으로 종합하여 귀결하니 태극론이라 하여 무방하다. 그렇다 해도 음식물의 통로인 4부와 그 결과로 형성한 4장을 토대로 하여, 앞뒤 4해와 천인성명의 관계를 규명하는 데 주력한다. 하여 장부론이라 제목한다.

⊙ 肺部位 在顀下背上 胃脘部位 在頷下胸上故　背上胸上以上
　　謂之上焦
　　脾部位 在膂　　　胃部位　在膈故　　　　膂膈之間
　　謂之中上焦
　　肝部位 在腰　　　小膓部位 在臍故　　　　腰臍之間
　　謂之中下焦
　　腎部位 在腰脊下　 大膓部位 在臍腹下故　　脊下臍下以下
　　謂之下焦

　폐 부위는 목덜미 아래에서 등 위까지 자리하고, 위완 부위는 턱 아래에서 가슴 위까지 자리한다. 그러므로 뒷등에서 앞가슴, 그 위쪽을 상초라 한다.
　비 부위는 등골뼈에 자리하고, 위 부위는 가슴에 자리한다. 그러므로 뒤 등골뼈와 앞가슴 사이를 중상초라 한다.
　간 부위는 허리에 자리하고, 소장 부위는 배꼽에 자리한다. 그러므로 뒤 허리와 앞 배꼽 사이를 중하초라 한다.
　신 부위는 허리뼈 아래에 자리하고, 대장 부위는 배꼽과 배의 아래에 자리한다. 그러므로 뒤 허리뼈에서 앞 배꼽, 그 아래쪽을 하초라 한다.

　뒤 장(臟)과 앞 부(腑)는 인체의 음양(陰陽)이고, 뒤와 앞의 장부 각각 넷은 인체의 사상(四象)이며, 이들 뒤 장과 앞 부의 음양이 자리한 네 부위가 인체의 사초(四焦)다.

　위완은, 태양인의 열격과 반위의 병이 위완이 메말라 생긴다는, 주진형의 설명에서 나온다. 위완의 메마름이 위에서는 목구멍에 가깝고, 위완의 메마름이 아래에서는 위장에 가깝다고 한다. 이에 따르면 위완은 목구멍 밑에서 위장 위까지의 사이를 가리킨다.

⊙ 水穀 自胃脘而入于胃 自胃而入于小腸 自小腸而入于大腸 自
　大腸而出于肛門者
　水穀之都數 停畜於胃而薰蒸爲熱氣
　　　　　　消導於小腸而平淡爲凉氣
　熱氣之輕淸者 上升於胃脘而爲溫氣
　凉氣之質重者 下降於大腸而爲寒氣

음식물은 위완으로부터 위로 들어가서 위에서 소장으로 들어가고, 소장으로부터 대장으로 들어가서 대장에서 똥구멍으로 나온다.

모든 음식물은 위에 머물러 쌓여서, 찌는 듯 타올라 뜨거운 기운이 된다. 소장에서 삭혀 이끌어 고요하고 맑아져서 서늘한 기운이 된다.

뜨거운 기운 중 가볍고 맑은 것은 위로 올라가 위완에서 따뜻한 기운이 된다. 서늘한 기운 중 바탕이 무거운 것은 아래로 내려가 대장에서 찬 기운이 된다.

4장에는 4장의 기운이 있듯이, 4부에도 4부의 기운이 있다. 4부의 작용으로 발생한 온열량한(溫熱凉寒)의 4기(四氣)가, 음식물의 길에서 나타나는 4부의 기운이다. 4장의 기운은 「사단론」에 나온다.

> 폐의 기운은 곧게 펴고, 비의 기운은 여물게 감싸주며, 간의 기운은 넓게 느슨하고, 신의 기운은 따뜻하게 쌓는다.

⊙ 胃脘 通於口鼻故 水穀之氣 上升也
　大腸 通於肛門故 水穀之氣 下降也
　胃之體 廣大而包容故 水穀之氣 停畜也
　小腸之體 狹窄而屈曲故 水穀之氣 消導也

위완은 입과 코로 통한다. 그러므로 음식물의 기운을 위로 올려 보낸다. 대장은 똥구멍으로 통한다. 그러므로 음식물의 기운을 아래로 내려보낸다.

위장의 됨됨이는 넓고 커서 거두어 감싸준다. 그러므로 음식물의 기운을 머물러 쌓는다. 소장의 됨됨이는 매우 좁아 이리저리 꾸불꾸불하다. 그러므로 음식물의 기운을 삭혀 이끈다.

4장은 4장의 기능이 있듯이, 4부에도 4부의 기능이 있다. 4부의 형상에 의해 규정한, 상승(上升), 정축(停畜), 소도(消導), 하강(下降)하는 네 가지 기능이 4부의 기능이다. 4장의 기능은 「사단론」에 나온다.

> 폐로는 내쉬고 간으로는 들이마시니, 간과 폐는 기와 액을 숨쉬는 출입구다. 비로는 받아들이고 신으로는 내보내니, 신과 비는 음식물이 드나드는 곳집이다.

⊙ 水穀溫氣 自胃脘而化津 入于舌下 爲津海 津海者 津之所舍也
　津海之淸氣 出于耳而爲神 入于頭腦而爲膩海 膩海者 神之所舍也
　膩海之膩汁淸者 內歸于肺 濁滓 外歸于皮毛故
　胃脘與 舌 耳 頭腦 皮毛 皆肺之黨也

⊙ 水穀熱氣 自胃而化膏 入于膻間兩乳 爲膏海 膏海者 膏之所舍也

　　膏海之淸氣 出于目而爲氣 入于背膂而爲膜海 膜海者 氣之所舍也

　　膜海之膜汁淸者 內歸于脾 濁滓 外歸于筋故

　　胃與 兩乳 目 背膂 筋 皆脾之黨也

⊙ 水穀凉氣 自小腸而化油 入于臍 爲油海 油海者 油之所舍也

　　油海之淸氣 出于鼻而爲血 入于腰脊而爲血海 血海者 血之所舍也

　　血海之血汁淸者 內歸于肝 濁滓 外歸于肉故

　　小腸與 臍 鼻 腰脊 肉 皆肝之黨也

⊙ 水穀寒氣 自大腸而化液 入于前陰毛際之內 爲液海 液海者 液之所舍也

　　液海之淸氣 出于口而爲精 入于膀胱而爲精海 精海者 精之所舍也

　　精海之精汁淸者 內歸于腎 濁滓 外歸于骨故

　　大腸與 前陰 口 膀胱 骨 皆腎之黨也

음식물의 따뜻한 기운은 위완에서 침인 진(津)으로 바뀐다. 혀 밑으로 들어가서는 진해가 되니, 진해란 침이 머무르는 곳이다. 진해의 맑은 기운은 귀로 나와서 신(神)이 된다. 두뇌로 들어가서는 니해가 되니, 니해란 신이 머무르는 곳이다. 니해의 니즙 가운데 맑은 것은 안의 폐로 돌아가고, 흐린 찌꺼기는 밖의 가죽과 털로 돌아간다. 그러므로 위완, 혀, 귀, 두뇌, 가죽, 털은 모두 폐의 무리다.

음식물의 뜨거운 기운은 위에서 끈끈한 기름인 고(膏)로 바뀐다.

두 젖꼭지 사이로 들어가서는 고해가 되니, 고해란 끈끈한 기름이 머무르는 곳이다. 고해의 맑은 기운은 눈으로 나와서 기(氣)가 된다. 등골뼈로 들어가서는 막해가 되니, 막해란 기가 머무르는 곳이다. 막해의 막즙 가운데 맑은 것은 안의 비로 돌아가고, 흐린 찌꺼기는 밖의 힘줄로 돌아간다. 그러므로 위, 두 젖꼭지, 눈, 등골뼈, 힘줄은 모두 비의 무리다.

음식물의 서늘한 기운은 소장에서 묽은 기름인 유(油)로 바뀐다. 배꼽으로 들어가서는 유해가 되니, 유해란 묽은 기름이 머무르는 곳이다. 유해의 맑은 기운은 코로 나와서 혈(血)이 된다. 허리뼈로 들어가서는 혈해가 되니, 혈해란 혈이 머무르는 곳이다. 혈해의 혈즙 가운데 맑은 것은 안의 간으로 돌아가고, 흐린 찌꺼기는 밖의 살로 돌아간다. 그러므로 소장, 배꼽, 코, 허리뼈, 살은 모두 간의 무리다.

음식물의 찬 기운은 대장에서 무거운 기름인 액(液)으로 바뀐다. 생식기와 그 즈음의 털 속으로 들어가서는 액해가 되니, 액해란 무거운 기름이 머무르는 곳이다. 액해의 맑은 기운은 입으로 나와서 정(精)이 된다. 방광으로 들어가서는 정해가 되니, 정해란 정이 머무르는 곳이다. 정해의 정즙 가운데 맑은 것은 안의 신으로 돌아가고, 흐린 찌꺼기는 밖의 뼈로 돌아간다. 그러므로 대장, 생식기, 입, 방광, 뼈는 모두 신의 무리다.

음식물의 기운은 4부로 들어가서 4관(四官 귀, 눈, 코, 입)으로 나오고, 4장과 4체(四體 털가죽, 힘줄, 살, 뼈)로 돌아간다. 4초와 관련하여, 상초는 폐(신神의 태양인), 중상초는 비(기氣의 소양인), 중하초는 간(혈血의 태음인), 하초는 신(정精의 소음인)의 무리와 떼려야 뗄 수 없는 관계다. 함억제복(頷臆臍腹)에 있는 진고유액의 바다인 앞 4해와,

두견요둔(頭肩腰臀)에 있는 니막혈정의 바다인 뒤 4해는, 이 과정 속에 자리한다.

이처럼 여기「장부론」에 와서야, 비로소 앞의 세 '론'에서 언급한 것들의 장부론적 근거와 상호관계를 확인할 수 있다.

앞의 '론'에서 보았듯이, 선천으로 타고난 본성인 천기는 귀눈코입과, 후천으로 일삼는 감정인 인사는 폐비간신과, 마음을 추슬러서 길러야 할 본성인 본성기운은 함억제복과, 몸을 닦아서 세워야 할 운명인 감정기운은 두견요둔과 관계한다.

장부와 관련지으면, 귀눈코입은 신기혈정의 통로이되, 그 근거지는 진고유액의 바다인 앞 4해가 자리한 함억제복이다. 폐비간신은 신기혈정의 결과물로서, 그 근거지는 니막혈정의 바다인 뒤 4해가 자리한 두견요둔이다. 따라서 함억제복의 본성기운 중 맑은 기운이 귀눈코입의 본성인 천기로, 두견요둔의 감정기운 중 맑은 기운(즙)이 폐비간신의 감정인 인사로 나타난다.

⊙ 耳 以廣博天時之聽力 提出津海之淸氣 充滿於上焦 爲神而
　　　　　注之頭腦 爲膩 積累爲膩海
　目 以廣博世會之視力 提出膏海之淸氣 充滿於中上焦 爲氣而
　　　　　注之背膂 爲膜 積累爲膜海
　鼻 以廣博人倫之嗅力 提出油海之淸氣 充滿於中下焦 爲血而
　　　　　注之腰脊 爲凝血 積累爲血海
　口 以廣博地方之味力 提出液海之淸氣 充滿於下焦 爲精而
　　　　　注之膀胱 爲凝精 積累爲精海

태양인의 귀는 천시에 널리 두텁게 미치는, 듣는 힘으로 진해의 맑은 기운을 끌어낸다. 맑은 기운이 상초에 가득 차면 신(神)이 된다. 신이 두뇌로 흘러들어 니가 되고, 니가 거듭거듭 쌓이면 니해가 된다.

소양인의 눈은 세회에 널리 두텁게 미치는, 보는 힘으로 고해의 맑은 기운을 끌어낸다. 맑은 기운이 중상초에 가득 차면 기(氣)가 된다. 기가 등골뼈로 흘러들어 막이 되고, 막이 거듭거듭 쌓이면 막해가 된다.

태음인의 코는 인륜에 널리 두텁게 미치는, 냄새 맡는 힘으로 유해의 맑은 기운을 끌어낸다. 맑은 기운이 중하초에 가득 차면 혈(血)이 된다. 혈이 허리뼈로 흘러들어 엉킨 혈이 되고, 엉킨 혈이 거듭거듭 쌓이면 혈해가 된다.

소음인의 입은 지방에 널리 두텁게 미치는, 맛보는 힘으로 액해의 맑은 기운을 끌어낸다. 맑은 기운이 하초에 가득 차면 정(精)이 된다. 정이 방광으로 흘러들어 엉킨 정이 되고, 엉킨 정이 거듭거듭 쌓이면 징해가 된다.

선천으로 타고난 본성인 천기의 귀눈코입을 다룬다.

이제까지의 논의가 총론이라면, 지금부터의 논의는 그 구체적인 각론에 해당한다. 총론에서는 귀눈코입을 신기혈정의 통로라는 기계적이자 피동적 존재로 규정한다면, 여기에서는 진고유액의 바다인 앞 4해의 맑은 기운을 끌어내는 의식적이자 능동적 존재로 부각한다. 더 나아가선 니막혈정의 바다인, 뒤 4해를 이루게 하는 결정적 존재이기도 하다.

⊙ 肺以鍊達事務之哀力 吸得膩海之淸汁 入于肺 以滋肺元而
　　　　　内以擁護津海 鼓動其氣 凝聚其津
　脾以鍊達交遇之怒力 吸得膜海之淸汁 入于脾 以滋脾元而
　　　　　内以擁護膏海 鼓動其氣 凝聚其膏
　肝以鍊達黨與之喜力 吸得血海之淸汁 入于肝 以滋肝元而
　　　　　内以擁護油海 鼓動其氣 凝聚其油
　腎以鍊達居處之樂力 吸得精海之淸汁 入于腎 以滋腎元而
　　　　　内以擁護液海 鼓動其氣 凝聚其液

　소양인의 폐는 사무에 숙련하고 통달한 슬퍼하는 힘으로, 니해의 맑은 즙을 빨아들인다. 맑은 즙이 폐로 들어가면 폐의 근원을 북돋는다. 안으로는 진해를 부축하고 보호하여, 그 기운을 두들겨 울림으로써 그 침을 엉겨 모이게 한다.

　태양인의 비는 교우에 숙련하고 통달한 성내는 힘으로, 막해의 맑은 즙을 빨아들인다. 맑은 즙이 비로 들어가면 비의 근원을 북돋는다. 안으로는 고해를 부축하고 보호하여, 그 기운을 두들겨 울림으로써 그 농축된 기름을 엉겨 모이게 한다.

　소음인의 간은 당여에 숙련하고 통달한 기뻐하는 힘으로, 혈해의 맑은 즙을 빨아들인다. 맑은 즙이 간으로 들어가면 간의 근원을 북돋는다. 안으로는 유해를 부축하고 보호하여, 그 기운을 두들겨 울림으로써 그 묽은 기름을 엉겨 모이게 한다.

　태음인의 신은 거처에 숙련하고 통달한 즐거운 힘으로, 정해의 맑은 즙을 빨아들인다. 맑은 즙이 신으로 들어가면 신의 근원을 북돋는다. 안으로는 액해를 부축하고 보호하여, 그 기운을 두들겨 울림으로써 그 무거운 기름을 엉겨 모이게 한다.

후천으로 세상살이를 일삼는 감정인, 인사의 폐비간신을 다룬다.

총론에서는 니막혈정의 바다인, 뒤 4해의 즙 가운데 맑은 것이 폐비간신으로 돌아간다는 기계적 언급에 그친다. 여기에서는 폐비간신이 인사에 련달(鍊達)한 애노희락 감정의 힘으로, 뒤 사해의 맑은 즙을 흡득(吸得)하는 의식적이고 능동적인 존재로 부각한다. 더 나아가선 진고유액의 바다인, 앞 4해의 기운을 고동(鼓動)하여 진고유액을 응취(凝聚)시키는 적극적 존재이기도 하다.

음식물의 기운은 4부로 들어가서 4관으로 나오고 4장과 4체로 돌아간다. 이 과정에서 장부의 작용은 일회적이고 단선적이다. 이에 비해 귀눈코입이 신기혈정이 되고, 폐비간신이 폐비간신의 근원을 북돋는, 일련의 생리과정은 끝없이 돌고 돌아 순환한다. 다시 말해 사상인의 4초는 단순히 기계적인 과정 속에 자리하는 데 그치는 것이 아니다. 앞 4해와 뒤 4해가 끊임없이 순환하는 과정 속에 역동적으로 자리한다.

따라서 본성인 천기의 귀눈코입이 인사의 폐비간신에 영향을 주듯이, 감정인 인사의 폐비간신 역시 천기의 귀눈코입에 영향을 준다.

⊙ 津海之濁滓則 胃脘 以上升之力 取其濁滓而 以補益胃脘
　膏海之濁滓則 胃　 以停畜之力 取其濁滓而 以補益胃
　油海之濁滓則 小腸 以消導之力 取其濁滓而 以補益小腸
　液海之濁滓則 大腸 以下降之力 取其濁滓而 以補益大腸

진해의 흐린 찌꺼기의 쓰임새다. 위완은 위로 오르는 힘으로, 진해의 흐린 찌꺼기를 다스려서 위완을 보태어 돕는다.

고해의 흐린 찌꺼기의 쓰임새다. 위는 머물러 쌓는 힘으로, 고해의 흐린 찌꺼기를 다스려서 위를 보태어 돕는다.

유해의 흐린 찌꺼기의 쓰임새다. 소장은 삭혀 이끄는 힘으로, 유해의 흐린 찌꺼기를 다스려서 소장을 보태어 돕는다.

액해의 흐린 찌꺼기의 쓰임새다. 대장은 아래로 내려가는 힘으로, 액해의 흐린 찌꺼기를 다스려서 대장을 보태어 돕는다.

마음을 추슬러서 길러야 할 본성인 본성기운을 다룬다.

총론에서는 진고유액의 바다인 앞 4해의 맑은 기운이, 귀눈코입으로 나와서 신기혈정이 된다고만 했을 뿐이다. 흐린 찌꺼기에 대해서는 아예 언급이 없다. 여기 와서야 흐린 찌꺼기로 4부를 돕는 데 쓴다고 밝힌다.

4부 본연의 힘은 「성명론」의 함억제복(頷臆臍腹)이다. 「확충론」에서도 삿된 마음이 사라지면, 절세(絕世)의 박통(博通)이 여기에 자리 잡는다고 거듭 밝힌 바 있다.

사심(邪心)과 박통의 갈림길에서, 선택해야 할 사상인의 장부론적 잣대가, 4부 본연의 힘이라는 것이 여기에서 분명하다. 즉 함억제복 본연의 힘으로 잘 다스리느냐 아니냐에 의해, 박통으로 나아가느냐 사심으로 물러서느냐가 판가름난다.

⊙ 膩海之濁滓則 頭　以直伸之力 鍛鍊之而 成皮毛
　膜海之濁滓則 手　以能收之力 鍛鍊之而 成筋
　血海之濁滓則 腰　以寬放之力 鍛鍊之而 成肉
　精海之濁滓則 足　以屈强之力 鍛鍊之而 成骨

니해의 흐린 찌꺼기의 쓰임새다. 뒤통수는 곧게 펴는 힘으로, 니해의 흐린 찌꺼기를 달구어 두드려서 가죽과 털을 이룬다.

막해의 흐린 찌꺼기의 쓰임새다. 손은 거두어들이는 힘으로, 막해의 흐린 찌꺼기를 달구어 두드려서 힘줄을 이룬다.

혈해의 흐린 찌꺼기의 쓰임새다. 허리는 느슨하게 풀어주는 힘으로, 혈해의 흐린 찌꺼기를 달구어 두드려서 살을 이룬다.

정해의 흐린 찌꺼기의 쓰임새다. 발은 굳세어 굽히지 않는 힘으로, 정해의 흐린 찌꺼기를 달구어 두드려서 뼈를 이룬다.

몸을 닦아서 세워야 할 운명인 감정기운을 다룬다.

총론에서는 니막혈정의 바다인, 뒤 4해의 흐린 찌꺼기가 4체로 돌아간다고만 했을 뿐이다. 여기에서는 흐린 찌꺼기를, 두수요족(頭手腰足) 본연의 힘으로 단련(鍛鍊)하여 4체를 이루는 데 쓴다고 밝힌다.

두수요족은 「성명론」의 두견요둔(頭肩腰臀)이다. 「확충론」에서도 게으른 행실이 사라지면, 대인(大人)의 독행(獨行)이 여기에 자리 잡는다고 거듭 밝힌 바 있다.

태행(怠行)과 독행의 갈림길에서, 선택해야 할 사상인의 장부론적 잣대가, 두수요족 본연의 힘이라는 것이 여기에서 분명하다. 즉 두견요둔 본연의 힘으로 잘 단련시키느냐 아니냐에 의해, 독행으로 우뚝 서느냐 태행으로 주저앉느냐가 판가름난다.

⊙ 是故 耳必遠聽 目必大視 鼻必廣嗅 口必深味
　　耳目鼻口之用 深遠廣大則 精神氣血 生也
　　　　　　　　淺近狹小則 精神氣血 耗也

　　　　肺必善學 脾必善問 肝必善思 腎必善辨
　　　　肺脾肝腎之用 正直中和則 津液膏油 充也
　　　　　　偏倚過不及則 津液膏油 爍也

　그러므로 태양인의 귀는 반드시 멀리 들어야 하고, 소양인의 눈은 반드시 크게 보아야 하며, 태음인의 코는 반드시 널리 냄새 맡아야 하고, 소음인의 입은 반드시 깊이 맛보아야 한다. 귀눈코입의 쓰임이 이와 같이 깊고 멀며 넓고 크면 정신기혈이 생겨나고, 얕거나 가깝거나 좁거나 작으면 정신기혈이 없어지기 때문이다.
　소양인의 폐는 반드시 잘 배워야 하고, 태양인의 비는 반드시 잘 물어야 하며, 소음인의 간은 반드시 잘 생각해야 하고, 태음인의 신은 반드시 잘 가려내야 한다. 폐비간신의 쓰임이 이와 같이 바르고 곧으며 알맞고 어울리면 진액고유가 가득 차고, 치우치거나 기울거나 지나치거나 미치지 못하면 진액고유가 녹아버리기 때문이다.

　본성으로서의 천기와 감정으로서의 인사에 대한 결론 겸 보충이다.

　귀눈코입 4관의 기능이 제대로 될 때, 뒤 4해를 이루어주는 4초의 정신기혈이 생겨난다. 4장의 기능이 잘될 때, 앞 4해의 진고유액이 가득 찬다. 다시 말해 4관의 기능이 제대로 될 때 4장이 잘되고, 4장의 기능이 잘될 때 4관이 제대로 된다.
　그러므로 천기와 인사, 즉 본성과 감정은 서로서로 영향을 주고받는 관계다.

- 膩海藏神 膜海藏靈 血海藏魂 精海藏魄
- 津海藏意 膏海藏慮 油海藏操 液海藏志

니해는 신을, 막해는 령을, 혈해는 혼을, 정해는 백을 갈무리한다. 진해는 생각을, 고해는 사려를, 유해는 지조를, 액해는 의지를 갈무리한다.

앞뒤 4해가 의려조지(意慮操志)와 신령혼백(神靈魂魄)을 갈무리한다고, 본성기운과 감정기운을 보충한다.

니막혈정의 바다인 뒤 4해가 신령혼백을 갈무리 한다는 것은, 신기혈정이 머무르는 곳(소사 所舍)이라는 설명과 크게 부딪치지 않는다. 신령혼백이 뒤 4해에만 갈무리된 한정된 것이라면, 신기혈정은 앞뒤 사해뿐 아니라, 장부까지도 망라한 4초 전체에 충만한 것이기 때문이다. 의려조지는 「성명론」에서 삿된 마음인 사심(邪心)을 풀이할 때 선보인 바 있다.

> 태음인의 주책은 교만함을, 소음인의 경륜은 뽐냄을, 태양인의 행검은 우쭐함을, 소양인의 도량은 허풍떪을 버려야 한다. 교만함은 교의(驕意)고, 뽐냄은 긍려(矜慮)며, 우쭐함은 벌조(伐操)고, 허풍떪은 과지(夸志)다.

이처럼 절세의 박통과 사심의 경계를 가름하는 기준이, 앞 4해에서 갈무리한 의려조지다. 이것과 앞서 나온 4부 본연의 힘을 연결하면, 본성기운에 대한 이해를 완결한다.

위로 오르는 힘에 의해 생각을 갈무리한 턱은, 태양인의 영역이다. 태음인이 이를 무시하면 교의가 생기고, 이를 본연의 앎으로 잘 다스리면 태음인의 턱에 절세의 주책이 자리한다.

머물러 쌓는 힘에 의해 사려를 갈무리한 가슴은, 소양인의 영역이다. 소음인이 이를 무시하면 긍려가 생기고, 이를 본연의 꾀로 잘 다스리면 소음인의 가슴에 절세의 경륜이 자리한다.

삭혀 이끄는 힘에 의해 지조를 갈무리한 배꼽은, 태음인의 영역이다. 태양인이 이를 무시하면 벌조가 생기고, 이를 본연의 재주로 잘 다스리면 태양인의 배꼽에 절세의 행검이 자리한다.

아래로 내려가는 힘에 의해 의지를 갈무리한 아랫배는, 소음인의 영역이다. 소양인이 이를 무시하면 과지가 생기고, 이를 본연의 힘으로 잘 다스리면 소양인의 아랫배에 절세의 도량이 자리한다.

신령혼백은 의려조지에 짝한다. 당연히 감정기운에서 일컬은, 대인의 독행과 태행의 경계를 가름하는 기준이다. 이것과 앞서 나온 두견요둔 본연의 힘을 연결하면, 감정기운에 대한 이해를 완결한다.

곧게 펴는 힘에 의해 신을 갈무리한 뒤통수는, 태양인의 영역이다. 소음인이 이를 소홀히 하면 탈심이 생기고, 이를 본받아 잘 단련하면 소음인의 뒤통수에 대인의 식견이 자리한다.

거두어들이는 힘에 의해 령을 갈무리한 어깻죽지는, 소양인의 영역이다. 태음인이 이를 소홀히 하면 치심이 생기고, 이를 본받아 잘 단련하면 태음인의 어깻죽지에 대인의 위의가 자리한다.

느슨하게 풀어주는 힘에 의해 혼을 갈무리한 허리는, 태음인의 영역이다. 소양인이 이를 소홀히 하면 라심이 생기고, 이를 본받아 잘 단련하면 소양인의 허리에 대인의 재간이 자리한다.
　굳세어 굽히지 않는 힘에 의해 백을 갈무리한 엉덩이는, 소음인의 영역이다. 태양인이 이를 소홀히 하면 절심이 생기고, 이를 본받아 잘 단련하면 태양인의 엉덩이에 대인의 방략이 자리한다.

　⊙ 頭腦之膩海 肺之根本也
　　 背膂之膜海 脾之根本也
　　 腰脊之血海 肝之根本也
　　 膀胱之精海 腎之根本也
　⊙ 舌之津海 耳之根本也
　　 乳之膏海 目之根本也
　　 臍之油海 鼻之根本也
　　 前陰之液海 口之根本也

　두뇌의 니해는 폐의 본바탕이고, 등골뼈의 막해는 비의 본바탕이며, 허리뼈의 혈해는 간의 본바탕이고, 방광의 정해는 신의 본바탕이다.
　혀의 진해는 귀의 본바탕이고, 젖꼭지의 고해는 눈의 본바탕이며, 배꼽의 유해는 코의 본바탕이고, 생식기의 액해는 입의 본바탕이다.

　본성의 귀눈코입, 감정의 폐비간신, 본성기운의 함억제복, 감정기운의 두견요둔, 이 네 가지의 상호 위상을 단정한 부분이다.

　폐비간신의 근본은 니막혈정의 바다인 뒤 4해가 자리한 두견요둔이다. 귀눈코입의 근본은 진고유액의 바다인 앞 4해가 자리한 함억제복이다. 이 때문에 감정기운 중 맑은 기운이 폐비간신의 감정인 인사로 나타나고, 함억제복의 본성기운 중 맑은 기운이 귀눈코입의 본성인 천기로 나타난다. 줄여 말하면 감정기운에서 감정이, 본성기운에서 본성이 나온다는 것이다.

그런데 귀눈코입 4관의 기능이 제대로 될 때, 뒤 4해를 생성시키는 4초의 정신기혈이 생겨난다. 폐비간신 4장의 기능이 잘될 때, 앞 4해의 진액고유가 가득 찬다. 이러한 앞에서의 논의에 따르면, 본성에서 감정기운이 영향 받고, 감정에서 본성기운이 영향 받는다. 감정과 본성의 상호관계 역시 그렇다는 점을 감안하면, 감정기운과 본성기운 또한 그러함을 미루어 짐작할 수 있다.

요컨대 천인성명(天人性命) 즉 본성, 감정, 본성기운, 감정기운은 서로서로 영향을 주고받는 순환관계라는 것이다.

⊙ 心 爲一身之主宰 負隅背心 正向膻中 光明瑩徹
　耳目鼻口 無所不察 肺脾肝腎 無所不忖
　頷臆臍腹 無所不誠 頭手腰足 無所不敬

심은 온몸을 맡아 처리한다. 네 모퉁이의 사상을 짊어지고 한가운데의 태극을 등지고서, 똑바로 가슴의 전중을 향하여 광명한 빛을 밝게 비춘다. 이 때문에 귀눈코입은 천기를 살피지 않는 것이 없고, 폐비간신은 인사를 헤아리지 않는 것이 없으며, 턱·가슴·배꼽·아랫배는 본성을 정성스레 하지 않는 것이 없고, 뒤통수·손(어깻죽지)·허리·발(엉덩이)는 운명을 공경스레 하지 않는 것이 없다.

심은 5장에서의 심장인 동시에, 우리 온몸의 주재자인 마음이기도 하다. 「사단론」에서는 다음과 같이 지적한다.

> 5장에서 심은 한가운데의 태극이고, 5장에서 폐비간신은 네 모퉁이의 4상이다.
> 한가운데 태극이란 성인의 태극이니, 뭇사람의 태극보다 높이 솟는다는 것이다. 네 모퉁이 4상이란, 성인의 4상이나 뭇사람의 4상이나 샅샅이 통한다는 것이다.

물론 이 마음은 욕심이 없는 성인의 마음을 가리킨다. 같은 「사단론」의 말씀이다.

> 성인의 마음에는 욕심이 없다. ……똑같은 성인의 폐비간신에 다 똑같은 성인의 재능을 지니면서도, 스스로 성인이 될 재주와 능력이 없다고들 말한다. 하면 그것이 어찌 재능이 있고 없는 데서 나온 허물이겠는가. 마음에서 나온 허물이다.

본성과 감정, 본성과 본성기운, 감정과 감정기운, 본성기운과 감정기운은 상호간에 영향을 주고받는 순환관계다. 그러고 보면 이와 같은 본성·감정·본성기운·감정기운을 살피고, 헤아리며, 정성스럽고, 공경스럽게 하는, 우리 온몸의 주재자인 마음이란, 욕심 없는 마음이 아니겠는가. 「장부론」의 결론을 장부가 아닌, 마음으로 끝맺는 까닭이 여기에 있다.

제2권

- 의원론이다 · 143

- 소음인이 신에 뜨거운 기운을 받아 몸 겉이 뜨거운 병을 말한다 · 154
- 소음인이 위에 차가운 기운을 받아 몸속이 차가운 병을 말한다 · 184
- 소음인 병에 대해 자연스럽게 말한다 · 215

- 장중경의 『상한론』 중 소음인 병에 경험하여 마련한 스물세가지 처방 · 232
- 송·원·명 3대 의학자들의 저술 중 소음인 병에 경험하여 쓴 중요한 약 열세 가지 처방과 파두가 들어있는 여섯 가지 처방 · 238
- 소음인 병에 응용하여 새로 마련한 중요한 약 스물네 가지 처방 · 252

醫源論

의원론이다

의원론이다. 이 책은 내경의학과 상한론 이해에 경험의 연원을 두었음을 밝힌다.

병증과 약리와 본초. 이를 다루는 의약의 경험은 전설의 인물인 신농과 황제 때보다 더 오래다. 그 이래 의학의 길을 처음 일으킨 장중경의『상한론』, 다시 일으킨 주굉의『남양활인서』, 거듭 일으킨 허준의『동의보감』. 이들이 의가들의 공업 면에서 으뜸을 차지한다.

의약경험 오륙천 년 뒤 그 공업을 뒤이어, 사상인의 장부 본바탕의 이치에서 지은 책이『수세보원』이다. 이 책의 토대는 전대의 유산 두 갈래에 자리한다. 맥과 병증이다. 맥에서는 뜨느냐 잠기냐 더디냐 빠르냐의 네 가지를 잡고, 병증에서는 배병이냐 등병이냐 속병이냐 겉병이냐의 네 가지를 가려낸다.

태양인·소양인·태음인·소음인이라는 이 책의 인물 분류는, 병의 원인을 기쁨·성냄·슬픔·즐거움에 치우친 마음의 집착에서 온다고 보아, 이전 의학이 빠뜨린 부분을 채운다. 뿐만 아니다. 내경의학의 6

경병증이나 장중경의 6경병증 같이, 중요하면서도 파악하기 어려운 부분을 좀 더 쉽게 이해시킨다.

  이처럼 이 책『수세보원』은『황제내경』과『상한론』이래의 의학 경험에 연원을 두었음을 밝힌다. 하여 의원론이라 제목한다.

⊙ 書曰 若藥不瞑眩 厥疾不瘳 商高宗時 已有瞑眩藥驗而 高宗
　至於稱歎則

醫藥經驗 其來已久於神農黃帝之時 其說 可信於眞也而

本草 素問 出於神農黃帝之手 其說 不可信於眞也

何以言之 神農黃帝時文字 應無後世文字遞漓例法故也

衰周秦漢以來 扁鵲有名而 張仲景 具備得之 始爲成家著書 醫
道始興

張仲景以後 南北朝隋唐醫 繼之而 至于宋 朱肱 具備得之 著
活人書 醫道中興

朱肱以後 元醫 李杲 王好古 朱震亨 危亦林 繼之而
　　　　至于明 李梴 龔信 具備得之 許浚 具備傳之 著東醫
　　　　寶鑑 醫道復興

蓋 自神農黃帝以後 秦漢以前 病證藥理 張仲景傳之
　　魏晉以後 隋唐以前 病證藥理 朱肱傳之
　　宋元以後 明以前 病證藥理 李梴 龔信 許浚傳之

若 以醫家勤勞功業論之則 當以張仲景 朱肱 許浚爲首而 李梴
龔信次之

『서경』에는 만약 약이 현기증을 일으켜 눈앞이 캄캄하지 않으면 그 병이 낫지 않는다고 씌어 있다. 상나라 고종 때에 벌써 약을 먹고 현기증이 일어나는 것에 대해 고종이 칭찬하고 감탄한 것이다. 그러니 의약을 경험한 유래가 벌써 신농과 황제 때보다 오래되었다는 전설은 참된 것으로 믿을 수 있다.

그러나 『신농본초』와 『황제내경 소문』이 신농과 황제의 손에서 나왔다는 전설은 참된 것으로 믿어서는 안 된다. 무슨 말인가 하면, 신농과 황제 때는 응당 문자가 없었으리라. 이것은 그 뒷세상의 글씨 쓰는 방법이 매우 경박한 데서 짐작할 수 있기 때문이다.

주나라 말엽부터 진나라와 한나라 이래로 편작의 이름이 널리 알려지자, 장중경이 이를 빠짐없이 모두 갖추어 터득하여 비로소 자기만의 독특한 『상한론(傷寒論)』을 지으니, 의학의 길이 처음으로 일어난다.

장중경 이후 남북조와 수나라와 당나라의 의원들이 뒤를 잇다가, 송나라에 이르러 주굉이 이를 빠짐없이 모두 갖추어 터득하여 『남양활인서(南陽活人書)』를 지으니, 의학의 길이 다시 일어난다.

주굉 이후 원나라 의원인 리고, 왕호고, 주진형, 위역림이 뒤를 잇다가, 명나라에 이르러 리천과 공신이 이를 빠짐없이 모두 갖추어 터득하고, 허준이 이를 빠짐없이 모두 갖추어 전하여 『동의보감(東醫寶鑑)』을 지으니, 의학의 길이 거듭 일어난다.

대체로 신농과 황제 이후부터 진나라 한나라 이전까지의 병증과 약리는 장중경이 전하고, 위나라 진나라 이후부터 수나라 당나라 이전까지의 병증과 약리는 주굉이 전하며, 송나라 원나라 이후부터 명나라 이전까지의 병증과 약리는 리천과 공신과 허준이 전한 터다.

그렇다면 부지런히 힘써 이룬 공적으로 의원들을 따진다면, 마땅히 장중경·주굉·허준이 으뜸이고, 리천·공신이 버금간다.

⊙ 本草 自神農黃帝以來 數千年 世間流來經驗而
　神農時 有本草
　殷時　有湯液本草
　唐時　有孟詵 食療本草 陳藏器 本草拾遺
　宋時　有龐安常 本草補遺 日華子本草
　元時　有王好古 湯液本草

본초는 신농과 황제 이래로 수천 년 동안 흘러 내려오면서 세상 사람들이 몸소 겪은 것이다.

신농 시절 『본초』, 은나라 시절 『탕액본초』, 당나라 시절 맹선의 『식료본초』와 진장기의 『본초습유』, 송나라 시절 방안상의 『본초보유』와 『일화자본초』, 원나라 시절 왕호고의 『탕액본초』.

> ⊙ 少陰人 病證藥理 張仲景 庶幾乎昭詳發明而 宋元明諸醫 盡乎昭詳發明
> 少陽人 病證藥理 張仲景 半乎昭詳發明而 宋元明諸醫 庶幾乎昭詳發明
> 太陰人 病證藥理 張仲景 略得影子而 宋元明諸醫 太半乎昭詳發明
> 太陽人 病證藥理 朱震亨 略得影子而 本草 略有藥理

소음인의 병증과 약리는 장중경이 환히 자세하게 거의 밝힌 것을 송나라, 원나라, 명나라 의원들이 남김없이 밝힌다. 소양인의 병증과 약리는 장중경이 환히 자세하게 반쯤 밝힌 것을 송나라, 원나라, 명나라 의원들이 거의 밝힌다. 태음인의 병증과 약리는 장중경이 대충대충 그림자만 비친 것을 송나라, 원나라, 명나라 의원들이 절반 넘게 밝힌다. 태양인의 병증과 약리는 주진형이 대충대충 그림자만 비친 것으로, 본초에서도 대강의 약리가 있을 뿐이다.

> ⊙ 余 生於醫藥經驗五六千載後 因前人之述 偶得四象人臟腑性理 著得一書 名曰 壽世保元
> 原書中 張仲景所論 太陽病 少陽病 陽明病 太陰病 少陰病 厥

陰病 以病證名目而論之
余所論 太陽人 少陽人 太陰人 少陰人 以人物名目而論之也
二者 不可混看 又不可厭煩然後 可以探其根株而 採其枝葉也
若 夫脈法者 執證之一端也 其理 在於浮沈遲數而 不必究
其奇妙之致也
三陰三陽者 辨證之同異也 其理 在於腹背表裏而 不必究
其經絡之變也

나는 의약 경험 오륙천 년 뒤에 태어나 앞서 가신 뛰어난 이들의 저술을 이어받아, 어쩌다 사상인의 장부 본바탕의 이치를 터득하여, 책 하나를 짓고 『수세보원』이라 이름 짓는다.

이 책에서 장중경이 말하는 태양병·소양병·양명병·태음병·소음병·궐음병이 병증의 이름으로 나눈 것이라면, 내가 말하는 태양인·소양인·태음인·소음인은 체질별 이름으로 나눈 것이다.

이 두 가지를 뒤섞어 보아서는 안 된다. 더욱이 까다롭다고 싫어해서는 안 된다. 그런 뒤에라야 뿌리와 줄기를 더듬어서 가지와 잎을 따낼 수 있다.

저 맥을 잡는 법과 같은 경우에 있어서는, 병증의 한 실마리를 짚어내는 것이다. 그 이치란 뜨느냐 잠기냐, 더디냐 빠르냐에 있다. 그러나 그 기기묘묘한 이치마저 궁구할 것까지야 없다.

저 삼음병과 삼양병과 같은 경우에 있어서는, 병증의 같고 다름을 가려내는 것이다. 그 이치란 배병이냐 등병이냐 속병이냐 겉병이냐에 있다. 그러나 그 경락의 변화마저 꼭 궁구할 것까지야 없다.

⊙ 古人 以六經陰陽 論病故 張仲景 著傷寒論 亦以六經陰陽 該
  病證而
  以頭痛 身疼 發熱惡寒 脈浮者 謂之太陽病證
  以口苦 咽乾 目眩 耳聾 胸脇滿 寒熱往來 頭痛 發熱 脈弦細
  者 謂之少陽病證
  以不惡寒 反惡熱 汗自出 大便秘者 謂之陽明病證
  以腹滿時痛 口不燥 心不煩而 自利者 謂之太陰病證
  以脈微細 但欲寐 口燥 心煩而 自利者 謂之少陰病證
  以初無腹痛自利等證而 傷寒六七日 脈微緩 手足厥冷 舌卷囊
  縮者 謂之厥陰病證
  六條病證中 三陰病證 皆少陰人病證也
  少陽病證 卽 少陽人病證也
  太陽病證 陽明病證則 少陽人 少陰人 太陰人病證 均有之而
  少陰人病證 居多也

옛적 뛰어난 이들이 6경의 음양으로 병을 나누므로, 장중경도 『상한론』을 지으면서 6경의 음양으로 병증을 갖춘 것이다.
　머리가 아프고 몸이 쑤시며, 열이 나면서 찬 기운을 싫어하고, 맥이 뜨는 것을 태양병증이라 한다. 입맛이 쓰고 목구멍이 마르며, 눈이 어질어질하고 귀가 먹먹하며, 옆구리가 그득하고 찬 기운과 뜨거운 기운이 오락가락하며, 머리가 아프고 열이 나며, 맥이 활시위처럼 퉁기면서 가느다란 것을 소양병증이라 한다. 찬 기운을 싫어하지 않고 도리어 뜨거운 기운을 싫어하며, 땀이 절로 나고 똥이 굳어 똥 누기 어려운 것을 양명병증이라 한다.
　배가 그득하면서 가끔씩 아프며, 입이 마르지 않고 가슴이 답답하지 않으면서, 절로 설사하는 것을 태음병증이라 한다. 맥이 희미하면서 가늘고 잠만 자려 하며, 입이 바싹바싹 마르고 가슴이 답답하면서, 절로 설사하는 것을 소음병증이라 한다. 처음에는 배가 아프거나 절로 설사하는 따위의 증상이 없다가, 상한에 걸린 엿새나 이레에 맥이 희미하면서 느리고, 손발이 싸늘하며 혀가 말리고, 불알이 오그라드는 것을 궐음병증이라 한다.

위의 여섯 가지 병증 가운데 삼음병증은 모두 소음인 병증이다. 소양병증은 곧 소양인 병증이다. 태양병증과 양명병증은 소양인·소음인·태음인에게 고루 있는 병증이나, 대부분 소음인 병증이다.

⊙ 古昔以來 醫藥法方 流行世間 經歷累驗者 仲景採撫而 著述之
蓋 古之醫師 不知心之愛惡所欲 喜怒哀樂 偏着者 爲病而
但知 脾胃水穀 風寒暑濕 觸犯者 爲病故
其論病論藥全局 都自少陰人 脾胃水穀中出來而
少陽人 胃熱證藥 間或有焉
至於太陰人 太陽人病情則 全昧也

예로부터 의학의 가르침과 약의 처방이란 세상 사람들이 겪어온 경험을 쌓은 것이 널리 퍼진 것으로, 이를 장중경이 주워 모아 『상한론』을 지은 것이다.

대개 옛적 의원들은 사랑과 미움으로 하고자 하는 것과, 기쁨·성냄·슬픔·즐거움 같은 마음의 치우친 집착이 병이 되는 줄을 모른다. 한낱 비위의 음식물과 바람·추위·더위·축축함에 걸려든 것만 병이 되는 줄 안다. 그러므로 그 병과 약에 대한 말씀의 전체적 틀 짜임새가 모두 소음인 비위의 음식물로부터 나온다. 소양인 위열증 약은 드문드문 있으나, 태음인과 태양인 병의 실상에 이르러서는 아주 깜깜하다.

⊙ 岐伯曰
　　傷寒一日 巨陽受之 故 頭項痛 腰脊强
　　　　二日 陽明受之 陽明主肉 其脈挾鼻 絡於目故 身熱 目疼
　　　　　　而 鼻乾 不得臥也
　　　　三日 少陽受之 少陽主膽 其脈循脇 絡於耳故 胸脇痛而
　　　　　　耳聾
　　三陽經絡 皆受病而 未入於臟故 可汗而已
　　　　四日 太陰受之 太陰脈 布胃中 絡於嗌故 腹滿而 嗌乾
　　　　五日 少陰受之 少陰脈 貫腎 絡於肺 繫舌本故 口燥 舌乾
　　　　　　而渴
　　　　六日 厥陰受之 厥陰脈 循陰器而 絡於肝故 煩滿而 囊縮
　　三陰三陽 五臟六腑 皆受病 榮衛不行 五臟不通則 死矣
⊙ 兩感於寒者 必不免於死
　　兩感寒者 一日 巨陽少陰俱病則 頭痛 口乾而 煩滿
　　　　　　二日 陽明太陰俱病則 腹滿 身熱 不飮食 譫語
　　　　　　三日 少陽厥陰俱病 耳聾 囊縮而厥 水漿不入口 不
　　　　　　　　知人
　　　　　　六日 死 其死 皆以六七日之間 其愈 皆以十日已上

기백은 말한다. 상한 하루, 거양경(태양경)이 받는다. 그러므로 목덜미가 아프고 허리뼈가 뻣뻣하다. 이틀, 양명경이 받는다. 양명경은 살을 맡아, 그 맥이 코를 끼고 눈으로 잇는다. 그러므로 몸에 열이 나고 눈알이 쑤시며, 콧속이 마르고 잠을 이룰 수 없다. 사흘, 소양경이 받는다. 소양경은 담을 맡아, 그 맥이 옆구리를 돌아 귀로 잇는다. 그러므로 가슴과 옆구리가 아프고 귀가 먹먹하다. 여기까지는 3양 경락이 모두 병을 받기는 하지만, 아직 5장에까지는 미치지 않으므로 땀만 내면 낫는다.

나흘, 태음경이 받는다. 태음경의 맥은 위 속으로 펴서 목구멍으로 잇는다. 그러므로 배가 그득하고 목구멍이 마른다. 닷새, 소음경이 받는다. 소음경의 맥은 신을 꿰뚫어 폐로 잇고 혀뿌리에 얽힌다. 그러므로 입이 타고 혀가 마르며 목마르다. 엿새, 궐음경이 받는다. 궐음경의 맥은 생식기를 돌아 간으로 잇는다. 그러므로 가슴이 괴롭고 그득하며 불알이 오그라든다. 여기 와서는 3음 3양과 5장 6부가 다 병을 받아, 영기와 위기가 돌지 못하고, 5장이 통하지 못하여 죽는다.

음양 두 경이 상한에 같이 걸려들면 반드시 죽음을 벗어나지 못한다. 같이 걸려든 하루, 거양경(태양경)과 소음경이 같이 병든다. 머리가 아프고 입이 마르며, 가슴이 괴롭고 그득하다. 이틀, 양명경과 태음경이 같이 병든다. 배가 그득하고 몸에 열이 나며, 음식을 먹지 못하고 헛소리를 낸다. 사흘, 소양경과 궐음경이 같이 병든다. 귀가 먹고 불알이 오그라들면서 손발이 싸늘하며, 마실 거리마저 목에 넘기지 못하고 사람을 알아보지 못한다. 이리하여 엿새 만에 죽는다. 그 죽는 것이 모두 엿새나 이레 사이다. 그 낫는 것은 모두 열흘 이상이다.

⊙ 論曰 靈樞素問 假托黃帝 異怪幻惑 無足稱道 方術好事者之
言 容或如是
不必深責也 然 此書 亦是古人之經驗而 五臟六腑 經絡鍼法
病證修養之辨

多有所啓發則 實是醫家 格致之宗主而 苗脈之所自出也 不可
全數其虛誕之罪而
廢其啓發之功也 蓋 此書 亦古之聰慧博物之言 方士淵源修養
之述也
其理 有可考而 其說 不可盡信
⊙ 岐伯所論 巨陽少陽少陰經病 皆少陽人病也
　　　陽明太陰經病 皆太陰人病也
　　　厥陰經病 少陰人病也

　나는 말한다. 『령추』와 『소문』을 황제내경이라 하여, 황제의 이름을 거짓으로 핑계된 것은 이상야릇하게 홀려 어지럽히는 것이어서, 일컬을 만한 가치란 없다. 방술하거나 일 벌이기 좋아하는 이들의 말에서, 가끔 이와 같은 것을 받아들이는 것을 굳이 깊이 나무랄 일은 아니다.
　그러나 이 책도 옛적 뛰어난 이들이 몸소 겪은 것이어서, '5장 6부나 경락이나 침 법이나 병증이나 수양에 관한 말씀은, 우리의 식견을 열어주는 바가 많다. 그러니 참으로 의학자들이 이치를 연구하여 바른 앎에 이르게 하는 근본이자 후예들이 나오는 바탕이다. 거짓된 허물만을 온통 나무라서, 식견을 열어준 공을 못 쓰게 해서는 안 된다.
　대개 이 책도 옛적 총명하고 슬기로우며 견문 많은 이들의 말씀과, 방사들이 근원 삼는 수양에 대한 기록이다. 그 이치는 헤아려 보아 괜찮으나, 그 주장을 있는 그대로 다 믿어서는 안 된다.
　앞서 기백이 말한 거양·소양·소음경의 병은 모두 소양인 병이요, 양명·태음경의 병은 모두 태음인 병이요, 궐음경의 병은 소음인 병이다.

少陰人腎受熱表熱病論

소음인이 신에 뜨거운 기운을 받아 몸 겉이 뜨거운 병을 말한다

    소음인 속병과 겉병의 갈림길은 설사의 있고 없음이다. 설사를 하는 것이 속병이라면, 열나는 것이 겉병이라고 거칠게 정의할 수 있다. 여기에서는 먼저 열나는 겉병을 다룬다.

    태양상풍에 열이 나고 찬 기운을 싫어하는 것은, 소음인이 신에 뜨거운 기운을 받아, 몸 겉이 뜨거운 병이다. 신의 양기가 지쳐 열이 나면 미친놈 같고, 대장이 찬 기운을 받아 두려워하면 아랫배가 굳어 그득하다.
    양명병에는 두 가지가 있다. 위가실과 비약이다. 위가실은 똥 누고 싶어도 똥 누기 어려운 증세다. 비약은 절로 땀이 나고 오줌을 잘 누는 증세다. 위가실은 몸에 열이 나되 절로 땀이 흐르지는 않는 울광병의 주요 증세고, 비약은 몸에 열이 나고 땀이 절로 흐르는 망양병의 주요 증세다.
    위가실에서 빠르게 희미한 땀이 나면서 조열이 일어나면, 위의 기운이 마른 상태여서 위태로워진다. 비약에서 오줌이 붉고 깔깔하면서

절로 땀이 나는 발열한다증은, 비의 기운이 끊어진 상태여서 위태로워진다.

또한 처음에는 배가 아프고 설사하는 따위의 증세가 없다가, 6~7일에 갑자기 궐하여 손발 끝부터 거꾸로 싸늘해오는, 땀을 내지 못하여 죽는, 태양병 궐음증이 있다. 기운이 위로 올라 가슴까지 치받아, 가슴 속이 쑤시고 열나며, 굶주려도 먹으려 하지 않으며, 먹으면 회충을 토하는 것은 궐음병 소갈이다.

○ 張仲景 傷寒論曰 發熱 惡寒 脈浮者 屬表 卽 太陽證也
○ 太陽傷風脈陽浮而陰弱 陽浮者 熱自發 陰弱者 汗自出
嗇嗇惡寒 淅淅惡風 翕翕發熱 鼻鳴乾嘔 桂枝湯主之

장중경은 『상한론』에서 말한다. 열이 나고 찬 기운을 싫어하며, 맥이 뜨는 것은 몸 겉에 난 병에 속하니, 곧 태양증이다.

태양상풍의 맥은 양맥이 뜨고 음맥이 약하다. 양맥이 뜨면 열이 저절로 나고, 음맥이 약하면 땀이 저절로 난다. 오싹오싹하여 찬 기운이 싫고 으슬으슬 바람이 싫으며, 후끈후끈 열이 달아오르고 코가 빽빽하며, 헛구역질한다. 계지탕으로 이를 다스린다.

○ 危亦林 得效方曰 四時瘟疫 當用 香蘇散
○ 龔信 醫鑑曰 傷寒 頭痛 身疼 不分表裏證 當用 藿香正氣散

위역림은 『득효방』에서 말한다. 사철 열성 전염병에는 향소산을 써야 한다.

공신은 『의감』에서 말한다. 상한에 머리가 아프고 몸이 쑤시며, 겉병인지 속병인지 아리송하면, 곽향정기산을 써야 한다.

▶ 論曰 張仲景所論 太陽傷風 發熱惡寒者 卽 少陰人 腎受熱 表熱病也
此證 發熱惡寒而 無汗者 當用 桂枝湯 川芎桂枝湯 香蘇散 芎歸香蘇散 藿香正氣散
　　發熱惡寒而 有汗者 此 亡陽初證也 必不可輕易視之
　先用 黃芪桂枝湯 補中益氣湯 升陽益氣湯

三日連服而 汗不止 病不愈則 當用 桂枝附子湯 人蔘桂
　　　枝附子湯 升陽益氣附子湯

　나는 말한다. 태양상풍에 열이 나고 찬 기운을 싫어한다고 장중경
이 말한 것은, 곧 소음인이 신에 뜨거운 기운을 받아, 몸 겉이 뜨거운
병이다.
　열나고 찬 기운을 싫어하는 이 증세에서, 땀이 없으면 계지탕·천
궁계지탕·향소산·궁귀향소산·곽향정기산을 써야 한다. 이 증세에
서 땀이 있으면 망양증 초기 증세다. 가볍게 흘려 보아서는 결코 안
된다. 먼저 황기계지탕·보중익기탕·승양익기탕을 쓴다.
　사흘 계속 먹어도 땀이 그치지 않으면, 병이 낫지 않은 것이다. 계
지부자탕·인삼계지부자탕·승양익기부자탕을 써야 한다.

　　○ 張仲景曰 太陽病 脈浮緊 發熱 無汗而衄者 自愈也
　　○ 太陽病 六七日 表證因在 脈微而沈 反不結胸 其人如狂者 以
　　　熱在下焦 小腹當滿
　　　小便自利者 下血乃愈 抵當湯主之
　　○ 太陽證 身黃 發狂 小腹硬滿 小便自利者 血證 宜抵當湯
　　　傷寒 小腹滿 應小便不利 今反利者 以有血也
　　○ 太陽病 不解 熱結膀胱 其人如狂 血自下者 自愈
　　　但 小腹急結者 宜攻之 宜桃仁承氣湯
　　○ 太陽病 外證未除而 數下之 遂下利不止 心下痞硬 表裏不解
　　　人蔘桂枝湯主之

　장중경은 말한다. 태양병으로 맥이 뜨면서 팽팽하고 열이 나며, 땀

이 없이 코피가 나면 저절로 병이 낫는다.

  태양병 6~7일에 몸 겉의 증세가 그대로 있으면서 맥이 희미하고 잠기며, 도리어 명치 밑이 맺혀 딱딱하지 않은 데도 그 사람이 미친놈 같은 것은, 열이 하초에 몰려 아랫배가 그득하기 때문이다. 오줌을 잘 누는 경우에는 피를 쏟으면 곧 나으니, 저당탕으로 이를 다스린다.

  태양증에 몸이 누렇고 미쳐 나대며, 아랫배가 굳어 그득한 데도 오줌을 잘 누는 것은, 혈증이므로 저당탕이 마땅하다. 상한에 아랫배가 그득하면 응당 오줌을 못 누어야 할 터인데, 이제 도리어 잘 눈다면 피가 몰렸기 때문이다.

  태양병이 풀리지 않고 열이 오줌보에 맺히면 그 사람이 미친놈 같지만, 피를 절로 쏟으면 저절로 병이 낫는다. 다만 아랫배가 급하게 맺히는 경우에는, 쳐내야만 하니 도인승기탕이 마땅하다.

  태양병의 겉 증세를 아직 없애지 않았는데, 자주 설사를 시키면 마침내 설사가 그치지 않는다. 명치 밑이 결리고 굳어져서, 몸 겉의 증세와 속의 증세가 풀리지 않는 데는, 인삼계지탕으로 이를 다스린다.

> ▶ 論曰 此證 其人如狂者 腎陽困熱也 小腹硬滿者 大腸怕寒也
> 二證俱見 當先其急
> 腎陽困熱則 當用 川芎桂枝湯 黃芪桂枝湯 八物君子湯 升補之
> 大腸怕寒則 當用 藿香正氣散 香砂養胃湯 和解之
> 若 外熱包裹冷而 毒氣重結於內 或將有養虎遺患之弊則 當用
> 巴豆丹 下利一二度
>   因以藿香正氣散 八物君子湯 和解而 峻補之

  나는 말한다. 이 증세에서 그 사람이 미친놈 같은 것은 신의 양기가 지쳐 열이 나는 것이다. 아랫배가 굳어 그득한 것은 대장이 찬 기운을 받아 두려워하는 것이다. 두 증세가 같이 드러나면, 그 급한 것부터 먼저 처치해야 한다.

신의 양기가 지쳐 열이 날 적에는, 천궁계지탕·황기계지탕·팔물군자탕을 써서 양기를 끌어올리면서 보태주어야 한다. 대장이 찬 기운을 받아 두려워할 적에는, 곽향정기산이나 향사양위탕을 써서 따뜻하게 풀어주어야 한다.

만약 겉의 열이 속의 찬 기운을 에워싸 독한 기운이 안에서 거듭 맺힌다면, 혹시라도 바야흐로 범을 길러 근심을 남기는 해악이 있으리라. 파두단을 써서 한두 번 설사를 시켜야 한다. 뒤이어 곽향정기산이나 팔물군자탕으로 따뜻하게 풀어주면서 크게 보태주어야 한다.

▶ 張仲景所論 下焦血證 卽
　　　　　　少陰人 脾局陽氣 爲寒邪所掩抑而
　　　　　　　腎局陽氣 爲邪所拒 不能直升連接於脾局
　　　　　鬱縮膀胱之證也
　其人如狂者 其人亂言也 如見鬼狀者 恍惚譫語也
　太陽病 表證因在者 身熱煩惱而 惡寒之證 間有之也
　太陽病 外證除者 身熱煩惱而 惡寒之證 都無之也
此證 益氣而升陽則 得其上策也
　破血而解熱則 出於下計也
太陽病 外證未除而 數下之 遂下利不止 云云者 亦可見 古人
之於此證 用承氣湯則
　下利不止故 遂變其方而 用抵當桃仁湯耳
太陽病 外證未除則 陽氣其力 雖有鬱抑 猶能振寒而 與寒邪相

爭於表也
　若 外證盡除則 陽氣其力 不能振寒而 遂爲窮困縮伏之勢也
攻下之藥 何甚好藥而 必待陽氣窮困縮伏之時而 應用耶 人蔘
桂枝湯 不亦晩乎

　장중경이 말한 하초혈증은 곧 소음인 비장 부위의 양기가 차가운 삿된 가운에 뜻밖에 억눌린 데다, 신장 부위의 양기가 삿된 기운에 막혀 곧장 올라가 비장 부위에 이어 닿지 못하여, 방광에 답답하게 움츠러든 증세다.
　그 사람이 미친놈 같다 함은 거칠고 사납게 말하는 것이다. 귀신의 모습을 본 것 같다 함은 어리어리하여 헛소리하는 것이다.
　태양병 겉 증세가 그대로 있다 함은, 몸에 열이 나고 몹시 괴로워하며, 찬 기운을 싫어하는 증세가 간간이 있는 것이다. 태양병 겉 증세를 없애면 이러한 증세가 전혀 없다.
　이때 기운을 더하고 양기를 끌어올리면 가장 좋은 꾀를 얻은 것이다. 어혈을 깨뜨리고 열을 내리면 제일 좋지 않는 꾀에서 나온 것이다.
　태양병 겉 증세를 아직 없애지 않았는데, 자주 설사를 시키면 마침내 설사가 그치지 않는다 함은, 옛사람들이 이 증세에 승기탕을 쓰면 설사가 그치지 않으므로, 마침내 그 처방을 고쳐서 저당탕이나 도인탕을 썼음을 보여준다.
　태양병 겉 증세를 아직 없애지 않았으면, 양기 그 자체의 힘이 아무리 답답하게 억눌린다 할지라도, 오히려 찬 기운을 떨쳐내려, 몸 겉에서 차가운 삿된 기운과 더불어 서로 싸울 수 있다.
　만약 (어혈을 깨뜨리고 열을 내려) 겉 증세를 다 없애면, 양기 그 자체의 힘이 찬 기운을 떨쳐내지 못하므로, 마침내 힘이 다하여 움츠려 엎어진 형세에 놓인다. 처내거나 설사 시키는 약이 무어 그리도 몹시 좋은 약이기에, 움츠려 엎어질 때까지 기다려서 쓴단 말인가. (이때가 되어서는) 인삼계지탕이라도 너무나 (쓰기에) 늦지 않겠는가.

- ○ 張仲景曰 婦人傷寒 發熱 經水適來適斷 晝日明了 夜則譫語 如見鬼狀
  此爲熱入血室 無犯胃氣及上二焦 必自愈
- ○ 陽明病 口燥漱水 不欲嚥 此必衄 不可下
- ○ 陽明病 不能食 攻其熱 必噦
  傷寒嘔多 雖有陽明 不可攻
  胃家實 不大便 若 表未解 及 有半表者 先以桂枝柴胡和解 乃可下也

장중경은 말한다. 부인이 상한에 열이 날 때 생리가 알맞게 와서 알맞게 그쳤는데, 낮에는 의식이 밝다가도 밤에는 헛소리하며 귀신의 모습을 보는 것 같음은, 열이 애기보에 들어간 것이다. 그러나 위기와 상초와 중초를 (함부로 약을 써서) 짓밟지 않으면 반드시 절로 낫는다.

양명병에 입이 바싹바싹 타서 물로 입만 헹구되 삼키려 하지 않으면, 반드시 코피가 날 것이다. 설사 시켜서는 안 된다.

양명병에 먹지 못하는데, 그 뜨거운 기운을 처내면 반드시 딸꾹질한다.

상한에 게워 내는 일이 많으면, 아무리 양명병이라 해도 처내어서는 안 된다.

위가실로 대변을 보지 못하거나, 겉병이 풀리지 않거나 반쯤 풀리거나 할 때에는, 먼저 계지와 시호로 따뜻하게 풀어준다. 그러고 나서야 설사 시키는 것이 옳다.

▶ 論曰 右諸證 當用 藿香正氣散 香砂養胃湯 八物君子湯

나는 말한다. 위의 모든 증세에는 곽향정기산·향사양위탕·팔물군자탕을 써야 한다.

○ 張仲景曰 陽明之爲病 胃家實也
  問　日 緣何得陽明病
  答　日 太陽病 發汗 若下 若利小便者 此 亡津液 胃中乾燥
      因轉屬陽明
    不更衣 内實 大便難者 此 名陽明病也
○ 傷寒 轉屬陽明 其人 濈然微汗出也
○ 傷寒 若吐 若下後 不解 不大便 五六日至十餘日 日晡所發潮
    熱 不惡寒
    狂言 如見鬼狀 若劇者 發則 不識人 循衣摸床 惕而不安 微
    喘直視
    脈弦者 生 脈濇者 死

장중경은 말한다. 양명병의 병 됨됨이가 위가실이다. 무슨 까닭으로 양명병을 얻었냐고 묻는다면 이렇게 답하노라. 태양병에 땀을 내거나, 설사 시키거나, 오줌 누게 하면, 진액이 없어져서 위 속이 바짝 말라, 양명병으로 옮겨간다. 똥을 누지 못하거나, 삿된 기운이 속에서 열을 내어 똥 누기 어렵다. 이것을 양명병이라 한다.

상한에 양명병으로 옮겨가면, 그 사람은 아주 빠르게 희미한 땀이 난다.

상한에 토하게 하거나 설사 시켰는 데도, 병이 풀리지 않고 똥 누지 못하여 5~6일에서 10여일에 이르면, 해질녘 밀물처럼 일정한 시간에 조열이 일어난다. 찬 기운을 싫어하지 않고, 귀신을 본 것처럼 헛소리한다. 혹 심한 경우에는 발작하면 사람을 알아보지 못한다. 옷을 매만지거나 침상을 더듬으면서 두려워 불안에 떨며, 숨을 헐떡이고 눈동자를 곧추 세운다. 맥이 활시위처럼 퉁기면 살고, 맥이 꺼칠꺼칠하면 죽는다.

▶ 論曰 秦漢時 醫方治法 大便秘燥者 有大黃治法 無巴豆治法
　　故 張仲景 亦用大黃大承氣湯 治少陰人 太陽病轉屬陽明
　　　其人濈然微汗出 胃中燥煩實 不大便 五六日至十餘日 日晡發潮熱 不惡寒
　　　　狂言 如見鬼狀之時而 用之則 神效
　　　若劇者 發則 不識人 循衣摸床 惕而不安 微喘直視 用之於此則
　　　　脈弦者 生 脈濇者 死
蓋 此方 治少陰人 太陽病轉屬陽明 不大便五六日 日晡發潮熱者 可用而
　　　其他則 不可用也

나는 말한다. 진나라·한나라 때만 해도 의학 처방의 병 다스리는 가르침 중에, 똥 누기 어렵게 똥이 바싹 마른 경우에는 대황으로 다스리는 법은 있어도, 파두로 다스리는 법은 없다. 그러므로 장중경도 대황대승기탕을 써서, 소음인의 태양병이 양명병으로 옮겨간 것을 다스린다.

그 사람이 아주 빠르게 희미한 땀이 나고 위 속이 말라서 괴롭게 열이 가득해, 똥 누지 못하여 5~6일에서 10여 일에 이르면, 해질 녘 밀물처럼 일정한 시간에 조열이 일어난다. 찬 기운을 싫어하지 않고 귀신을 본 것처럼 헛소리할 때, 대황대승기탕을 쓰면 신기하게 낫는다.

혹 심한 경우에는 발작하면 사람을 알아보지 못한다. 옷을 매만지거나 침상을 더듬으면서 두려워 불안에 떨며, 숨을 헐떡이고 눈동자를 곧추세운다. 이때에 대황대승기탕을 써서 맥이 활시위처럼 퉁기면 죽고, 맥이 꺼칠꺼칠하면 죽는다.

대개 이 처방은 소음인의 태양병이 양명병으로 옮겨간 것을 다스린다. 똥 누지 못한 지 5~6일에, 해질 녘 밀물처럼 일정한 시간에 조열이 일어나는 경우에는 써도 괜찮다. 그 밖의 경우에는 쓰면 안 된다.

張仲景 知此方 有可用 不可用之時候 故 亦能昭詳 少陰人 太陽
陽明病證候也
蓋 仲景 一心精力 都在於探得 大承氣湯可用時候 故 不可用之
時候 亦昭詳知之也
仲景 太陽陽明病 藥方中 惟桂枝湯人蔘桂枝湯 得其彷彿而
　　　　　　　　大承氣湯則 置人死生於茫無津涯之中
必求大承氣湯可用之時候而 待其不大便五六日 日晡發潮熱狂
言時 是 豈美法也哉
蓋 少陰人病候 自汗不出則 脾不弱也
　　　　大便秘燥則 胃實也
少陰人 太陽陽明病 自汗不出 脾不弱者 輕病也 大便雖硬 用

藥則易愈也
故 大黃 枳實 厚朴 芒硝之藥 亦能成功於此時而 劇者 猶有 半生半死
若 用八物君子湯 升陽益氣湯 與巴豆丹則 雖劇者 亦無脈弦者生 脈濇者死之理也
又 太陽病 表證因在時 何不早用溫補升陽之藥 與巴豆 預圖其病而
必待陽明病 日晡發潮熱 狂言時 用承氣湯 使人 半生半死耶

장중경은 이 처방을 써서 되는 때와 안 되는 때를 안다. 그러므로 소음인의 태양병이 양명병으로 옮겨가는 증후에 대해서도 밝고 자세하다. 대개 중경이 온 마음을 다해 힘을 기울인 것이, 모두 대승기탕을 써서 되는 때를 찾아내는 데에 있다. 그러니 써서 안 되는 때에 대해서도 밝고 자세하게 안다.

중경의 태양병이 양명병으로 옮겨갈 때 쓴 약방 중에, 계지탕과 인삼계지탕은 꽤나 근사한 것이다. 그러나 대승기탕은 사람의 살고 죽음을, 아득히 닿을 나루터도 없는 속에 내쳐둔다. 꼭 대승기탕을 쓸 때만을 찾아서 5~6일 동안 똥을 못 누며, 해질 녘 밀물처럼 일정한 시간에 조열이 일어나고 미친 소리를 할 때까지 기다린다. 그러니 이것이 어찌 아름다운 가르침이리오.

대개 소음인 병의 증후에 절로 땀이 나지 않으면 비가 약한 것이 아니다. 똥 누기 어렵게 똥이 바싹 마르면 위 속에 열이 가득한 것이다.

소음인의 태양병이 양명병으로 옮겨가도, 절로 땀이 나지 않으면 비가 약한 것이 아니다. 가벼운 병이다. 똥이 아무리 굳는다 하더라도 약을 쓰면 쉽게 낫는다. 그러므로 대황·지실·후박·망초 같은 약도 이때에는 공을 이룰 수 있다. 심한 경우라도, 반은 살고 반은 죽는다.

 만약 팔물군자탕이나 승양익기탕을 파두단과 더불어 쓰면, 아무리 심한 경우라도, 맥이 활시위처럼 퉁기면 살고 맥이 꺼칠꺼칠하면 죽는다는 이치란 없다.

 더욱이 태양병 겉 증세가 그대로 있을 때에, 어찌하여 일찍감치 따뜻하게 보태고 양기를 끌어올리는 약을 파두와 더불어 써서, 미리 그 병을 꾀하지 않는가. 반드시 양명병으로 옮겨가, 해질 녘 밀물처럼 일정한 시간에 조열이 일어나고 미친 소리를 할 때까지 기다려 승기탕을 써서, 사람으로 하여금 반은 살고 반은 죽게 한단 말인가.

 ○ 許叔微 本事方曰 一人 病傷寒 大便不利 日晡發潮熱 手循衣縫 兩手撮空 直視喘急 諸醫皆走
  此 誠惡候 仲景 雖有證而無法 但云 脈弦者生 脈濇者死
  謾且救之 與小承氣湯 一服而 大便利 諸疾漸退 脈且微弦 半月愈
 ○ 王好古 海藏書曰 一人 傷寒 發狂欲走 脈虛數 用柴胡湯 反劇 以蔘芪歸朮陳皮甘草煎湯 一服 狂定 再服 安睡而愈

 허숙미는『본사방』에서 말한다. 어떤 사람이 상한을 앓아 똥을 못 누고, 해질 녘 밀물처럼 일정한 시간에 조열이 일어난다. 손으로 옷깃을 매만지다가 두 손으로 허공을 움켜쥐기도 한다. 눈동자를 곤추세우고 급하게 숨을 헐떡이니, 의사들이 모두 달아난다. 이는 참으로 좋지 않은 징후다.

중경의 책에는 비록 증세는 있더라도 다스리는 법은 없다. 다만 맥이 활시위처럼 퉁기면 살고 맥이 꺼칠꺼칠하면 죽는다고만 한다.

그를 구하려 속이고서 소승기탕을 주다. 한 번 먹자 똥을 눈다. 모든 증세가 차츰차츰 물러가며, 맥은 희미하게나마 활시위처럼 퉁긴다. 보름 만에 병이 낫다.

왕호고는 『해장서』에서 말한다. 어떤 사람이 상한에 미쳐 내달리려 하고 맥이 누르면 텅 비면서 빠르다. 시호탕을 쓰니 도리어 더 심하다. 인삼·황기·당귀·백출·진피·감초를 달여 한 번 먹자 미친 짓이 가라앉는다. 두 번 먹자 편안히 자더니 낫다.

○ 醫學綱目曰 嘗治循衣摸床者數人 皆用大補氣血之劑
惟一人 兼瞤振脈代 遂於補劑中 略加桂 亦振止脈和而愈
○ 成無己 明理論曰 潮熱 屬陽明 必於日晡時發者 乃爲潮熱也
陽明之爲病 胃家實也 胃實則 譫語 手足濈然微汗出者 此大便已硬也
譫語有潮熱 承氣湯下之 熱不潮者 勿服
○ 朱震亨 丹溪心法曰 傷寒壞證 昏沈垂死 一切危急之證
好人蔘一兩 水煎一服而盡 汗自鼻梁上出 涓涓如水

『의학강목』에서는 말한다. 일찍이 옷깃을 매만지고 침상을 더듬는 이를 다스릴 때, 몇 사람 모두 기와 혈을 크게 보태는 약을 쓰다. 오직 한 사람만이 눈을 깜짝거리면서 떨고 맥이 고르지 못하다. 마침내 원기를 보태는 약 속에 육계를 약간 더하다. 떨기를 그치고 맥도 고르게 되면서 병이 낫다.

성무기는 『명리론』에서 말한다. 밀물처럼 일정한 시간에 열이 나는 조열은 양명병에 속한다. 반드시 해질 녘에 일어나는 것이 곧 조열이다. 양명병의 병 됨됨이가 위가실이다. 삿된 기운에 의해 위 속에서 열이 나면, 헛소리를 하고 손발에 아주 빠르게 희미한 땀이 나는 것이다. 이때 똥은 이미 굳어 있다. 헛소리하는 데다 밀물처럼 일정한 시간에 조열이 일어나면 승기탕으로 설사 시키되, 조열이 아니면 먹이지 말라.

주진형은 『단계심법』에서 말한다. 태양병 때 잘못 치료하여 생긴 괴증으로, 정신을 잃어 거의 죽어가는 모든 위급한 증세에는, 좋은 인삼 한 량을 물에 달여 단번에 마시게 하라. 땀이 콧마루에 솟아 마치 물이 졸졸 흐르는 듯하리라.

> ▶ 論曰 右論 皆以張仲景 大承氣湯 始作俑而 可用不可用時候 難知
> 故 紛紜多惑而 始知張仲景之不可信也
> 張仲景 大承氣湯 元是殺人之藥而 非活人之藥則 大承氣湯 不必擧論
> 此 胃家實病 不更衣 發狂證 當用 巴豆全粒 或用 獨蔘八物君子湯 或 先用 巴豆 後用 八物君子湯 以壓之

나는 말한다. 위의 말씀들은 모두 장중경이 대승기탕으로 진짜를 대신할 엉터리 허수아비를 만들었으나, 써야 할 때와 써서는 안 될 때를 알기 어려워서 여러 가지로 의혹만 커지니, 비로소 장중경을 믿을 수 없음을 알았다는 것이다.

장중경의 대승기탕은 본디 사람을 죽이는 약이다. 사람을 살리는 약이 아니다. 굳이 대승기탕을 들어 말할 것까지도 없다.

이 위가실 병에 똥을 누지 못하고 미쳐 날뛰는 증세에는, 파두 한 알을 쓰거나 독삼팔물군자탕을 써야 한다. 아니면 먼저 파두를 쓴 뒤에, 팔물군자탕을 써서 눌러야 한다.

- 張仲景曰 陽明病 外證 身熱 汗自出 不惡寒 反惡熱
- 傷寒 陽明病 自汗出 小便數則 津液內竭 大便必難 其脾爲約 麻仁丸主之
- 陽明病 自汗出 小便自利者 此 爲津液內竭 大便雖硬 不可攻之 宜用蜜導法 通之
- 陽明病 發熱汗多者 急下之 宜大承氣湯

장중경은 말한다. 양명병 겉 증세는 몸에 열이 나고 땀이 절로 난다. 찬 기운을 싫어하지 않고 도리어 뜨거운 기운을 싫어한다.

상한 양명병에 절로 땀이 나고 오줌을 자주 누면, 진액이 안에서 말라붙어 똥 누기가 반드시 어렵다. 비가 시달려서다. 마인환으로 이를 다스린다. 상한 양명병에 절로 땀이 나고 오줌이 절로 나는 것은 진액이 안에서 말라붙어서다. 똥이 아무리 굳더라도 쳐내서는 안 된다. 똥을 눌 수 있도록, 꿀로 똥구멍에 넣어 이끌어내야 좋다.

양명병에 열이 나고 땀이 많이 나면, 급히 설사 시켜야 하니 대승기탕이 좋다.

- 李梴 醫學入門曰 汗多不止 謂之亡陽 如心痞胸煩 面靑膚瞤者 難治 色黃手足溫者 可治
  凡汗漏不止 眞陽脫亡 故 謂之亡陽
  其身必冷 多成痺寒 四肢拘急 桂枝附子湯主之

리천은 『의학입문』에서 말한다. 땀이 많이 나면서 멎지 않는 것을 망양이라 한다. 만일 가슴이 결리고 괴로우며, 낯빛이 푸르고 살을 푸들푸들 떨면, 다스리기 어렵다. 만일 낯빛이 누렇고 손발이 따스하면, 다스릴 수 있다.

대개 땀이 새어나와 멎지 않으면, 신의 양기가 빠져 나가 없어진다. 이를 망양이라 한다. 그 몸이 반드시 차고, 대부분 저리며 추워하고, 팔다리에 경련이 급하게 일어난다. 계지부자탕으로 이를 다스린다.

♣ 嘗治 少陰人 十一歲兒 汗多亡陽病
此兒 勞心焦思 素證 有時以泄瀉爲憂而 每飯時汗流滿面矣
忽一日 頭痛 發熱 汗自出 大便秘燥
　　　以此兒 素證 泄瀉爲憂故 頭痛 身熱 便秘 汗出之熱證
　　　以其反於泄瀉寒證而
　　　曾不關心 尋常治之 以黃芪 桂枝 白芍藥等屬 發表矣
至于四五日 頭痛發熱不愈
六日平明 察其證候則 大便燥結已四五日 小便赤澁二三匙而
一晝夜間 小便度數
　　不過二三次 不惡寒而發熱 汗出度數則 一晝夜間二三四次
　　不均而 人中則
　　或有時有汗 或有時無汗 汗流滿面滿體 其證可惡 始覺 汗多
　　亡陽證候 眞是危證也 急用 巴豆一粒 仍煎黃芪桂枝附子湯
　　用附子一錢 連服二貼 以壓之
　　至于未刻 大便通 小便稍淸而稍多
其翌日 卽 得病七日也 以小兒 附子太過之慮故 以黃芪桂枝
附子湯一貼 分兩日服矣

兩日後 其兒 亡陽證又作 不惡寒 發熱汗多而 小便赤澁 大
便秘結如前 面色帶青
間有乾咳 病勢 比前太甚

　일찍이 소음인 열 살배기의 한다망양병을 다스린 일이 있다. 이 아이가 걱정하고 애를 태워, 평소 증세에 때때로 설사하는 근심이 있고, 밥 먹을 때마다 얼굴 가득 땀을 흘린다.
　문득 어느 날 머리가 아프고 열이 난다. 땀이 절로 나고 똥 누기 어렵게 똥이 바싹 마른다. 이 아이 평소 증세인 설사를 근심한 터라, 머리 아프고 몸에 열나며 똥 누기 어렵고 땀나는 열증은, 설사하는 한증과는 반대라서, 별로 마음에 두지 않고 대수롭지 않게 보통으로 다스리다. 황기·계지·백작약 따위로 땀을 나게 하다.
　4~5일 째에도 머리 아프고 열나는 것이 낫지 않다. 6일 새벽, 증세의 상태를 살피니 똥이 말라 굳은 지 벌써 4~5일이다. 오줌이 붉으면서 깔깔하여 두세 숟갈밖에 못 눈다. 그런데다 하루 종일 오줌 누는 도수래야 두세 번을 넘어서지 않는다. 찬 기운을 싫어하지 않고 열이 난다.
　땀나는 도수는 하루 종일 두서너 번으로 고르지 않다. 인중에는 땀이 나다가 없다가 하면서, 얼굴과 몸 가득 땀범벅이다. 그 증세가 고약하다. 비로소 한다망양증의 상태로서 참으로 위태로운 증세인 줄 깨닫다.
　급히 파두 한 알을 쓰다. 이어서 황기계지부자탕을 끓이되, 부자 한 돈을 써서 거푸 두 첩을 먹여 증세를 누르다. 채 두 시간도 안 되어 똥을 눈다. 오줌도 조금씩 맑고 조금씩 많이 눈다.
　다음 날, 곧 병이 난 지 이레째, 어린애에게 부자를 너무 지나치게 쓴 것을 걱정하다. 황기계지부자탕 한 첩을 나누어 이틀 동안 먹이다. 이틀 뒤 그 아이의 망양증이 다시 도지다. 찬 기운을 싫어하지 않고 열이 난다. 땀을 많이 흘리고 오줌은 붉으면서 깔깔하다. 똥 누기 어렵게 굳은 것이 앞서와 같다. 낯빛이 푸른빛을 띠며 간간이 마른기침을 한다. 병의 증세가 앞서보다 훨씬 심하다.

其日 卽 得病九日也 時則 巳時末刻也
　　急用 巴豆一粒 仍煎人蔘桂枝附子湯 用人蔘五錢 附子二錢 連二貼 以壓之
　　　　至于日晡 大便始通 小便稍多而 色赤則 一也
　　又用人蔘桂枝附子湯 用人蔘五錢 附子二錢 一貼服矣
　　　　至于二更夜 其兒側臥而 頭不能擧 自吐痰一二匙 而 乾咳仍止
其翌日 又用人蔘桂枝附子湯 人蔘五錢 附子二錢 三貼 食粥二三匙
　　　　每用藥後則 身淸凉無汗 小便稍多而 大便必通
又翌日 用此方二貼 食粥半碗
又翌日 用此方二貼 食粥半碗有餘 身淸凉 自起坐房室中 此日 卽 得病十二日也
　　　　此三日內 身淸凉 無汗 大便通 小便淸而多者 連用附子二錢 日二三貼之故也
至于十三日 又起步門庭而 擧頭 不能仰面 懲前小兒附子太過之慮
用黃芪桂枝附子湯 用附子一錢 每日二貼服
至于七八日 頭面稍得仰擧而 面部浮腫 又 每日二貼服

至于七八日 頭面又得仰擧而 面部浮腫 亦減
其後 用此方 每日 二貼服 自得病初 至於病解 前後一月
餘用附子 凡八兩矣

　이날, 곧 병이 난 지 아흐레째. 때는 오전 11시 무렵, 급히 파두 한 알을 쓰다. 이어서 인삼계지부자탕을 끓이되, 인삼 닷 돈과 부자 두 돈을 쓰다. 거푸 두 첩을 먹여 증세를 누르다. 해질 녘에 이르러 똥을 비로소 눈다. 오줌도 조금씩 많이 누지만, 붉은 오줌 빛깔은 한결같다.
　또 인삼계지부자탕에 인삼 닷 돈과 부자 두 돈을 쓰다. 한 첩을 먹이다. 밤 10시 무렵에 이르러, 그 아이가 모로 눕더니 고개를 들지 못한다. 절로 가래를 한두 숟갈 뱉더니, 마른기침을 이내 멈춘다. 그 다음 날 또 인삼계지부자탕에 인삼 닷 돈과 부자 두 돈을 쓰다. 세 첩을 먹이다. 죽을 두세 숟갈 먹다. 약을 쓸 때 마다 몸이 맑고 시원하여 땀이 없다. 오줌을 조금씩 많이 누고 똥을 반드시 눈다.
　또 다음날 이 처방으로 두 첩을 쓰다. 죽을 반 사발 먹다. 다음날도 이 처방 두 첩을 쓰다. 죽을 반 사발 넘게 먹다. 몸이 맑고 시원하여 스스로 방 안에서 일어나 앉는다. 이날, 곧 병이 난 지 열이틀 째. 이 사흘 동안 몸이 맑고 시원하여 땀이 없다. 똥을 누고 오줌이 맑으면서 많이 눈 것은, 부자 두 돈씩 거푸 하루 두세 첩을 쓴 때문이다.
　열사흘에 이르러, 또 일어나 대문 안뜰에서 거닐다. 머리는 가누면서도 얼굴을 쳐들지 못한다. 앞서 어린애에게 부자를 너무 지나치게 쓴 걱정을 뉘우치다. 황기계지부자탕에 부자 한 돈을 쓰다. 날마다 두 첩씩 먹이다. 7~8일에 이르러, 머리와 얼굴을 조금씩 더 쳐드나 얼굴에 부기가 있다. 또 날마다 두 첩씩 먹이다. 7~8일에 이르자, 머리와 얼굴도 마음대로 쳐들고 얼굴의 부기도 덜하다.

그 뒤 이 처방대로 날마다 두 첩씩 먹이다. 병이 나서 풀리기 까지 한 달 이쪽저쪽 남짓인데, 부자를 쓴 것이 모두 여덟 량이다.

○ 張仲景曰 陽明病 有三病 太陽陽明者 脾約是也
　　　正陽陽明者 胃家實是也
　　　少陽陽明者 發汗利小便 胃中燥煩實 大便難是也

장중경은 말한다. 양명병에는 세 가지가 있다. 태양양명병이란 비약이 그것이다. 정양양명병이란 위가실이 그것이다. 땀 흘리게 하고 오줌 누게 하여, 위 속이 말라서 괴롭게 열이 가득해, 똥 누기 어려운 소양양명병이 그것이다.

▶ 論曰 張仲景所論 陽明三病
　一曰 脾約者 自汗出 小便利之證也
　二曰 胃家實者 不更衣 大便難之證也
　三曰 發汗利小便 胃中燥煩實者 此亦胃家實也 其實 非三
　　　病也 二病而已
仲景意脾約云者 津液漸竭 脾之潤氣 漸約之謂也
　　　胃家實云者 津液已竭 胃之全局 燥實之謂也
中古戰國秦漢之時 醫家單方經驗 其來已久 汗吐下三法 始爲盛行
　太陽病 表證因在者 或以麻黃湯 發汗 或以猪苓湯 利小便
　或以承氣湯 下之
　承氣湯下之則 下利不止之證作矣
　麻黃湯 猪苓湯 發汗 利小便則 胃中燥煩實 大便難之證

作矣
　　仲景 有見於此故 以脾約之自汗出自利小便者
　　　　　　　　脾之潤氣 漸約 亦將爲胃燥實之張本矣
然脾約 自脾約也
　胃家實 自胃家實也
　寧有其病 先自脾約而 後至於胃家實之理耶

　나는 말한다. 장중경이 말한 양명병 세 가지를 다시 말하노라. 첫째, 비약이란 절로 땀이 나고 오줌을 잘 누는 증세다. 둘째, 위가실이란 똥 누고 싶어도 똥 누기 어려운 증세다. 셋째, 땀 흘리게 하고 오줌 누게 하여, 위 속이 말라서 괴롭게 열이 가득한 것은, 이 또한 위가실이다. 그러니 참으로 세 가지 병이 아니다. 두 가지 병일 뿐이다.
　장중경이 생각한 비약이란 진액이 차츰차츰 말라, 비의 촉촉한 기운마저 차츰차츰 시달려 부족해짐을 일컫는다. 위가실이란 진액이 이미 다해, 위 전체 부위가 말라서 열이 가득함을 일컫는다.
　먼 옛날 전국시기와 진나라와 한나라 시기, 의원들이 한 가지 약재로 쓴 단방 경험이 흘러온 지가 이미 오래다. 그렇건만 땀내거나, 게우거나, 설사 시키는, 세 가지 방법은 장중경 때에 와서야 비로소 크게 유행한다.
　태양병 겉 증세가 그대로 있는 경우에는 마황탕으로 땀 흘리게 하거나, 저령탕으로 오줌 누게 하거나, 승기탕으로 설사 시킨다. 승기탕으로 설사 시키면 설사가 멎지 않는 증세가 생긴다. 마황탕이나 저령탕으로 땀 흘리게 하거나 오줌 누게 하면, 위 속이 말라서 괴롭게 열이 가득하여, 똥 누기 어려운 증세가 생긴다.
　장중경이 이를 보고 생각하기를, 비약을 (절로 땀이 나고 오줌을 잘 누는 것은 비의 촉촉한 기운이 차츰차츰 시달려서인데) 바야흐로 위가 말라서 열이 가득하게 되는 원인 제공자로서 여긴 것이다. 그러나 비약은 본디 비약이다. 위가실은 본디 위가실이다. 먼저는 비약이다가 나중에는 위가실에 이르는, 그런 이치를 가진 병이 어찌 있으리오.

▶ 胃家實 脾約 二病 如陰證之太陰 少陰病 虛實證狀 顯然不同
　自太陽病 表證因在時 已爲兩路分岐 元不相合
　　太陽病 表證因在而 其人如狂者　　鬱狂之初證也
　　陽明病 胃家實 不更衣者　　　　　鬱狂之中證也
　　陽明病 潮熱 狂言 微喘直視者　　　鬱狂之末證也
　　太陽病 發熱惡寒 汗自出者　　　　亡陽之初證也
　　陽明病 不惡寒 反惡熱 汗自出者　　亡陽之中證也
　　陽明病 發熱汗多者　　　　　　　亡陽之末證也
　蓋鬱狂證 都是 身熱 自汗不出也
　　亡陽證 都是 身熱 自汗出也

　위가실과 비약, 이 두 병은 저 음증의 태음병이나 소음병과 같이, 허하냐 실하냐와 증상에서 같지 않은 것이 드러난다. 태양병 겉 증세가 그대로 있을 때부터 이미 두 길로 갈래가 나뉘어, 본디 서로 들어맞지 않는다.
　태양병 겉 증세가 그대로인 채 그 사람이 미친놈 같으면, 울광병 초기 증세다. 양명병 위가실로 똥 누기 어려우면, 울광병 중기 증세다. 양명병에 밀물처럼 일정한 시간에 조열이 일어나고 미쳐 헛소리하며, 숨을 헐떡이고 눈동자를 곧추세우면, 울광병 말기 증세다.
　태양병에 열이 나고 찬 기운을 싫어하며, 땀이 절로 나면 망양병 초기 증세다. 양명병에 찬 기운을 싫어하지 않고 도리어 뜨거운 기운을 싫어하며, 땀이 절로 나면 망양병 중기 증세다. 양명병에 열이 나고 땀을 많이 흘리면 망양병 말기 증세다.

대개 울광병은 모조리 몸에 열이 나되 절로 땀이 흐르지는 않는다. 망양증은 모조리 몸에 열이 나고 절로 땀이 흐른다.

▶ 陰證 口中和而 有腹痛泄瀉者 太陰病也
　　　口中不和而 有腹痛泄瀉者 少陰病也
　陽證 自汗不出而 有頭痛身熱者 太陽陽明病 鬱狂證也
　　　自汗出而 有頭痛身熱者 太陽陽明病 亡陽證也
陰證之太陰病 陽證之鬱狂病 有輕證重證也
陰證之少陰病 陽證之亡陽病 有險證危證也
亡陽少陰病 自初痛 已爲險證 繼而危證也

음증에 입 안이 부드러우면서, 배가 아프고 설사하는 것은 태음병이다. 입 안이 부드럽지 않으면서, 배가 아프고 설사하는 것은 소음병이다. 양증에 절로 땀이 나오지 않으면서, 머리가 아프고 몸에 열이 나는 것은 태양양명병의 울광증이다. 절로 땀나면서, 머리가 아프고 몸에 열이 나는 것은 태양양명병의 망양증이다.

음증의 태음병과 양증의 울광병에는 가볍고 무거운 경중의 증세가 있다. 음증의 소음병과 양증의 망양병에는 어렵고 위태로운 험위의 증세가 있다. 그러니 망양병과 소음병은 처음 아프기 시작하면서부터 이미 어려운 험증이다. 아픔이 더 이어지면 위태로운 위증이 된다.

- ▶ 亡陽病證 非但 觀於汗也 必 觀於小便多少也
  若 小便清利而 自汗出則 脾約病也 此險證也
  　小便赤澁而 自汗出則 陽明病 發熱汗多也 此危證也
  然 少陽人 裏熱證 太陰人 表熱證 亦有汗多而 小便赤澁者
  　宜察之 不可誤藥
- ▶ 胃家實病 其始焉 汗不出 不惡寒 但惡熱而 其病垂危則 濈然 微汗出 潮熱也
  　濈然微汗出 潮熱者 表寒振發之力 永竭故也 胃竭之候也
  　脾約病 其始焉 身熱汗自出 不惡寒而 若其病垂危則 發熱汗多而 惡寒也
  　發熱汗多而 惡寒者 裏熱撑支之勢 已窮故也 脾絶之候也

망양병증에선 한낱 땀만 볼 것이 아니다. 반드시 오줌이 많으냐 적으냐를 보아야 한다. 만일 오줌이 맑고 잘 나오면서 절로 땀이 나면 비약병이다. 이는 어려운 험증이다. 만일 오줌이 붉고 깔깔하면서 절로 땀이 나면 양명병의 발열한다증이다. 이는 위태로운 위증이다.

그런데 소양인의 리열증과 태음인의 표열증에도, 땀을 많이 흘리고 오줌이 붉고 깔깔한 것이 있다. 마땅히 잘 살펴서 약을 잘못 써서는 안 된다.

위가실병의 처음에는 땀이 나지 않고 찬 기운을 싫어하지 않으며, 다만 뜨거운 기운을 싫어한다. 그러다가 그 병이 거의 위태로워지면, 빠르게 희미한 땀이 나면서 밀물처럼 일정한 시간에 조열이 일어난다. 빠르게 희미한 땀이 나면서 밀물처럼 일정한 시간에 조열이 일어나는 것은, 겉의 차가운 삿된 기운을 떨쳐내는 힘이 길이 말랐기 때문이다. 위의 기운이 마른 상태다.

비약병의 처음에는 몸에 열이 나고 땀이 절로 나며, 찬 기운을 싫어하지 않는다. 그러다가 그 병이 거의 위태로워지면, 열이 나고 땀이 많이 나며 찬 기운을 싫어한다. 열이 나고 땀이 많이 나며 찬 기운을 싫어하는 것은, 속의 뜨거운 삿된 기운을 버텨내는 힘이 이미 다했기 때문이다. 비의 기운이 끊어진 상태다.

○ 張仲景曰 厥陰證 手足厥冷 小腹痛 煩滿囊縮 脈微欲絶 宜當歸四逆湯

○ 凡厥者 陰陽氣 不相順接 便爲厥 厥者 手足逆冷是也

○ 傷寒 六七日 尺寸脈微緩者 厥陰受病也 其證 小腹煩滿而囊縮 宜用承氣湯 下之

○ 六七日 脈至皆大 煩而口噤 不能言 躁擾者 必欲解也

장중경은 말한다. 궐음증은 손발이 싸늘하고 아랫배가 아파서 괴롭고 그득하다. 불알이 오므라들고 맥이 희미하여 끊어지려 한다. 당귀사역탕이 좋다.
무릇 궐이란 음기와 양기가 서로 순조롭게 어우러지지 못하여, 곧 궐이 되는 것이다. 궐은 손발 끝부터 거꾸로 싸늘해오는 그것이다.
상한 6~7일에 척맥과 촌맥이 희미하면서 느린 것은 궐음경에 병이 난 것이다. 그 증세는 아랫배가 괴롭고 그득하면서 불알이 오므라든다. 승기탕을 써서 설사 시키는 것이 좋다.
6~7일에 잡는 맥마다 모두 크고, 괴로워 입을 다물어 말을 못하고 조바심을 내면, 반드시 병이 풀리려는 것이다.

○ 朱肱 活人書曰 厥者 手足逆冷 是也
　手足指頭微寒者 謂之淸 此疾 爲輕
　陰厥者 初得病 便四肢厥冷 脈沈微而不數 足多攣
○ 傷寒 六七日 煩滿囊縮 尺寸俱微緩者 足厥陰經 受病也
　其脈微浮 爲欲愈 不浮 爲難愈
　脈浮緩者 必囊不縮 外證 必發熱惡寒 爲欲愈 宜桂麻各半湯
　若 尺寸俱沈短者 必囊縮 毒氣入腹 宜承氣湯 下之 速用承
　氣湯 可保五生一死
　六七日 脈微浮者 否極泰來 水升火降 寒熱作而 大汗解矣
○ 諸手足逆冷 皆屬厥陰 不可汗下 然 有須汗須下者 謂手足雖
　逆冷 時有溫時 手足掌心 必煖 非正厥逆 當消息之

　주굉은 『활인서』에서 말한다. 궐은 손발 끝부터 거꾸로 싸늘해 오는 그것이다. 손가락 끝과 발가락 끝에 희미하게 찬 기운이 있는 것을, 파랗다 한다. 이것은 가벼운 질환이다. 이와 달리 음궐이란 처음 병들 때, 곧 팔다리가 싸늘하고 맥이 잠기면서 희미하며 빠르지 않다. 대부분 발에 경련이 일어 오그라든다.
　상한 6~7일에 아랫배가 괴롭고 그득하며 불알이 오므라들고, 척맥과 촌맥이 희미하면서 느린 것은 족궐음경에 병난 것이다. 그 맥이 희미하면서 뜨면 나으려 하는 것이다. 뜨지 않으면 낫기 어렵다.
　맥이 희미하면서 느리면 반드시 불알이 오므라들지 않는다. 겉으로 드러나는 증세에 반드시 열이 나고 찬 기운을 싫어한다. 병이 나으려 하는 것이다. 계마각반탕이 좋다. 반대로 만일 척맥과 촌맥이 모두 잠기면서 짧으면, 반드시 불알이 오므라든다. 독한 기운이 뱃속에 들어간 것이다. 승기탕을 써서 설사 시키는 것이 좋다. 서둘러 승기탕을 쓰면, 다섯은 살고 하나는 죽는다고 장담할 수 있다.

　6~7일에 맥이 희미하면서 뜨면, 막힌 운수가 가고 좋은 운수가 오는 '비극태래'와 같다. 물 기운은 오르고 불기운은 내려가, 찬 기운과 뜨거운 기운이 어우러진다. 크게 땀을 흘리고선 병이 풀린다.

　손발 끝부터 거꾸로 싸늘해 오는 어느 병이건, 모두 궐음경에 속한다. 땀내거나 설사 시켜서는 안 된다. 그러나 꼭 땀내거나 꼭 설사 시켜야 하는 경우가 있다. 손발이 아무리 거꾸로 싸늘해 오더라도, 가끔씩 따뜻할 때가 있고 손발바닥 가운데가 반드시 따뜻하면, 올바른 궐역이 아니다. 잘 헤아려야 한다.

　○ 李梴曰 舌卷厥逆 冷過肘膝 小腹絞痛 三味蔘萸湯 四順湯主之
　　囊縮 手足乍冷乍溫 煩滿者 大承氣湯主之

　리천은 말한다. 혀가 말리고 갑자기 싸늘해져, 싸늘한 기운이 팔꿈치와 무릎을 지나가며 아랫배가 비비 꼬이듯 아프면, 삼미삼유탕이나 사순탕으로 다스린다. 불알이 오므라들고 손발이 싸늘했다 따듯했다 하면서, 아랫배가 괴롭고 그득하면, 대승기탕으로 다스린다.

　▶ 論曰 張仲景所論 厥陰病 初無腹痛下利等證而 六七日 猝然
　　　而厥 手足逆冷則
　　　此 非陰證之類也
　　　乃 少陰人 太陽傷風 惡寒發熱汗自出之證 正邪相持日久
　　　當解不解而 變爲此證也
　　　此證 當謂之 太陽病厥陰證也
　　　此證 不必用 當歸四逆湯 桂麻各半湯而 當用. 蔘萸湯 人蔘

吳茱萸湯 獨蔘八物湯
　　　　　　　不當用 大承氣湯而 當用 巴豆
▶ 凡 少陰人 外感病六七日 不得汗解而死者 皆死於厥陰也
　四五日 觀其病勢 用黃芪桂枝湯 八物君子湯 三四五貼 豫
　防可也

나는 말한다. 장중경이 말한 궐음병은, 처음엔 배가 아프고 설사하는 따위의 증세가 없다가, 6~7일에 갑자기 궐하여 손발 끝부터 거꾸로 싸늘해 오니, 이것은 음증의 종류가 아니다.

이것은 곧 소음인 태양상풍의 찬 기운을 싫어하고 열이 나며 땀이 절로 나는 증세에서, 바른 기운과 삿된 기운이 서로 버티기를 오래하여, 풀려야 할 것이 풀리지 않고 변하여, 이 증세가 된 것이다. 그러니 이 증세는 태양병 궐음증이라 해야 마땅하다.

이 증세에 당귀사역탕이나 계마각반탕을 꼭 쓸 일은 아니다. 삼유탕이나 인삼오수유탕이나 독삼팔물탕을 써야 한다. 대승기탕을 써서는 안 되고, 파두를 써야 한다.

무릇 소음인 외감병 6~7일에 땀을 내지 못하여 죽는 것은 모두 궐음증으로 죽는 것이다. 4~5일에 그 병세를 살펴보아 황기계지탕이나 팔물군자탕을 써라. 서너 댓 첩이면 궐음증을 미리 막을 수 있다.

　○ 朱肱曰 厥陰病 消渴 氣上衝心 心中疼熱 飢不欲食 食則吐蛔
　○ 龔信曰 傷寒 有吐蛔者 雖有大熱 忌下 凉藥犯之 必死
　　蓋胃中有寒則 蛔不安所而 上膈 大凶之兆也 急用理中湯

주굉은 말한다. 궐음병 소갈은 기운이 위로 올라 가슴까지 치받아,

가슴 속이 쑤시고 열난다. 굶주려도 먹으려 하지 않으며, 먹으면 회충을 토한다.

공신은 말한다. 상한에 회충을 토하면, 아무리 큰 열이 나더라도 설사 시켜서는 안 된다. 서늘한 약으로 거스르면 반드시 죽는다. 대개 위 속이 차면, 회충이 편안히 있지를 못하고 가슴 속까지 올라간다. 크게 나쁜 조짐이다. 서둘러 리중탕을 쓴다.

▶ 論曰 此證 當用 理中湯 日三四服 又連日服 或理中湯 加陳皮 官桂 白何首烏

▶ 重病危證 藥不三四服則 藥力 不壯也
又 不連日服則 病加於少愈也 或病愈而不快也
連日服者 或 日再服 或 日一服 或 日三服
或 二三日連日服 或 五六日連日服 或 數十日連日服 觀其病勢圖之

나는 말한다. 이 증세에 리중탕을 써야 한다. 하루 서너 번 먹기를 여러 날 한다. 혹 리중탕에 진피, 관계, 백하수오를 더한다.

무거운 병이나 위태로운 증세에는 약을 하루 서너 번 먹지 않으면, 약의 힘이 씩씩하지 않다. 더욱이 여러 날 먹지 않으면 조금 나으려다가 병이 더해지거나, 어쩌다 병이 낫더라도 시원하지 않다. 여러 날 먹는 것은 하루 두 번이나, 하루 한 번이나, 하루 세 번씩 하여, 2~3일이나 5~6일이나 수십 일을 먹는 것이다. 그 병세를 살펴보아 그에 맞게 꾀하라.

少陰人胃受寒裏寒病論

▌소음인이 위에 차가운 기운을 받아 몸속이 차가운 병을 말한다

    소음인 속병과 겉병의 갈림길은 설사의 있고 없음이다. 열나는 겉병을 다룬 데 뒤이어, 여기에서는 설사하는 속병을 다룬다.

    푸른 물 설사는 곽란과 관격 뒤에 이루어진다. 파두를 써야 한다. 배가 그득한데 꺼지지 않고, 꺼지더라도 꺼졌다 할 수 없는 것은, 오래된 찬 기운 덩어리나 묵은 체증이 있어서다. 조용히 웅크려 눕고 낯빛이 푸르며, 매 맞은 것 같이 몸이 아픈 것이 태음병 음독증이다.
    설사 초기에는 가슴이 괴로운가 아닌가를 살펴야 한다. 괴롭지 않으면 태음병이고, 괴로우면 소음병이다.
    태음병 설사는 대장 설사다. 따스한 기운이 싸늘한 기운을 몰아내는 설사다. 배가 아프고 절로 설사하며, 입 안이 목마르면서 부드럽다.
    소음병 설사는 위 속 설사다. 싸늘한 기운이 따스한 기운을 윽박지르는 설사다. 배가 아프고 절로 설사하되, 입 안이 목마르면서 부드럽지 않다.
    조바심으로 잠시라도 안정하지 못하면서 팔다리가 싸늘해지는 것

이 장궐이다. 똑같은 조바심이 나지만 물을 마시지 못하는 것이 음성 격양이다. 둘 다 극히 위태롭다.

결흉은 명치 밑에서 결리면서 딱딱하거나, 배꼽 위 가까이에서 뭉쳐 딱딱한 것이다. 고칠 수 있다. 장결은 상태가 결흉과 비슷하나, 명치 밑 오른쪽이 뭉쳐 딱딱하다. 고칠 수 없다.

명치 밑이 결리면서 그득한 비만과, 음황과, 물 기운으로 붓는 부종은, 태음병에서 온다. 태음병 황달인 음황은 가슴 속이 괴로우면서 조바심 나고, 숨을 헐떡이며 게우되 목마르지 않다.

○ 張仲景曰 太陰之證 腹滿而吐 食不下 自利益甚 時腹自痛
　○ 腹滿時痛 吐利不渴者 爲太陰 宜四逆湯 理中湯
　　腹滿不減 減不足言 宜大承氣湯
　○ 傷寒 自利不渴者 屬太陰 以其臟有寒故也 當溫之 宜用四逆湯
　○ 太陰證 腹痛自利不渴 宜理中湯 理中丸 四順理中湯丸 亦主之

　장중경은 말한다. 태음증은 배가 그득하고 먹은 것을 토하며, 먹은 것이 내려가지 않고 절로 나는 설사가 더욱 심하며, 때때로 배가 절로 아프다.
　배가 그득하면서 때때로 아프고, 토하거나 설사하면서도, 목마르지 않으면 태음증이다. 사역탕이나 리중탕이 좋다. 배가 그득한데 꺼지지 않고, 꺼지더라도 꺼졌다 할 수 없으면, 대승기탕이 좋다.
　상한에 절로 설사하면서도, 목마르지 않으면 태음증에 속한다. 비장에 찬 기운이 들었기 때문이다. 덥혀 주어야 한다. 사역탕을 쓰는 것이 좋다.
　태음증은 배가 아프고 절로 설사하면서도 목마르지 않다. 리중탕이나 리중환이 좋다. 사순리중탕환으로도 다스린다.

▶ 論曰 右證 當用 理中湯 四順理中湯 四逆湯而 古方草刱 藥力不具備
　此證 當用 白何烏理中湯 白何烏附子理中湯
　腹滿不減 減不足言者 有痼冷積滯也 當用 巴豆而 不當用 大承氣湯

　나는 말한다. 위의 증세에는 리중탕·사순리중탕·사역탕을 써야 한다. 그러나 이러한 옛 처방은 초창기 처음에 쓴 것이어서, 약의 힘을 제대로 갖추지 못한다. 이 증세에는 백하오리중탕이나 백하오부자리중탕을 써야 한다. 배가 그득한데 꺼지지 않고, 꺼지더라도 꺼졌다 할 수 없는 것은, 오래된 찬 기운 덩어리나 묵은 체증이 있어서다. 파두를 써야 한다. 대승기탕을 써서는 안 된다.

○ 張仲景曰 病發於陰而反下之 因作痞
　傷寒 嘔而發熱者 若心下滿而 不痛 此爲痞 半夏瀉心湯主之
　胃虛氣逆者 亦主之
○ 下後下利 日數十行 穀不化 腹雷鳴 心下痞硬 乾嘔心煩 此乃
　結熱 乃胃中虛
　客氣上逆故也 甘草瀉心湯主之
○ 太陰證 下利淸穀 若發汗則 必脹滿 發汗後腹脹滿 宜用厚朴
　半夏湯
○ 汗解後 胃不和 心下痞硬 脇下有水氣 腹中雷鳴 下利者 生薑
　瀉心湯主之
○ 傷寒 下利 心下痞硬 服瀉心湯後 以他藥下之 利不止 與理中
　湯 利益甚
　　赤石脂禹餘粮湯主之

장중경은 말한다. 병이 음증에서 생긴 것을 도리어 설사 시키면, 뱃속이 결린 비기가 된다. 상한에 구역질하고 열이 나거나, 명치 밑이 그득하면서 아프지 않은 것이 비기다. 반하사심탕으로 다스린다. 위가 허하여, 기운이 거슬러 올라와도 이것으로 다스린다.

설사 시킨 뒤, 설사를 하루 수십 번이나 하고 음식이 소화되지 않으며, 뱃속에서 우레 소리가 나고 명치 밑이 결리면서 딱딱하며, 헛구역 질하면서 가슴이 괴로우면, 열이 맺힌 것이다. 곧 위 속이 허하여, 삿된 기운이 거슬러 올라오기 때문이다. 감초사심탕으로 다스린다.

  태음증에 소화되지 않은 음식 그대로 설사할 때, 만일 땀을 내게 하면, 반드시 배가 불러오면서 속이 그득한 창만이 된다. 이처럼 땀 낸 뒤의, 배의 창만에는 후박반하탕을 쓰는 것이 좋다.

  땀을 낸 뒤, 위가 부드럽지 않고 명치 밑이 결리면서 딱딱하며, 갈비뼈 아래에서 물 기운이 있고 뱃속에서 우레 소리가 나며, 설사하면 생강사심탕으로 다스린다.

  상한에 설사하고 명치 밑이 결리면서 딱딱하여, 사심탕을 먹은 뒤에 다른 약으로 설사 시켜, 설사가 멎지 않으면 리중탕을 쓴다. 설사가 더욱 심하면 적석지우여량탕으로 다스린다.

▶ 論曰 病發於陰而反下之云者 病發於胃弱 當用 藿香正氣散而反用 大黃下之之謂也
   麻黃 大黃 自是太陰人藥 非少陰人藥則 少陰人病 無論表裏 麻黃大黃汗下 元非可論
  少陰人病 下利淸穀者 積滯自解也
   太陰證 下利淸穀者 當用 藿香正氣散 香砂養胃湯 薑朮寬中湯 溫胃而降陰
   少陰證 下利淸穀者 當用 官桂附子理中湯 健脾而降陰

▶ 藿香正氣散 香砂六君子湯 寬中湯 蘇合元 皆 張仲景瀉心湯之變劑也
   此 所謂 靑於藍者 出於藍 噫 靑雖自靑 若非其藍 靑 何得靑

나는 말한다. 병이 음증에서 생긴 것을 도리어 설사 시킨다고 한 것은 위가 약하여 병이 난 것이다. 그러므로 곽향정기산을 써야 하건만, 도리어 대황을 써서 설사 시킨 것을 일컫는다. 마황이나 대황은 본디 태음인 약이다. 소음인 약이 아니다. 그러니 소음인의 병에, 겉병이건 속병이건 따질 것 없이, 마황으로 땀을 내거나 대황으로 설사 시키는 일은, 본디부터 말할 것조차 없다.

소음인 병에, 소화되지 않은 음식을 그대로 설사하면, 묵은 체증이 절로 풀린다. 태음증에 소화되지 않은 음식을 그대로 설사하면, 곽향정기산·향사양위탕·강출관중탕을 써서 위를 덥혀 음기를 내려야 한다. 소음증에 소화되지 않은 음식을 그대로 설사하면, 관계부자리중탕을 써서 비를 튼튼히 하여 음기를 내려야 한다.

곽향정기산·향사륙군자탕·관중탕·소합원은 모두 장중경 사심탕으로부터 변화하여 나온 방제다. 이야말로 이른바 쪽보다 더 푸른 것이 쪽으로부터 나온 것이다. 아, 푸른 것이 아무리 스스로 푸르더라도, 만일 쪽이 아니라면, 푸른 것이 어찌 푸를 수 있으리오.

　○ 張仲景曰 傷寒陰毒之病 面靑 身痛如被杖 五日可治 七日不治
　○ 李梴曰 三陰病深 必變爲陰毒
　　　其證 四肢厥冷 吐利不渴 靜踡而臥
　　　甚則 咽痛鄭聲 加以頭痛 頭汗 眼睛內痛 不欲見光 面脣指
　　　甲靑黑 身如被杖
　　　又 此證 面靑白黑 四肢厥冷 多睡

장중경은 말한다. 상한 음독의 병은 낯빛이 푸르고, 몸이 아픈 것이 매 맞은 것 같다. 5일 정도는 치료할 수 있다. 7일 정도는 고치지 못한다.

리천은 말한다. 삼음병이 깊어지면 반드시 변하여 음독이 된다. 그 증세는 팔다리가 싸늘하고, 토하거나 설사하면서도 목마르지 않으며, 조용히 웅크려 눕는다. 심하면 목구멍이 아프고 헛소리를 한다. 더하면 머리가 아프고 머리에 땀이 나며, 눈동자가 아파서 빛을 보려 하지 않고, 얼굴과 입술과 손톱이 검푸르며, 몸은 매를 맞은 것 같다. 또 이 증세는 낯빛이 푸르다 희다 검다 하면서, 팔다리가 싸늘하고 잠이 많다.

▶ 論曰 右證 當用 人蔘桂皮湯 人蔘附子理中湯

나는 말한다. 위의 증세에는 인삼계피탕이나 인삼부자리중탕을 써야 한다.

○ 張仲景曰 傷寒直中陰經 初來 無頭痛 無身熱 無渴 怕寒踡臥
  沈重欲眠 脣靑厥冷
  脈微而欲絶 或脈伏 宜四逆湯 四逆者 四肢逆冷也

장중경은 말한다. 상한이 곧바로 음경을 맞추면, 처음에는 머리가 아프거나, 몸에 열이 있거나, 목마르지 않다. 찬 기운을 싫어하고 웅크려 누우며, 몸이 무겁게 가라앉아 자려고만 하고, 입술이 푸르며 팔다리가 싸늘하다. 맥은 희미하여 끊어지려 하거나 깊이 잠겨 있다. 사역탕이 좋다. 사역이란 팔다리가 싸늘한 것이다.

♣ 論曰 嘗治 少陰人 直中陰經 乾霍亂關格之病
  時屬中伏節候 少陰人 一人 面部氣色 或靑或白 如彈丸圈 四

五點成團
　　起居如常而 坐於房室中 倚壁 一身委靡無力而 但欲寐
問其這間原委則 曰數日前 下利清水一二行 仍爲便閉 至今爲
兩晝夜 別無他故云
問所飮食則 曰 食麥飯云
急用 巴豆如意丹 一半時刻 其汗 自人中穴出而 達于面上 下
利一二度 時當日暮
觀其下利則 淸水中 雜穢物而出 終夜下利十餘行
翌日 平明至日暮 又十餘行下利而 淸穀麥粒 皆如黃豆大

　나는 말한다. 일찍이 소음인이 곧바로 음경에 맞아, 건곽란과 관격 병이 된 것을 치료한 일이 있다. 중복 때 어느 소음인이 낯빛이 푸르다 희다 한다. 그러면서 탄환 맞은 테두리 같은 반점이 4~5개씩 떼 지어 있고, 행동거지는 보통 때와 같다. 그러나 방 안에 앉아 벽에 기대어, 온몸이 나른하여 힘없이 자려고만 한다.

　그리 된 원인을 묻다. 며칠 전 맑은 물 설사 한두 번 한 뒤에 이내 똥이 막히고, 지금까지 이틀 동안 별다른 일은 없다고 한다. 음식을 묻다. 보리밥을 먹었단다.

　서둘러 파두여의단을 쓰다. 한 시간쯤 되자 땀이 인중혈에서 나와 얼굴 위까지 이른다. 설사를 한두 번 한다. 때는 저물 녘. 설사한 것을 살펴보다. 맑은 물속에 더러운 찌꺼기가 섞여 나온다. 밤새도록 설사를 10여 번 하다. 이튿날, 새벽부터 저물 때까지 또 10여 번 설사하다. 삭지 않은 보리 밥알이 모두 콩알 만한 크기다.

其病 爲食滯故 連三日 絶不穀食 日所食 但進好熟冷一二碗

至第三日平明 病人面色則 無不顯明而 一身皆冷 頭頸墜下 去地
二三寸 不能仰擧

病證更重 計出無聊

仔細點檢病人一身則 手足膀胱腰腹 皆如氷冷 臍下全腹 堅硬如
石而 胸腹上中脘 熱氣熏騰 炙手可熱 最爲可觀

至第五日平朝 一發吐淸沫而 淸沫中 雜米穀一朶而出 自此病勢
大減 因進米飮 聯服數碗

其翌日 因爲粥食

此病 在窮村故 未暇溫胃和解之藥

  그의 병은 잘못 먹어 체한 것이므로, 사흘 내내 음식을 끊다. 날마다 먹는 것은 좋은 숭늉 한두 사발이다. 사흘째 새벽, 환자의 낯빛은 환하여 밝지 않음이 없다. 그러나 온몸이 다 싸늘하다. 머리와 목을 떨어뜨리어 땅바닥에 거의 닿을 정도로 가누지 못한다. 병증이 다시 무거워져 다른 생각을 할 짬이 나지 않는다.

  자세히 환자의 온몸을 낱낱이 살펴보다. 손, 발, 방광, 허리, 아랫배가 다 얼음같이 차다. 배꼽 아래가 돌같이 딱딱하다. 가슴과 배의 상완과 중완에는 뜨거운 기운이 불타올라, 손을 델 정도로 뜨거워서 가장 볼 만하다.

  닷새째 새벽, 한 번 맑은 거품을 게워낸다. 맑은 거품 속에 쌀밥이 한 움큼 섞여 나온다. 이로부터 병의 힘이 크게 줄어들다. 이내 미음을 내놓자 연달아 몇 사발 먹는다. 이튿날에는 곧 죽을 먹다. 이 환자가 외진 마을에 살아, 위를 덥히고 부드럽게 풀어주는 약을 쓸 겨를이 없어 이처럼 고생한 것이다.

♣ 其後 又 有少陰人 一人 日下利數次而 仍下淸水 全腹浮腫
　　　初用 桂附藿陳理中湯 倍加人蔘 官桂 各 二錢 附子 二
　　錢或一錢 日四服
　　　　數日後則 日三服 至十餘日
　　　　遂下利淸穀 連三日 三四十行而 浮腫大減
♣ 又 少陰人 小兒 一人 下利淸水 面色靑黯 氣陷如睡
　　用 獨蔘湯 加生薑二錢 陳皮 砂仁 各一錢 日三四服
　　　數日後 下利十餘行 大汗解

　그 뒤 또 어느 소음인이 하루에도 설사를 여러 번 한다. 이내 맑은 물 설사를 하면서 온 배가 부어 올라온다. 처음에 계부곽진리중탕에 인삼과 관계 각 두 돈과, 부자 두 돈 또는 한 돈을 더하여 쓰다. 하루 네 번 먹고, 며칠 뒤에는 하루 세 번 먹다. 열흘 남짓하여 마침내 삭지 않은 설사를 하다. 사흘 내내 삼사십 번을 하다. 부어 오른 것이 크게 줄어들다.

　또 소음인 어떤 어린아이가 맑은 물 설사를 한다. 낯빛이 검푸르며, 기운이 빠져 자는 것 같이 보인다. 독삼탕에 생강 두 돈과 진피와 사인 각 한 돈씩을 더하여 쓰다. 하루 서너 번 먹다. 며칠 뒤 설사를 십여 번 하다. 크게 땀을 흘리더니 병이 풀리다.

　▶ 蓋 少陰人 霍亂關格病 得人中汗者 始免危也
　　　　　食滯大下者 次免危也
　　　　　自然能吐者 快免危也
　　禁進粥食 但進好熟冷 或米飮者 扶正抑邪之良方也
　　宿滯之彌留者 得好熟冷乘熱溫進則 消化 無異於飮食　雖

絶食二三四日 不必爲慮

대개 소음인 곽란과 관격병은 인중혈에서 땀이 나면 비로소 위태로움을 벗어난다. 잘못 먹어 체한 것을 크게 설사하면 다음으로 위태로움을 벗어난다. 절로 게위내면 시원하게 위태로움을 벗어난다.

죽 먹는 것은 막아야 한다. 다만 좋은 숭늉이나 미음을 먹는 것이, 바른 기운을 북돋아 삿된 기운을 억누르는, 좋은 방법이다. 오래된 체한 기운이 그대로 머물러 있는 사람은, 좋은 숭늉을 뜨거울 때 따뜻하게 먹으면, 소화되는 것이 음식 먹을 때와 다르지 않다. 비록 음식을 2, 3, 4일을 끊더라도 별로 걱정할 게 없다.

- ○ 張仲景曰 少陰病 脈微細 但欲寐
- ○ 傷寒 欲吐不吐 心煩 但欲寐 五六日 自利而渴者 屬少陰 小便色白 宜四逆湯
- ○ 少陰病 身體痛 手足寒 骨節痛 脈沈者 附子湯主之
- ○ 下利 腹脹滿 身體疼痛 先溫其裏 乃攻其表 溫裏 宜四逆湯 攻表 宜桂枝湯

장중경은 말한다. 소음병은 맥이 희미하면서 가늘고 잠만 자려 한다.

상한에 게위내려 해도 게위지지 않고, 가슴이 괴로우며 잠만 자려 하다가, 5~6일에 절로 설사하고, 목이 마르면 소음병에 속한다. 오줌 빛이 희면 사역탕이 좋다.

소음병에 몸이 아프고 손발이 차며, 뼈마디가 아프고 맥이 잠기면, 부자탕으로 다스린다.

설사하고 배가 부어오르면서 그득하며, 몸이 쑤시면서 아프면, 먼저 속을 덥힌 뒤에 겉을 쳐낸다. 속을 덥히는 데는 사역탕이 좋다. 겉을 쳐내는 데는 계지탕이 좋다.

▶ 論曰 右證 當用 官桂附子理中湯

나는 말한다. 위의 증세에는 관계부자리중탕을 써야 한다.

○ 張仲景曰 少陰病 始得之 反發熱 脈沈者 麻黃附子細辛湯主之
○ 少陰病 一二日 口中和 背惡寒 宜附子湯
○ 少陰病 二三日 用麻黃附子甘草湯 微發之 以二三日 無證故 微發汗也
　無證 謂無吐利厥證也
○ 下利 脈沈而遲 其人 面小赤 身有微汗 下利淸穀 必鬱冒汗出 而解 病人 必微厥
　所以然者 其面戴陽 下虛故也
○ 少陰病 脈細沈數 病爲在裏 不可發汗
　少陰病 但厥 無汗而 强發之 必動其血 或從口鼻 或從目出 是 爲下厥上渴 難治

장중경은 말한다. 소음병 처음에, 도리어 열이 나고 맥이 잠기면, 마황부자세신탕으로 다스린다.
　소음병 하루 이틀에, 입 안이 부드럽고 등에서 찬 기운을 싫어하면, 부자탕이 좋다.
　소음병 이틀 사흘에, 마황부자감초탕을 써서 희미하게 땀을 내는 것은, 이틀 사흘 동안 어떤 증세가 없으므로, 희미하게 땀을 내는 것이다. 어떤 증세가 없다는 것은, 게우거나, 설사하거나, 팔다리가 싸늘해지는 증세가 없음을 일컫는다.

설사하고 맥이 잠기면서 더디며, 그 사람의 얼굴이 조금 붉고 몸에 희미하게 땀이 나며, 삭지 않은 설사를 하면, 반드시 어지럼증으로 정신이 아득해지면서, 땀이 나다가 병이 풀린다. 환자는 반드시 팔다리가 싸늘하다. 그의 얼굴에 양기가 올라와 아래가 허하기 때문이다.

소음병에 맥이 잠기고 가늘며 빠르면, 병이 속에 든 것이다. 땀을 내게 하면 안 된다. 소음병에 다만 팔다리가 싸늘하고, 땀이 없는데 억지로 땀을 내게 하면, 반드시 피를 흔들게 된다. 피가 입과 코로부터 나오거나 눈으로부터 나온다. 이를 하궐상갈이라 한다. 치료하기 어렵다.

▶ 論曰 張仲景所論 太陰病 少陰病 俱是 少陰人 胃氣虛弱 泄瀉之證而

太陰病泄瀉 重證中 平證也

少陰病泄瀉 危證中 險證也

人 但見泄瀉 同是一證而 易於尋常做圖 少陰病泄瀉 尋常做圖則 必不免死

盖 太陰病泄瀉 大腸之泄瀉也 少陰病泄瀉 胃中之泄瀉也

太陰病泄瀉 溫氣逐冷氣之泄瀉也 少陰病泄瀉 冷氣逼溫氣之泄瀉也

나는 말한다. 장중경이 말한 태음병과 소음병은, 모두 소음인의 위의 기운이 허약하여 설사하는 증세다. 태음병 설사는 무거운 증세에서도 보통 증세다. 소음병 설사는 위태로운 증세에서도 좀 덜한 험한 증세다.

사람들이 한낱 설사만 보고 똑같은 증세로 같이 여겨, 보통으로 넘겨 버리기 십상이다. 그러나 소음병 설사를 보통으로 넘겨 버리면, 반드시 죽음을 벗어나지 못한다.

대개 태음병 설사는 대장 설사다. 소음병 설사는 위 속 설사다. 태음병 설사는 따스한 기운이 싸늘한 기운을 몰아내는 설사다. 소음병 설사는 싸늘한 기운이 따스한 기운을 윽박지르는 설사다.

▶ 少陰病 欲自愈則 面小赤 身有微汗 必鬱冒汗出而解 故 古人 有見於此 少陰病 但厥無汗者 亦以麻黃 强發汗 欲其自愈而

反動其血 從口鼻出故 於是乎 始爲戒懼 凡 少陰病 不敢輕易用麻黃而 少陰病 始得之一二日二三日初證 以麻黃附子甘草湯

微發之也 然 麻黃 爲少陰病害藥則 雖二三日初證 必不可 用麻黃發之也

此證 當用 官桂附子理中湯 或以 桂枝 易 官桂

소음병이 절로 나으려 하면, 얼굴이 조금 붉어지고 몸에 희미한 땀이 나며, 반드시 어지럼증으로 정신이 아득해지면서, 땀이 나다가 병이 풀린다. 그러므로 옛날 뛰어난 이들이 이를 보고, 소음병에 다만 팔다리가 싸늘하고 땀이 없으면, 역시 마황으로 억지로 땀을 내게 하여 절로 낫게 하려다, 도리어 그 피를 흔들어서 입과 코로 피를 쏟게 한 것이다. 그러므로 여기에서 비로소 경계하고 두려워한 것이다.

모든 소음병에는 함부로 경솔하게 깔보아 마황을 써서는 안 된다.

그런데도 소음병이 처음 걸린 1~2일이나 3~4일 증세에 마황부자감초탕으로 희미하게 땀을 낸 것이다. 그렇지만 마황은 소음병에 해로운 약이다. 2~3일의 초기 증세라도, 반드시 마황을 써서 땀을 내게 해서는 안 된다 이 증세는 관계부자리중탕을 써야 한다. 혹 계지로써 관계를 바꾸기도 한다.

▶ 少陰病 初證 因爲險證 繼而爲危證 此病 初證 早不辨證而措置則 危境也
凡 腹痛自利 無口渴 口中和者 爲太陰病
　腹痛自利而 有口渴 口中不和者 爲少陰病
少陰病 有身體痛 骨節痛 表證 此則 表裏俱病而　大腸寒氣 必勝胃中溫氣而 上升也
太陰病 無身體痛 骨節痛 表證 此則 裏病 表不病而 胃中溫氣 猶勝大腸寒氣而 下降也

소음병은 초기 증세가 곧 무거운 험증이다. 그러다 이어져서는 위태로운 위증이 된다. 이 병은 초기 증세부터, 일찌감치 병증을 가려내어 처리하지 않으면, 위태로운 지경에 빠진다.

무릇 배가 아프고 절로 설사하며, 입 안이 목마르면서 부드러우면 태음병이다. 배가 아프고 절로 설사하되, 입 안이 목마르면서 부드럽지 않으면 소음병이다.

소음병의 온몸이 아프고 뼈마디가 아픈 겉 증세는, 겉과 속이 모두 병든 것으로, 대장의 차가운 기운이 반드시 위 속의 따뜻한 기운을 이겨 위로 오른 것이다. 태음병의 온몸과 뼈마디가 아프지 않은 겉 증세는, 속에만 병들고 겉은 병들지 않아, 위 속의 따뜻한 기운이 대장의 차가운 기운을 오히려 이겨, 아래로 내려간 것이다.

　　○ 張仲景曰 少陰病 自利純青水 心下痛 口燥乾者 宜大承氣湯
　　○ 朱肱曰 少陰病 口燥咽乾而渴 宜急下之 非若陽明 宜下而可
　　　緩也

　장중경은 말한다. 소음병에 순전히 맑은 물 설사를 하고, 명치 밑이 아프며 입이 바싹 타서 마르면, 대승기탕이 좋다.
　주굉은 말한다. 소음병에 입이 바싹 타고, 목구멍이 말라서 목말라 하면, 서둘러 설사 시키는 것이 좋다. 양명병과 같이 설사를 천천히 시켜서 괜찮은 것이 아니다.

　　○ 李杲 東垣書曰 少陰證 口中辨 口中和者 當溫 口中乾燥者 當
　　　下
　　　少陰證 下利辨 色不青者 當溫 色青者 當下
　　○ 李梴曰 舌乾口燥 或下利青水 譫語 便閉 宜小承氣湯
　　　脣青 四肢厥冷 指甲青黑 宜薑附湯

　리고는『동원서』에서 말한다. 소음증은 입 안으로 가려내야 한다. 입 안이 부드러우면 따뜻하게 해야 한다. 입 안이 말라 타면 설사를 시켜야 한다. 소음증은 설사로 가려내야 한다. 빛이 푸르지 않으면 따뜻하게 해야 한다. 빛이 푸르면 설사 시켜야 한다.
　리천은 말한다. 혀가 마르고 입이 타며, 혹 맑은 물 설사를 하고 헛소리하며, 똥이 막히면 소승기탕이 좋다. 입술이 푸르고 팔다리가 싸늘하며, 손톱이 검푸르면 강부탕이 좋다.

▶ 論曰 下利靑水者 欲下之則 當用 巴豆
　　　欲溫之則 當用 官桂附子理中湯
　　下利靑水 仍爲便閉者 先用 巴豆 後用 薑朮寬中湯

나는 말한다. 맑은 물 설사 때, 설사를 시키고자 하면 파두를 써야 한다. 따스하게 하고자 하면 관계부자리중탕을 써야 한다. 맑은 물 설사를 하다가 이내 똥이 막히면, 먼저 파두를 쓴 뒤에, 강출관중탕을 쓴다.

♣ 嘗見 少陰人 十歲兒 思慮耗氣 每有憂愁 一二日則 必腹痛泄瀉
　一二日 用白何烏理中湯 二三四貼 或 甚則 附子理中湯 一二貼則 泄瀉必愈矣
　忽一日 此兒 心有憂愁 氣度不平 數日故
　　預治次 用白何烏理中湯 二貼則 泄瀉因作 下利靑水 連用 六貼 靑水不止
　　急用 附子理中湯 六貼 靑水變爲黑水 又二貼 黑水泄瀉 亦愈 又二三貼 調理
　以此觀之則 下利靑水者 病人 有霍亂關格而後 成此證也
　此證 當用 巴豆 破積滯痼冷 自是無疑
　此兒 十歲冬十二月 有下利靑水病 十一歲春二月 又得亡陽病

일찍이 소음인 열 살배기가 근심과 걱정으로 기운이 없어져, 매양 근심을 하루 이틀 할 양이면, 반드시 배가 아프고 설사하는 것을 본 일이 있다. 그래서 하루 이틀째는 백하오리중탕을 쓰다. 혹 심할 때는 부자리중탕 한두 첩을 쓰면 설사가 반드시 낫다.

문득 어느 날, 이 아이가 마음에 근심이 일어, 기분이 평안하지 않은지가 여러 날이다. 미리 다스리려 백하오리중탕 두 첩을 쓰다. 설사가 곧 일어나 맑은 물 설사를 한다. 연이어 여섯 첩을 쓰는데도, 맑은 물 설사가 그치지 않는다. 급히 부자리중탕 여섯 첩을 쓰다. 맑은 물 설사가 검은 물 설사로 바뀐다. 또 두 첩을 쓰자 검은 물 설사도 낫다. 또 두세 첩을 쓰자 몸을 가눈다.

　이로써 살피건대 푸른 물 설사는, 환자가 곽란과 관격이 있은 뒤에, 이 증세를 이루는 것이다. 이 증세는 파두를 써서, 묵은 체증과 오래된 찬 기운 덩어리를 깨뜨려야 함은, 본디부터 의심할 것조차 없다. 이 아이는 그해 겨울 12월에 맑은 물 설사 병을 앓다. 다음 해 열한 살 되는 봄, 2월에 다시 망양병을 앓다.

○ 朱肱曰 躁無暫定而厥者 爲藏厥
○ 李梴曰 藏厥者 發躁無休息時 發熱七八日 脈微 膚冷而躁
　或吐 或瀉 無時暫安者 乃厥陰眞藏氣絶 故曰 藏厥
　仲景 無治法而 四逆湯 冷飮救之
　又 少陰病 厥而吐利發躁者 亦不治而 三味蔘萸湯救之

　주굉은 말한다. 조바심 나서 가만히 있지 못하는 조증으로, 잠시라도 안정하지 못하면서 팔다리가 싸늘해지는 것을 장궐이라 한다.

　리천은 말한다. 장궐은 조바심 나서 쉴 틈이 없는 것이다. 열이 난지 7~8일에, 맥이 희미하고 살갗이 싸늘하면서, 조바심을 낸다. 토하기도 하고 설사하기도 하면서, 어느 때 할 것 없이 잠시라도 안정하지 못하는 것은, 곧 궐음경의 진기가 끊어졌기 때문이다. 그러므로 장궐이라 한다.

장중경이 치료법이 없다 했으나, 사역탕을 차게 먹여 구한다. 또 소음병에 팔다리가 싸늘하고, 토하거나 설사하면서 조바심을 내는 것도 치료하지 못한다 했으나, 삼미삼유탕으로 구한다.

▶ 論曰 少陰人 喜好不定而 計窮力屈則 心煩躁也
　　　少陰病 傷寒 欲吐不吐 心煩 但欲寐者 此 非計窮力
　屈者之病乎
　　蓋 喜好者 所慾也
　　　何故 至於計窮力屈而 得此少陰病乎 何不早用君子
　寬平心乎
　然 初證傷寒 欲吐不吐 心煩 但欲寐者 早用藥則 猶可免死也
　　其病 至於躁無暫定而厥則 勢在極危也 豈不可憐乎
　　　此證 當用 蔘萸湯 四逆湯 官桂附子理中湯 吳茱萸附子理中湯

나는 말한다. 소음인의 기뻐하는 감정이 불안정하게 아무 때나 불쑥불쑥 솟구치는 데다, 꾀가 막히고 힘이 꺾이면, 가슴 속이 달아오르면서 답답하고 편치 않아서, 팔다리를 가만히 두지 못한다. 소음병 상한에 토하려 해도 토하지 못하고, 가슴이 괴로우며 자려고만 하는 것. 이야말로 꾀가 막히고 힘이 꺾인 사람의 병이 아니런가.

대개 기뻐하는 감정이란 욕심내는 것이다. 무슨 연유로 꾀가 막히고 힘이 꺾이는 지경에까지 이르러, 이와 같은 소음병에 걸린단 말인가. 어찌하여 일찍부터 군자의 너그럽고 공평한 마음을 쓰지 않으셨는가.

그렇다 해도 상한에 토하려 해도 토하지 못하고, 가슴이 괴로우며 자려고만 하는, 초기 증세에 일찌감치 약을 쓰면, 오히려 죽음에서 벗어날 수 있다. 그 병이 조바심 나서 가만히 있지 못하여, 잠시라도 안정하지 못하면서 팔다리가 싸늘해지는 데까지 이르면, 병세가 위태로움의 끝에 놓인 것이다. 어찌 불쌍한 일이 아니런가. 이 증세는 삼유탕·사역탕·관계부자리중탕·오수유부자리중탕을 써야 한다.

○ 朱肱曰 病人 身冷 脈沈細而疾 煩躁而 不飮水者 陰盛隔陽也
若 飮水者 非此證也
厥陰病 渴欲飮水者 小小與之 愈
○ 成無己曰 煩 謂心中鬱煩也 躁 謂氣外熱躁也
但煩不躁 及 先煩後躁者 皆可治
但躁不煩 及 先躁後煩者 皆不可治
先躁後煩 謂怫怫然 更作躁悶 此 陰盛隔陽也 雖大躁 欲於泥
水中臥 但水不得入口 是也
此 氣欲絶而爭 譬如燈將滅而暴明
○ 李梴曰 傷寒 陰盛隔陽 其證 身冷反躁 欲投井中 脣青面黑 渴
欲飮水復吐 大便自利黑水
六脈沈細而疾 或無脈 陰盛隔陽 大虛證也 宜霹靂散
又曰 厥逆煩躁者 不治

주굉은 말한다. 환자가 몸이 차고 맥이 잠기고 가늘면서 빠르며, 가슴이 괴로워서 조바심으로 가만히 있지 못하고, 물을 마시지 않는 것은 음기가 꽉 차 양기를 막는 음성격양이다. 만일 물을 마시면 이 증세가 아니다. 궐음병에 목이 말라서 물을 마시려하는 사람은 조금씩 주면 낫는다.

성무기는 말한다. 번은 가슴 속이 답답하고 괴로운 것이다. 조는 기가 밖으로 나와 더워서 손발을 내젓는 것이다. 다만 번하여 조하지 않은 것과, 먼저 번하다가 뒤에 조한 것은 다 치료할 수 있다. 다만 조하여 번하지 않은 것과, 먼저 조하다가 뒤에 번한 것은 다 치료가 안 된다.

먼저 조하다가 뒤에 번한 것은, 발끈 화를 낸 뒤에 다시 초조하여, 가슴이 답답함을 일컫는다. 이것이 음성격양이다. 아무리 크게 조바심을 내어 진흙탕 속에 뒹군다 해도, 물 한 모금 마실 수 없는 것이 이것이다. 이것은 기운이 끊어지려 할 때 발악하여 다투는 것이다. 비유컨대 등잔불이 꺼지려 할 때, 갑자기 크게 타오르는 형국이다.

리천은 말한다. 상한 음성격양의 증세는 몸은 싸늘한데, 도리어 마음은 조급하여 우물 속에라도 뛰어들려 한다. 입술은 푸르고 얼굴은 새까맣다. 목이 말라 물을 마시려 하나, 마시면 다시 게운다. 똥은 검은 물 설사를 눈다. 여섯 맥 모두 잠기고 가늘며 아주 빠르거나, 맥이 아예 뛰지 않는다. 음성격양은 크게 허한 증세다. 벽력산이 좋다.

또 말한다. 팔다리가 싸늘하고, 가슴이 괴로워서 조바심으로 가만히 있지 못하면, 치료하지 못한다.

- ▶ 論曰 此證 當用 官桂附子理中湯 吳茱萸附子理中湯 或用 霹靂散
- ▶ 藏厥與陰盛隔陽 病情 大同小異 俱在極危 如存一髮 措手難及 若論此病之可治 上策 莫如此證未成之前 早用 官桂附子理中湯 吳茱萸附子理中湯

나는 말한다. 이 증세에는 관계부자리중탕이나 오수유부자리중탕을 써야 한다. 혹은 벽력산을 쓴다.

장궐과 음성격양은 병의 사정이 조금 다를 뿐이다. 크게는 거의 같다. 둘 다 위태로움의 끝까지 간 것이라서, 터럭 하나라도 잘못하여 빈틈을 보이면, 손쓰기 어렵다.

　만일 이 병을 치료하는 방법을 찾는다면, 가장 뛰어난 계책은 이 증세가 아직 이루어지기에 앞서, 일찌감치 관계부자리중탕이나 오수유부자리중탕을 쓰는 것만 같지 않다.

▶ 凡 觀少陰人病 泄瀉初證者 當觀於心煩與不煩也
　　心煩則 口渴而 口中不和也
　　心不煩則 口不渴而 口中和也
　　觀少陰人病 危證者 當觀於躁之有定無定也
　　欲觀 躁之有定無定則 必占 心之範圍 有定無定也
　　心之範圍 綽綽者 心之有定而 躁之有定也
　　心之範圍 耿耿者 心之無定而 躁之無定也
　　心 雖耿耿忽忽 猶有一半時刻 綽綽卓卓則 其病 可治 可
　　治者 用薑附而 可效也

　무릇 소음인 병의 설사 초기 증세를 살필 때에는, 가슴이 괴로운가 괴롭지 않은가를 살펴보아야 한다. 가슴이 괴로우면, 입이 목마르고 입 안이 부드럽지 않다. 가슴이 괴롭지 않으면, 입이 목마르지 않고 입 안이 부드럽다.

　무릇 소음인 병의 위태로운 증세를 살필 때에는, 조바심 내는 것이 안정되는가 안정되지 않는가를 살펴보아야 한다. 조바심 내는 것이 안정되는가 안정되지 않는가를 살펴보려면, 반드시 마음 씀씀이가 안정되는가 안정되지 않는가를 점쳐야한다. 마음 씀씀이가 너그러이 여유작작하면, 마음이 안정되어 조바심도 안정된 것이다.

마음 씀씀이가 편치 않아 깽깽거리면, 마음이 안정되지 않아 조바심도 안정되지 않은 것이다. 아무리 마음이 편치 않아 깽깽거리더라도 잠시 동안만이라도 너그러이 여유작작하면, 그 병은 치료할 수 있다. 그런 사람이라면, 건강과 부자만 쓰더라도 효험을 볼 수 있다.

> ▶ 凡 少陰人 泄瀉 日三度 重於一二度也 四五度 重於二三度也
> 而 日四度泄瀉則 太重也
> 　　　　　　泄瀉一日 輕於二日也 二日 輕於三四日也而
> 　　　　　　連三日 泄瀉則 太重也
> 少陰人 平人 一月間 或泄瀉二三次則 不可謂輕病人也
> 　　　　　一日間 乾便三四度則 不可謂輕病人也
> 下利淸穀者 雖日數十行 口中必不燥乾而 冷氣外解也
> 下利靑水者 腹中 必有靑水也
> 若 下利黃水則 非靑水而 又必雜穢物也

무릇 소음인 설사는 하루 세 번이 한두 번보다 무겁고, 네다섯 번이 두세 번보다 무거우며, 하루 네 번 설사는 매우 무겁다. 하루 설사는 이틀보다 가볍고, 이틀은 사흘 나흘보다 가벼우며, 사흘 연이은 설사는 매우 무겁다.

소음인 보통사람이 한 달 사이에 설사를 두세 번 누면, 가벼운 환자라 할 수 없다. 하루 사이에 마른 똥을 서너 번 누어도 가벼운 환자라 할 수 없다.

삭지 않은 설사를 하면, 하루 수십 번 하더라도 입 안이 반드시 바싹 타서 마르지 않고, 찬 기운이 밖에서 풀린다. 맑은 물 설사를 하면, 뱃속에 반드시 푸른 물이 있다. 만일 누런 물 설사를 하면, 푸른 물이 아니라. 반드시 더러운 찌꺼기가 섞여 있다.

○ 張仲景曰 傷寒七八日 身黃如梔子色 小便不利 腹微滿 屬太
陰 宜茵蔯蒿湯
傷寒 但頭汗出 餘無汗 劑頸而還 小便不利 身必發黃
○ 李梴曰 天行疫癘 亦能發黃 謂之瘟黃 殺人最急 宜瘴疸丸

장중경은 말한다. 상한 6~7일에 몸이 누렇기가 치자 빛 같고, 오줌을 못 누며 배가 조금 그득하면, 태음병에 속한다. 인진호탕이 좋다. 상한에 머리에만 땀날 뿐, 다른 데서는 땀이 없고, 목을 경계로 땀이 나며 오줌을 못 누면, 몸에 반드시 황달이 생긴다.

리천은 말한다. 유행하는 전염병으로도 황달이 생길 수 있다. 이를 온황이라 한다. 사람을 죽이는 것이 가장 급하게 진전된다. 장달환이 좋다.

▶ 論曰 右證 當用 茵蔯橘皮湯 茵蔯附子湯 茵蔯四逆湯 瘴疸丸
或用 巴豆丹

나는 말한다. 위의 증세에는 인진귤피탕 · 인진부자탕 · 인진사역탕 · 장달환을 써야 한다. 때로는 파두단을 쓴다.

○ 醫學綱目曰 但結胸 無大熱者 此爲水結 但頭汗出 名曰 水結
胸 小半夏湯主之
○ 龔信曰 寒實結胸 無熱證者 宜三物白散

『의학강목』에서는 말한다. 명치 밑이 딱딱하게 뭉치기만 하고, 크게 열이 없는 것이 수결이다. 머리에만 땀이 나는 것을 수결흉이라 한다. 소반하탕으로 다스린다.

공신은 말한다. 찬 기운이 실하여 명치 밑이 딱딱하게 뭉친, 한실결흉에 열의 증세가 없으면 삼물백산이 좋다.

▶ 論曰 右證 當用 桂枝半夏生薑湯 赤白何烏寬中湯 三物白散 或用 巴豆丹
▶ 少陽人病 心下結硬者 名曰 結胸病 其病 可治也
少陰人病 心下結硬者 名曰 藏結病 其病 不治也
醫學綱目 醫鑑所論 水結胸 寒實結胸證藥 俱是少陰人 太陰病 而 與張仲景
茵蔯蒿湯證 相類則 此病 想必非眞結硬於心下而 卽 痞滿於心下者也
張仲景瀉心湯證 傷寒下利 心下痞硬 汗解後 心下痞硬云者 亦皆痞滿於心下
或 臍上近處結硬也而 非眞結硬於心下者也
若 少陰人病而 心下右邊 結硬則 不治

나는 말한다. 위의 증세에는 계지반하생강탕 · 적백하오관중탕 · 삼물백산을 써야 한다. 때로는 파두단을 쓴다.

소양인 병에 명치 밑이 뭉쳐 딱딱한 것을 결흉병이라 한다. 치료할 수 있다. 소음인 병에 명치 밑이 뭉쳐 딱딱한 것을 장결병이라 한다. 치료하지 못한다.

『의학강목』과 『의감』에서 말한 수결흉과 한실결흉 증세의 약은 모두 소음인 태음병으로, 장중경의 인진호탕의 증세와 비슷하다. 그렇다면 이 병은 생각건대, 참으로 명치 밑에 뭉쳐 딱딱한 것이 아니다. 곧 명치 밑이 결리면서 그득한 것이다.

장중경이 사심탕증으로 상한에 설사 시켜 명치 밑이 결리면서 딱딱하거나, 땀을 낸 뒤 명치 밑이 결리면서 딱딱하다고 한 것들도, 모두 명치 밑에서 결리면서 딱딱하거나, 배꼽 위 가까이에서 뭉쳐 딱딱한 것이다. 참으로 명치 밑에서 뭉쳐 딱딱한 것이 아니다. 만약 소음인 병에 명치 밑 오른쪽이 뭉쳐 딱딱하면 치료하지 못한다.

○ 張仲景曰 病有結胸 有藏結 其狀如何 曰 按之痛 寸脈浮 關脈沈 名曰 結胸也

何謂藏結 曰 如結胸狀 飮食如故 時時下利 寸脈浮 關脈細小沈緊 名曰 藏結

舌上白苔滑者 難治

病人胸中 素有痞 連在臍傍 引入小腹 入陰筋者 此名 藏結 死

○ 朱宏曰 藏結 狀如結胸 飮食如故 時時下利 而舌上白苔

歌曰 飮食如常時下利 更加舌上白苔時 連臍腹痛引陰筋 此疾元來死不醫

장중경은 말한다. 병에 결흉과 장결이 있다는데 그 상태가 어떠한가. 답하노니, 누르면 아프고 촌맥이 뜨며 관맥이 잠긴 것이 결흉이다. 그렇다면 장결은 어떠한가. 답하노니 결흉과 상태는 같으나, 음식은 여전하고 때때로 설사하며, 촌맥이 뜨나 관맥은 가늘고 작고 잠기며 팽팽한 것이 장결이다. 혓바닥에 흰 이끼가 덮어 미끈미끈하면 치료하기 어렵다.

환자의 가슴 속에 본디 있던 결림이 배꼽 옆까지 이어지고, 아랫배와 자지 근육까지 당기어 들어간 것이 장궐이라 한다. 죽는다.

주굉은 말한다. 장결은 상태가 결흉과 같으나, 음식은 여전하고 때때로 설사하며, 혓바닥에 흰 이끼가 덮는다. 노래하노라.

> 음식은 여전하되 때때로 설사하네. 더욱이 혓바닥은 흰 이끼마저 덮는구나. 배꼽 아랫배를 잇는 아픔이 자지 근육까지 땅기어라. 이 병이여, 원래 죽노니 고치지 못할지어다.

♣ 論曰 嘗見少陰人 一人 心下右邊結硬 百藥無效
　　　與巴豆如意丹 反劇 搖頭動風 有頃而止 數月後 死
其後 又有少陰人一人 有此證者
　　　用巴豆丹 面上身上有汗而 獨上脣人中穴左右邊 無汗
　　　此人 一周年後 亦死
凡 少陰人 心下結硬 有此證者 目睹四五人 或半年 或一年 針
灸醫藥 無不周至而
個個 無回生之望 此卽 藏結病而 少陰人病也

나는 말한다. 일찍이 소음인 누군가가 명치 밑 오른쪽이 뭉쳐 딱딱하여, 어떤 약을 써도 듣지 않는 것을 본 일이 있다. 파두여의단을 주자 도리어 더 심해져, 머리를 흔들면서 풍이 일어나더니 잠깐 뒤에 그친다. 몇 달 뒤 죽다.

그 뒤에도 어떤 소음인이 이 증세가 있어 파두단을 쓰다. 얼굴과 몸에서 땀이 나되, 유독 윗입술 인중혈 주위에서만 땀이 나지 않는다. 이 사람도 한 해 뒤에 죽다.

무릇 소음인으로, 명치 밑이 뭉쳐 딱딱한 이 증세를 지닌 것을, 네댓 사람 보다. 반 년 또는 한 해 동안, 침이며 뜸이며 의약이며 두루 쓰지 않음이 없었으나, 누구 하나 다시 살아날 바램이 보이지 않더라. 이것이 곧 장결병이자 소음인 병이다.

- 張仲景曰 黃疸之病 當以十八日 爲期 十日以上 宜差 反劇 爲難治
  發於陰部 其人必嘔 發於陽部 其人振寒而發熱
- 諸疸 小便黃赤色者 爲濕熱 當作濕熱治
  小便色白 不可除熱者 無熱也 若有虛寒證 當作虛勞治
- 腹脹滿 面萎黃 躁不得睡
- 黃家 日晡時 當發熱 反惡寒 此爲女勞得之 膀胱急 小腹滿 一身盡黃 額上黑 足下熱 因作黑疸 腹脹如水狀 大便黑 或時溏 此女勞之病 非水也 腹滿者 難治

장중경은 말한다. 황달병은 18일을 기한으로 삼는다. 10일 이상이면 나아야 한다. 도리어 더 심해지면 고치기 어렵다. 음부에서 나면 그 사람이 반드시 게운다. 양부에서 나면 그 사람이 추워 떨며 열이 난다.

모든 황달에 오줌 빛이 노랗고 붉으면, 습기와 열기가 겹쳐 생긴 것이다. 습열로써 치료해야 한다. 오줌 빛이 희면 열을 제거해서는 안 된다. 열이 없기 때문이다. 만일 허하고 속이 찬 증세가 있으면, 정기가 허하고 기혈이 손상된 허로로써 치료해야 한다.

배가 부르면서 그득하고, 얼굴이 쪼글쪼글하면서 노란며, 조바심이 나면 잠을 이루지 못한다.

황달은 저물 녘에 열이 나기 마련인데, 도리어 찬 기운을 싫어하는 것은 성교를 지나치게 하여 얻은 것이다. 오줌보가 터질 듯 팽팽하고 아랫배가 그득하며, 온몸이 다 노랗고 이마가 검으며, 발바닥이 뜨거우면 곧 흑달로 된다. 배가 불러 물 찬 것 같고, 똥이 검거나 묽으면, 지나친 성교로 온 병이다. 물 기운으로 붓는 수종이 아니다. 배가 그득하면 고치기 어렵다.

○ 朱肱曰 陰黃 煩躁 喘嘔不渴 宜用 茵蔯橘皮湯
　一人 傷寒發黃 脈微弱 身冷次第用藥 至茵蔯四逆湯 大效
　一人 傷寒發黃 脈沈細遲無力 次第用藥 至茵蔯附子湯 大效
○ 醫學綱目曰 濕家之黃 色暗不明 一身不痛
　熱家之黃 如橘子 一身盡痛
○ 王好古曰 凡病 當汗而不汗 當利小便而不利 亦生黃
○ 朱震亨曰 黃疸 因食積者 下其食積 其餘 但利小便 小便利白 其黃自退
○ 李梴曰 黃疸十日以上 入腹 喘滿煩渴 面黑者 死
○ 王叔和脈經曰 黃家 寸口脈 近掌無脈 口鼻冷 黑色 竝不可治

주굉은 말한다. 음황은 가슴 속이 괴로우면서 조바심 나고, 숨을 헐떡이며 게우되, 목마르지 않다. 인진귤피탕을 쓰는 것이 좋다.
　어떤 사람이 상한 황달에 맥이 희미하면서 약하고 몸이 싸늘하다. 차례로 약을 쓰다. 인진사역탕에 이르러 크게 효험을 보다. 어떤 사람이 상한 황달에 맥이 잠기고 가늘며 더디고 힘이 없다. 차례로 약을 쓰다. 인진부자탕에 이르러 크게 효험을 보다.
　『의학강목』에서는 말한다. 습한 기운에서 온 황달은, 빛이 어두워 밝지 않고 온몸이 아프지 않다. 뜨거운 기운에서 온 황달은, 귤빛같이 노랗고 온몸이 아프다.

　왕호고는 말한다. 모든 병에 땀내야 하는 데도 못 내거나, 오줌 누게 해야 하는 데도 못 누게 되어도, 황달이 된다.

　주진형은 말한다. 음식물이 위에 쌓인 식적으로 생긴 황달은 식적을 내리면 된다. 그 밖의 것은 오줌만 잘 누게 하면 된다. 오줌을 잘 누고 오줌 빛이 희면, 황달이 절로 물러난다.

　리천은 말한다. 황달이 열흘이 넘어 배로 들어가서, 숨을 헐떡이고 가슴이 그득하며, 괴롭고 목말라하며, 얼굴이 검으면 죽는다.

　왕숙화의 『맥경』에서는 말한다. 황달에 촌구맥이 손바닥 가까이에서는 맥이 느껴지지 않거나, 입과 코에서 찬 기운이 풀풀 나거나, 낯빛이 검은 것은 모두 고치지 못한다.

▶　論曰 陰黃 卽 少陰人病也 當用 朱氏茵蔯橘皮湯 茵蔯四逆湯
　　　女勞之黃 熱家之黃 利小便之黃 想或非少陰人病而
　　　余所經驗 未嘗一遇黃疸而治之故 未得仔細裏許
　然 痞滿黃疸浮腫 同出一證而 有輕重
　若 欲利小便則 乾薑 良薑 陳皮 青皮 香附子 益智仁 能利少陰人小便
　　　　　荊芥 防風 羌活 獨活 茯苓 澤瀉 能利少陽人小便

　나는 말한다. 음황은 곧 소음인 병이다. 주굉의 인진귤피탕이나 인진사역탕을 써야 한다. 지나친 성교로 온 황달과, 뜨거운 기운에서 온 황달과, 소변을 잘 누게 하면 낫는 황달은, 생각건대 어쩌면 소음인 병이 아닌 듯하다. 내 경험상 한 번도 황달을 만나 치료해 본 일이 없어, 자세히는 모르겠다.

하지만 명치 밑이 결리면서 그득한 비만과, 황달과, 물 기운으로 붓는 부종은, 똑같은 증세에서 나온 것이다. 가볍냐 무겁냐의 차이가 있을 뿐이다.

만일 오줌을 잘 누게 하려면 이런 약이 있다. 건강 · 량강 · 진피 · 청피 · 향부자 · 익지인은 소음인의 오줌을 잘 누게 한다. 형개 · 방풍 · 강활 · 독활 · 복령 · 택사는 소양인의 오줌을 잘 누게 한다.

少陰人泛論

소음인 병에 대해 자연스럽게 말한다

설사하는 속병과 열나는 겉병의 주요 증세를 재정리한다. 뒤이어 주변의 병증, 덧붙이는 말씀, 당부하는 말씀으로 끝마친다.

두 가지 좋은 증세가 있다. 인중혈에서 땀나고, 물을 마실 수 있는 것이다. 반면 두 가지 서두를 증세가 있다. 열나고 땀 많이 흘리는 것과 맑은 물 설사하는 것이다.

겉병의 큰 증세 셋이 양명병, 태양병 궐음증, 태양병 위가실증이다. 속병의 큰 증세 셋이 소음병, 태음병 음독증, 태음병 황달증이다.

열이 날 때 땀을 내어도, 병이 더욱 심해지면 양명병이다. 찬 기운을 싫어할 때, 땀을 내어도 그 병이 반만 풀리고 반은 풀리지 않으면, 궐음증으로 옮겨간다. 열이 난 지 엿새가 되도록 땀을 내어 풀지 못하면, 태양병 위가실이다.

체할 때 뚫리도록 설사를 시켜도, 병이 더욱 심해지면 소음병이다. 배가 아플 때, 설사를 시켜도 그 병이 반만 풀리고 반은 풀리지 않으면, 음독증으로 옮겨간다. 체한 지 엿새가 되도록 설사 시켜 소화시키지 못하면, 태음병 황달이다.

겉병과 속병에서 다루지 못한 주변의 병증이다. 피 토하는 토혈, 부종에 속하는 많이 먹는 식소와 온몸이 붓는 부종, 목구멍이 아픈 인후통, 피똥 싸는 리질, 고름이 흘러내리는 루창, 속 종기인 내옹, 등창인 배옹, 반신불수병, 자라 배인 어린이 복학병을 말한다.

아울러 소음인 비상과 태음인 참외 꼭지 사용에 대한 주의사항을 덧붙인다.

끝으로 사상인에 맞는 침놓는 혈을 찾을 것을 당부한다.

⊙ 論曰 發熱惡寒者 爲太陽病
　　　發熱不惡寒者 爲陽明病
　　太陽陽明之發熱形證一也而 惡寒不惡寒之間 相去遠甚而
　　陽氣之進退强弱 泰山之比丘陵也
　　　自利而不渴者 爲太陰病
　　　自利而渴者 爲少陰病
　　太陰少陰之自利形證一也而 渴不渴之間 相去遠甚而 冷氣
　　之聚散輕重 雲夢之比瀦澤也
　　是故 藿香正氣散香砂養胃湯之證勢 平地駿馬之病勢也
　　　　獨蔘八物湯桂附理中湯之證勢 太行短節之病勢也
　　若使一天下少陰人禀賦者 自知其病之陽明少陰證 如太行之
　　險路 得之可畏 救之不易
　　　　攝身療病 戒懼謹愼之道 有若大路然而不迷則 其庶幾乎

　나는 말한다. 열이 나고 찬 기운을 싫어하는 것은 태양병이다. 열이 나되 찬 기운을 싫어하지 않는 것은 양명병이다. 태양병과 양명병의 열이 나는 증세의 모습은 똑같다.
　그러나 찬 기운을 싫어함과 싫어하지 않음의 사이는 서로의 거리가 너무나 멀다. 더구나 양기의 나아감과 물러감이나 굳셈과 약함에 있어서는, 저 높디높은 태산과 저 얕디얕은 언덕의 차이로 빗댈만하다.
　절로 설사하되 목마르지 않은 것이 태음병이다. 절로 설사하면서 목마른 것이 소음병이다. 태음병과 소음병의 절로 설사하는 모습의 증세는 똑같다.
　그러나 목마르고 목마르지 않음의 사이는 서로의 거리가 너무나 멀다. 더구나 싸늘한 기운의 모임과 흩어짐이나 가벼움과 무거움에 있어서는, 저 넓디넓은 운몽 호수와 저 좁디좁은 웅덩이의 차이로 빗댈 만하다.

그러므로 곽향정기산이나 향사양위탕을 쓰는 증세의 힘은 평평한 땅 위를 날랜 말이 치달리는 격이다. 독삼팔물탕이나 계부리중탕을 쓰는 증세의 힘은 험악한 태항산을 짧은 지팡이에 의지하여 넘는 격이다.

하늘로부터 부여받은 천하의 소음인들로 하여금, 만일 양명증과 소음증이 태항산 험악한 길을 넘는 것과 같아, 걸리기 두렵고 벗어나기 쉽지 않음을 스스로 알게 하라. 그리하여 몸을 다스리고 병을 치료하기를, 경계하고 두려워하며 삼가는 도리로써, 군자가 큰 길을 가듯 헤매지 않게 한다면, 거의 바램에 가깝게 될 것이다.

- ⊙ 太陽病汗出 熱氣卻寒氣之汗出也
  陽明病汗出 寒氣犯熱氣之汗出也
  太陰病下利 溫氣逐冷氣之泄瀉也
  少陰病下利 冷氣逼溫氣之泄瀉也

태양병에서 땀이 나는 것은 뜨거운 기운이 찬 기운을 물리치는 땀이다. 양명병에서 땀이 나는 것은 찬 기운이 뜨거운 기운을 짓밟는 땀이다.

태음병에서 설사하는 것은 따뜻한 기운이 싸늘한 기운을 몰아내는 설사다. 소음병에서 설사하는 것은 싸늘한 기운이 따뜻한 기운을 윽박지르는 설사다.

- ⊙ 少陰人病 有二吉證 人中汗 一吉證也

　　　　　　能飲水 一吉證也
⊙ 少陰人病 有二急證 發熱汗多 一急證也
　　　　　　下利淸水 一急證也
⊙ 少陰人病 有六大證 一曰 少陰病
　　　　　　二曰 陽明病
　　　　　　三曰 太陰病 陰毒證也
　　　　　　四曰 太陽病 厥陰證也
　　　　　　五曰 太陰病 黃疸證也
　　　　　　六曰 太陽病 胃家實證也

소음인 병에 두 가지 좋은 증세가 있다. 인중혈에서 땀나는 것이 하나다. 물을 마실 수 있는 것이 또 하나다.

소음인 병에 두 가지 서두를 증세가 있다. 열나고 땀 많이 흘리는 것이 하나다. 맑은 물 설사를 하는 것이 또 하나다.

소음인 병에 여섯 가지 큰 증세가 있다. 첫째 소음병, 둘째 양명병, 셋째 태음병 음독증, 넷째 태양병 궐음증, 다섯째 태음병 황달증, 여섯째 태양병 위가실증이다.

⊙ 發熱汗出則 病必解也而 發熱汗出而 病益甚者 陽明病也
　通滯下利則 病必解也而 通滯下利而 病益甚者 少陰病也
　　陽明 少陰 以邪犯正之病 不可不急用藥也
　惡寒汗出則 病必盡解也而 惡寒汗出而 其病半解半不解者 厥
　陰之漸也
　腹痛下利則 病必盡解也而 腹痛下利而 其病半解半不解者 陰
　毒之漸也

厥陰 陰毒 正邪相傾之病 不可不預用藥也
　發熱一汗而 病卽解者 太陽之輕病也
　食滯一下而 病卽解者 太陰之輕病也
　　太陽 太陰之輕病 不用藥而 亦自愈也
　發熱三日 不得汗解者 太陽之尤病也
　食滯三日 不能化下者 太陰之尤病也
　　太陽 太陰之尤病 已不可謂輕證而 用藥二三貼 亦自愈也
　發熱六日 不得汗解 食滯六日 不能化下者 太陽 太陰之胃家實
黃疸病也
　　太陽 太陰之胃家實 黃疸 正邪壅錮之病 不可不大用藥也

　열이 날 때 땀을 내면 병은 반드시 풀린다. 열이 날 때 땀을 내어도, 병이 더욱 심해지면 양명병이다. 체할 때 뚫리도록 설사를 시키면 병은 반드시 풀린다. 체할 때 뚫리도록 설사를 시켜도, 병이 더욱 심해지면 소음병이다.
　양명병과 소음병은 삿된 기운이 바른 기운을 짓밟는 병이다. 서둘러 약을 쓰지 않으면 안 된다.
　찬 기운을 싫어할 때, 땀을 내면 병은 반드시 다 풀린다. 찬 기운을 싫어할 때, 땀을 내어도 그 병이 반만 풀리고 반은 풀리지 않으면, 궐음증으로 옮겨가는 것이다. 배가 아플 때, 설사를 시키면 병은 반드시 다 풀린다. 배가 아플 때, 설사를 시켜도 그 병이 반만 풀리고 반은 풀리지 않으면, 음독증으로 옮겨가는 것이다.
　궐음증과 음독증은 바른 기운과 삿된 기운이 서로 힘을 겨루는 병이다. 미리부터 약을 쓰지 않으면 안 된다.
　열이 날 때, 땀을 한 번 내자마자 병이 곧 풀리면, 태양병의 가벼운 증세다. 먹은 것이 체할 때, 설사 한 번 시키자마자 병이 곧 풀리면, 태음병의 가벼운 증세다. 태양병과 태음병의 가벼운 증세는 약을 쓰지 않아도 절로 낫는다.

열이 난 지 사흘이 되도록 땀을 내어 풀지 못하면, 태양병의 더한 증세다. 먹은 것이 체한 지 사흘이 되도록 설사 시켜 소화시키지 못하면, 태음병의 더한 증세다.

태양병과 태음병의 더한 증세는 이미 가벼운 증세라 할 수는 없다. 그러나 약 두세 첩만 써도 절로 낫는다.

열이 난 지, 엿새가 되도록 땀을 내어 풀지 못하면, 태양병 위가실이요, 먹은 것이 체한 지 엿새가 되도록 설사 시켜 소화시키지 못하면, 태음병 황달이다.

태양병 위가실과 태음병 황달은 바른 기운을 삿된 기운이 꼼짝 못하게 얽어매는 병이다. 크게 약을 쓰지 않으면 안 된다.

- ⊙ 太陽 太陰之病 六七日 或成危證 或成重證而 十日內 必有險證
  陽明 少陰之病 自始發 已爲重證而 二三日內 亦致險證
  是故 陽明 少陰之病 不可不察於始發也
  太陽 太陰之病 不可不察於四五日間也

태양병과 태음병은 6~7일에 위태롭거나 무거운 증세가 되고, 10일 안에 반드시 험한 증세가 된다. 양명병과 소음병은 처음 발병부터 이미 무거운 증세가 되고, 2~3일에 반드시 험한 증세가 된다.

그러므로 양명병과 소음병은 처음 발병부터 잘 살펴보지 않으면 안 된다. 태양병과 태음병은 4~5일부터는 잘 살펴보지 않으면 안 된다.

⊙ 太陽 太陰之病 病勢緩而 能曠日持久故 變證 多也
　陽明 少陰之病 病勢急而 不能曠日持久故 變證 少也
　蓋 陽明 少陰病 過一日而 至二日則 不可不用藥也
　　太陽 太陰病 過四日而 至五日則 不可不用藥也
　　太陽 太陰之厥陰 陰毒 皆六七日之死境也 尤不可不謹也

　태양병과 태음병은 병세가 느려, 오랜 시간을 견디어내므로 증세가 달라지는 것이 많다. 양명병과 소음병은 병세가 매우 빨라, 오랜 시간을 견디어 낼 수 없으므로 증세가 달라지는 것이 적다.
　대개 양명병과 소음병은 하루 지나 이틀에 이르면, 약을 쓰지 않으면 안 된다. 태양병과 태음병은 4일이 지나 5일에 이르면, 약을 쓰지 않으면 안 된다. 태양병 궐음증과 태음병 음독증은 모두 6~7일이면 죽을 지경이 되니, 더욱 조심하지 않으면 안 된다.

⊙ 陽明 太陽之危者 獨蔘八物湯 補中益氣湯 可以解之而
　　病勢危時 若非日三四服而 又連日服則 難解也
　少陰 太陰之危者 獨蔘附子理中湯 桂附藿陳理中湯 可以解之而
　　病勢危時 若非日三四服而 又連日服則 難解也
病勢極危時 日四服
病勢半危時 日三服
病勢不減則 日二服
病勢少減則 二日三服而 一日則一服 一日則二服
病勢大減則 日一服
病勢又大減則 間二三四五日一服

蓋 有病者 可以服藥 無病者 不可以服藥 重病 可以重藥 輕
病 不可以重藥

若 輕病 好用重藥 無病者 好服藥 臟氣脆弱 益招病矣

양명병과 위태로운 태양병은 독삼팔물탕이나 보중익기탕으로 풀 수 있다. 그러나 병세가 위태로운 때에는 하루 서너 번씩, 여러 날 연이어 먹지 않으면, 풀기가 어렵다.

소음병과 위태로운 태음병은 독삼부자리중탕이나 계부곽진리중탕으로 풀 수 있다. 그러나 병세가 위태로운 때에는 하루 서너 번씩, 여러 날 연이어 먹지 않으면, 풀기가 어렵다.

병세가 위험의 끝일 때는 하루 네 번, 병세가 위험의 반쯤일 때는 하루 세 번, 병세가 덜하지 않으면 하루 두 번, 병세가 조금 덜하면 이틀에 세 번하되 하루는 한 번이고 하루는 두 번씩, 병세가 크게 덜하면 하루 한 번, 병세가 더욱더 크게 덜하면 2·3·4·5일 사이를 두어 한 번 먹는다.

대개 병이 있으면 약을 먹어야 한다. 병이 없으면 약을 먹어서는 안 된다. 무거운 병에는 무거운 약을 써야 한다. 가벼운 병에는 무거운 약을 써서는 안 된다.

만일 가벼운 병에 무거운 약 쓰기를 좋아하거나, 병이 없는데도 약 먹기를 좋아한다면, 장부의 기운이 무르고 약해져서, 병을 더욱 불러들이는 것이다.

⊙ 膏粱 雖則 助味 常食則 損味 羊裘 雖則 禦寒 常着則 攝寒
膏粱 羊裘 猶不可以常食常着 況藥乎
若論常服藥之有害則 反爲百倍於全不服藥之無利也

蓋 有病者 明知其證則 必不可不服藥
　無病者 雖明知其證 必不可服藥
　歷觀於世之服鴉片煙 水銀 山蔘 鹿茸者 屢服則 無不促壽者
　以此占之則 可知矣

맛있는 음식은 비록 맛을 돋구어 주지만, 늘 먹으면 도리어 맛을 잃는다. 양털 갖옷은 비록 추위를 막아주지만, 늘 입으면 도리어 추위를 탄다. 맛있는 음식이나 양털 갖옷조차, 늘 먹거나 입어서는 안 되거늘, 하물며 약에 있어서랴.

만일 약을 늘 먹는 해로움을 말한다면, 도리어 약을 전혀 먹지 않아 이로움이 없는 것보다, 백 갑절이나 더하다.

대개 병이 있으면서 그 증세를 밝게 알면, 반드시 약을 먹지 않으면 안 된다. 하지만 병이 없으면, 비록 그 증세를 밝게 안다 할지라도, 반드시 약을 먹어서는 안 된다.

두루 보건대, 세상에서 아편을 피우거나, 수은·산삼·록용을 먹은 사람치고, 자주 먹어서 목숨을 재촉하지 않은 경우란 없다. 이로써 생각해 보아도 알 수 있다.

♣ 少陰人 吐血 當用 獨蔘八物湯
　　咽喉痛 當用 獨蔘官桂理中湯

소음인이 피를 토할 때는 독삼팔물탕을 써야 하고, 목구멍이 아플 때는 독삼관계리중탕을 써야 한다.

♣ 嘗見 少陰人 飮食倍常 口味甚甘 不過一月 其人 浮腫而死

少陰人 食消 卽 浮腫之屬而 危證也 不可不急治 當用 芎歸蔥
蘇理中湯
- ♣ 嘗見 少陰人浮腫 獐肝一部 切片作膾 一服盡 連用五部 其病
  卽效
  又有 少陰人 服獐肝一部 眼力倍常 眞氣湧出
  　　少陽人 虛勞病 服獐肝一部 其人吐血而死
- ♣ 嘗見 少陰人 浮腫 有醫 敎以服海鹽自然汁 日半匙 四五日服
  浮腫大減
  　一月服 永爲完健病不再發

일찍이 보다. 소음인이 음식을 보통 때의 갑절이나 먹고 입맛이 몹시 달더니, 한 달이 못되어 온몸이 붓는 부종으로 죽더라. 소음인의 지나치게 먹는 소갈인, 식소는 곧 부종에 속하며 위태로운 증세다. 서둘러 치료하지 않으면 안 된다. 궁귀총소리중탕을 써야 한다.

일찍이 보다. 소음인 부종에, 노루 간 1부를 조각내어 회를 쳐서 단숨에 다 먹다. 연이어 5부를 먹자, 부종이 곧 낫더라. 또 어떤 소음인이 노루 간 1부를 먹고는, 눈이 갑절이나 밝아지고, 원기가 샘솟듯 하더라. 소양인이 정기가 허하고 기혈이 손상된, 허로병에 노루 간 1부를 먹고는 피를 토하고 죽더라.

일찍이 보다. 소음인 부종에 어떤 의원이 소금에서 흘러내린 즙인, 간수를 쓰라 한다. 날마다 반 숟갈 씩 4~5일 먹자, 부종이 크게 덜하다. 한 달을 먹자, 길이 튼튼하고 병도 덧나지 않더라.

- ♣ 嘗見 少陰人 咽喉痛 經年不愈 有醫 敎以服金蛇酒 卽效
  金蛇酒 卽 金色黃章蛇釀酒者也

일찍이 보다. 소음인이 목구멍이 아파 여러 해를 지나도록 낫지를 않다. 어떤 의원이 금사주를 먹으라 하여 곧 낫더라. 금사주는 금빛 나는 구렁이를 술에 담근 것이다.

- ♣ 嘗見 少陰人 痢疾 有醫 敎以服項赤蛇煎湯 卽效
　　項赤蛇 去頭斷尾 納二疊紬囊中 藥缸內 別設橫木 懸空掛
　　之 用水五碗 煎取一碗服
　　二疊紬囊 懸空掛煎者 恐犯蛇骨故也 蛇骨有毒
- ♣ 嘗見 少陰人 痢疾 有醫 敎以大蒜三顆 淸蜜半匙 同煎 三日
　服 卽效

일찍이 보다. 소음인 피똥 싸는 리질에 어떤 의원이 목이 붉은 뱀을 달여 먹으라 하여 곧 낫더라. 목이 붉은 뱀의 대가리와 꼬리를 잘라 버리고, 두 겹의 명주주머니 속에 넣는다. 약탕기 안에 따로 가로대를 걸쳐, 거기에 주머니를 달아 허공에 띄운다. 물 다섯 사발을 부어 달여서, 한 사발이 되면 마신다. 두 겹 주머니에 넣고 허공에 띄운 것은 뱀의 뼈가 닿을까 두려워서다. 뱀의 뼈에는 독이 있다.

일찍이 보다. 소음인 리질에 어떤 의원이 큰 마늘 세 통과 꿀 반 숟갈을 같이 달이라 한다. 사흘 먹자 곧 낫더라.

- ♣ 嘗見 少陰人 乳傍近脇 有漏瘡 歷七八月 瘡口不合 惡汁常流
　　有醫 敎以山蔘 熊膽末 各一分 傅之 卽效
　　又 少陰人一人 滿身有瘡 以人蔘末 塗傅 卽效
- ♣ 嘗見 少陰人 乳傍近脇 發內癰 有醫 敎以火針取膿
　　醫曰 內癰 外證 惡寒發熱 似傷寒而 有痛處也 察其痛處 明

知有膿則 不可不用火針
♣ 嘗見 少陰人 背癰 有醫 敎以火刀裂瘡
　　醫曰 火刀裂瘡 宜早也 若 疑訝而緩不及事則 全背堅硬
　　悔之無及

　일찍이 보다. 소음인의 갈빗대 가까이 젖 옆에 고름이 흘러내리다. 7~8개월이 지나도록 고름구멍이 아물지 않아 고름이 늘 흐르더라. 어떤 의원이 산삼과 곰쓸개 가루 각각 한 푼을 붙이라 하여 곧 낫더라. 또 어떤 소음인이 온몸에 부스럼이 나다. 인삼가루를 발라 붙이자 곧 낫더라.

　일찍이 보다. 소음인의 갈빗대 가까이, 젖 옆에 속 종기인 내옹이 생기다. 어떤 의원이 불에 달군 침으로 고름을 뽑으라 한다. 그는 말한다. 내옹의 겉 증세는, 찬 기운을 싫어하고 열이 나서 상한과 비슷하나, 아픈 곳이 있다. 그 아픈 곳을 살펴보아, 고름이 있는 곳을 밝게 알면, 불로 달군 침을 쓰지 않아서는 안 된다.

　일찍이 보다. 소음인의 등창인 배옹에 어떤 의원이 불에 달군 칼로 째라고 한다. 그는 말한다. 불에 달군 칼로 째는 일은 빠를수록 좋다. 만일 의심하고 괴이쩍게 여겨, 늦추어 일삼을 때를 놓치면, 등이 온통 굳어 딱딱해지니, 뉘우쳐도 소용없다.

♣ 嘗見 少陰人 半身不遂病 有醫 敎以服鐵液水 得效

　일찍이 보다. 소음인의 몸의 반을 못 쓰는, 반신불수 병에 어떤 의원이 쇳물인 철액수를 먹으라 한다. 효험이 있더라.

♣ 嘗見 少陰人小兒 腹瘧病 有醫 教以瘧病將發之早朝 用火煆金頂砒 極細末六厘

　　　生甘草湯 調下 卽效

醫曰 砒藥 必金頂砒然後 可用而 又火煆然後 可用也 必不可過六厘而

　　又不可不及六厘也 過六厘則 藥毒太過也 不及六厘則 瘧不愈也

　　此藥 屢試屢驗而 有一服愈後 瘧又再發者 又用之則其病 益甚而危

　　蓋 此藥 可以一服 不可再服云

聽醫言而 究其理則 一服愈而 瘧不再發者 皆少陰人兒也

　　一服愈而 瘧又再發者 皆非少陰人兒也

惟 少陰人兒 腹瘧病 難治者 用此藥 尋常瘧 不必用 此不祥之藥

少陰人 尋常間日瘧 惡寒時 用川芎桂枝湯 二三貼則 亦無不愈

　　又 腹中實滿而 大便硬 瘧發者 亦可用巴豆

일찍이 보다. 소음인 어린아이의 자라배로 부르는 복학병에, 어떤 의원이 학질이 일어나려는 이른 아침에, 불로 달구어 낸 금정비상을 쓰라 한다. 아주 곱게 갈아, 6리를 생감초 달인 물에 타서 마시자, 곧 낫더라.

　그는 말한다. 비상은 반드시 금정비상이라야 쓸 수 있거니와, 더욱이 불로 달구어 낸 뒤에라야 쓸 수 있다. 반드시 6리를 넘어서는 안 되거니와, 6리에 못 미쳐서도 안 된다. 6리를 넘으면 약의 독한 기운이 너무나 지나치고, 6리에 못 미치면 학질이 낫지 않는다. 이 약은 여러 번 시험한 바 있다. 한 번 먹고 나은 뒤에, 학질이 재발할 때 다시 쓰면, 그 병이 더욱더 심해져서 위태롭다. 대개 이 약은 한 번은 쓸 수 있으나, 거듭 써서는 안 된다.

의원의 말을 듣고 그 이치를 더듬다. 한 번 나으면 두 번 다시 재발 않는 것은 다 소음인 아이다. 한 번 나았다가 재발하는 것은 다 소음인 아이가 아니다. 오직 소음인 아이의 복학병처럼 치료하기 어려운 병에 이 약을 써야 한다. 평범한 학질에는 이러한 상서롭지 못한 약을 꼭 쓸 일은 아니다.

소음인의 평범한 하루거리 학질에는, 찬 기운을 싫어할 때 천궁계지탕 두세 첩을 쓰더라도, 낫지 않음이 없다. 또 뱃속에 삿된 기운이 차서 그득하고, 똥이 딱딱하면서 학질이 일어날 때에도, 파두를 쓸 수 있다.

▶ 百藥 莫非善藥而 惟 少陰人 信砒藥 太陰人 瓜蔕藥 最爲惡藥也 何哉

少陰人 信砒藥 百病用之 皆殆而 祇有治瘧之一能者 亦有名無實 不無危慮

萬不如 桂枝 人蔘 白芍藥 三四服之 治瘧則 此 非天下萬害無用之藥乎

太陰人 瓜蔕藥 百病用之 皆殆而 祇有治痰涎壅塞之一能者 亦有名無實 不無危慮

萬不如 桔梗 麥門冬 五味子 三四服之 治痰涎壅塞則 此 非天下萬害無用之藥乎

此二藥 外治 可用 內服 不可用

어느 약치고 좋지 않은 약이란 없다. 그러나 소음인 비상과 태음인 참외 꼭지만은 가장 못된 약이다. 어째서 그런가.

소음인 비상은 어느 병에 쓰더라도 다 위태하다. 다만 학질을 치료하는 한 가지 효능이 있다. 이조차도 알맹이 없는 빈 거죽만 남은 격이라 위태롭다는 근심이 없지 않다. 절대로 계지, 인삼, 백작약을 서너 번 먹어, 학질을 치료하는 것만 같지 않다. 그러니 천하에 해만 끼치는 쓸모없는 약이로다.

태음인 참외 꼭지는 어느 병에 쓰더라도 다 위태하다. 다만 가래 막힌 것을 뚫는 한 가지 효능이 있다. 이조차도 알맹이 없는 빈 거죽만 남은 격이라 위태롭다는 근심이 없지 않다. 절대로 길경, 맥문동, 오미자를 서너 번 먹어, 가래 막힌 것을 뚫는 것만 같지 않다. 그러니 천하에 해만 끼치는 쓸모없는 약이로다.

이 두 약은 겉을 치료하는 데 쓸 수는 있다. 먹는 내복약으로 써서는 안 된다.

♣ 嘗見 少陰人 中氣病 舌卷不語 有醫 針合谷穴而 其效如神
　　其他諸病之藥 不能速效者 針能速效者 有之
　　蓋 針穴 亦有太少陰陽四象人 應用之穴而 必有升降緩速之妙
　　繫是不可不察
　　敬俟 後之謹厚而好活人者

일찍이 보다. 소음인이 기가 치밀어 올라 정신을 잃고 쓰러진, 중기병으로 혀가 말려 말을 못한다. 어떤 의원이 합곡혈에 침을 놓자, 신기하게 낫더라. 그 밖의 어느 병에도, 약으로 빨리 낫지 않은 것을, 침으로 빨리 낫게 하는 것을 본 일이 있다.

대개 침놓는 혈에도 태소음양 사상인에 따라 쓰는 혈이 있어서, 반드시 오르고 내리며 느리고 빠른 오묘함이 있으리라. 그러니 침놓는 혈과의 관계를 살피지 않으면 안 된다. 훗날의 조심조심 삼가면서, 사람 살리기를 좋아하는 이를 삼가 기다리노라.

張仲景 傷寒論中 少陰人病 經驗設方 二十三方

장중경의 『상한론』 중 소음인 병에 경험하여 마련한 스물세 가지 처방

桂枝湯
桂枝 三錢 白芍藥 二錢 甘草 一錢 生薑 三片 大棗 二枚
계지탕 : 계지 3돈, 백작약 2돈, 감초 1돈, 생강 3쪽, 대추 2개.

理中湯
人蔘 白朮 乾薑 各 二錢 灸甘草 一錢
리중탕 : 인삼·백출·건강 각 2돈, (구)감초 1돈.

薑附湯
炮乾薑 一兩 炮附子 一枚 剉取五錢 水煎服
附子生用 名曰 白通湯
강부탕 : (포)건강 1량과 (포)부자 1매(썰어 5돈을 취하여)를 물에 달여 먹는다. 부자를 날것으로 먹으면 백통탕이라 한다.

四順理中湯

人蔘 白朮 乾薑 灸甘草 各 二錢

사순리중탕 : 인삼 · 백출 · 건강 · (구)감초 각 2돈.

人蔘桂枝湯

灸甘草 桂枝 各 一錢八分 白朮 人蔘 乾薑 各 一錢五分

인삼계지탕 : (구)감초 · 계지 각 1돈 8푼, 백출 · 인삼 · 건강 각 1돈 반.

四逆湯

灸甘草 六錢 炮乾薑 五錢 生附子 一枚 剉分二貼 水煎服

사역탕 : (구)감초 6돈, (포)건강 5돈, (생)부자 1매.
약을 썰어 두 첩으로 나누어 물에 달여 먹는다.

厚朴半夏湯

厚朴 三錢 人蔘 半夏 各 一錢 五分 甘草 七分 五厘 生薑 七片

후박반하탕 : 후박 3돈, 인삼 · 반하 각 1돈 반, 감초 7푼 반, 생강 7쪽.

半夏散

製半夏 灸甘草 桂枝 各 二錢

반하산 : (제)반하 · (구)감초 · 계지 각 2돈.

赤石脂禹餘粮湯

赤石脂 禹餘粮 各 二錢五分

적석지우여량탕 : 적석지 · 우여량 각 2돈 반.

附子湯

白朮 四錢 白芍藥 白茯苓 各 三錢 炮附子 人蔘 各 二錢

부자탕: 백출 4돈, 백작약·백복령 각 3돈, (포)부자·인삼 각 2돈.

麻黃附子細辛湯

麻黃 細辛 各 二錢 炮附子 一錢

마황부자세신탕: 마황·세신 각 2돈, (포)부자 1돈

麻黃附子甘草湯

麻黃 甘草 各 三錢, 炮附子 一錢

마황부자감초탕: 마황·감초 각 3돈, (포)부자 1돈.

當歸四逆湯

白芍藥 當歸 各 二錢 桂枝 一錢五分 細辛 通草 甘草 各 一錢

당귀사역탕: 백작약·당귀 각 2돈, 계지 1돈 반, 세신·통초·감초 각 1돈

半夏瀉心湯

二錢 人蔘 甘草 黃芩 各一錢五分 乾薑 一錢 黃連 五分 生薑 三片 大棗二枚

반하사심탕: (제)반하 2돈, 인삼·감초·황금 각 1돈 반, 건강 1돈, 황련 5푼, 생강 3쪽, 대추 2개.

生薑瀉心湯

生薑 半夏 各二錢 人蔘 乾薑 各一錢五分 黃連 甘草 各一錢 黃芩 五分 大棗三枚

생강사심탕 : 생강 · 반하 각 2돈, 인삼 · 건강 각 1돈 반, 황련 · 감초 각 1돈, 황금 5푼, 대추 3개.

甘草瀉心湯

甘草 二錢 乾薑 黃芩 各 一錢 五分 製半夏 人蔘 各 一錢 大棗 三枚

감초사심탕 : 감초 2돈, 건강 · 황금 각 1돈 반, (제)반하 · 인삼 각 1돈, 대추 3개.

茵蔯蒿湯

茵蔯 一兩 大黃 五錢 梔子 二錢 先煎茵蔯 減半 納二味煎 又減半

服日二 小便當利 色正赤 腹漸減 黃從小便去也

인진호탕 : 인진 1량, 대황 5돈, 치자 2돈.

인진을 먼저 달여 인진이 절반으로 적어지면, 다른 두 약을 넣어 달인다. 또 절반으로 적어지면 먹는다. 1일 2회. 오줌을 제대로 누고 오줌 빛이 붉으면, 배가 점점 줄어들어 황달이 소변을 좇아 나간다.

抵當湯

水蛭炒 虻蟲炒去足翅 桃仁留尖 各 十枚 大黃蒸 三錢

저당탕 : 수질(초), 맹충(초)(발과 날개는 버린다), 도인(류첨) 각 10매, 대황(증) 3돈.

桃仁承氣湯

大黃 三錢 桂心 芒硝 各 二錢 甘草 一錢 桃仁留尖 十枚

도인승기탕 : 대황 3돈, 계심 · 망초 각 2돈, 감초 1돈, 도인(류첨) 10매

麻仁丸

大黃蒸 四兩 枳實 厚朴 赤芍藥 各 二兩 麻子仁 一兩五錢
杏仁 一兩二錢五分 爲末蜜丸 梧子大 空心 溫湯下 五十丸

마인환 : 대황(증) 4량, 지실 · 후박 · 적작약 각 2량, 마자인 1량 반, 행인 1량 2돈 반.

가루로 만들어 꿀에 반죽하여 환약을 빚되, 오동 씨 만하게 하여 빈속에 따뜻한 물과 함께 50알을 먹는다.

蜜導法

老人虛人 不可用藥者 用蜜熬 入皂角末少許 稔作錠子 納肛門 卽通

밀도법 : 늙거나 허약하여 약을 쓰지 못할 환자는 꿀을 달여, 조각 가루를 조금 넣어 납작하게 알약을 만들어, 똥구멍에 넣으면 곧 통한다.

大承氣湯

大黃 四錢 厚朴 枳實 芒硝 各 二錢
水二大盞 先煎枳朴 至一盞 乃下大黃煎至七分 去滓入芒硝 再一沸 溫服

대승기탕 : 대황 4돈, 후박 · 지실 · 망초 각 2돈.

두 개의 큰 물 사발에다 먼저 지실과 후박을 달여 한 잔이 되면, 이어 대황을 넣는다. 달여 7푼이 되면 찌꺼기를 버린다. 망초를 넣어 다시 한 번 끓여 따뜻할 때 먹는다.

小承氣湯
大黃 四錢 厚朴 枳實 各 一錢 五分 剉作一貼 水煎服
소승기탕 : 대황 4돈, 후박·지실 각 1돈 반.
썰어 한 첩을 지어 물에 달여 먹는다.

宋元明 三代醫家 著述中 少陰人病 經驗行用要藥 十三方 巴豆藥 六方

송·원·명 3대 의학자들의 저술 중 소음인 병에 경험하여 쓴 중요한 약 열세 가지 처방과 파두가 들어 있는 여섯 가지 처방

十全大補湯

人蔘 白朮 白芍藥 灸甘草 黃芪 肉桂 當歸 川芎 白茯苓 熟地黃 各 一錢 生薑三片 大棗二枚

○ 此方 出於王好古海藏書中 治虛勞
▶ 今考更定 此方 當去白茯苓 熟地黃 當用砂仁 陳皮

십전대보탕 : 인삼 · 백출 · 백작약 · (구)감초 · 황기 · 육계 · 당귀 · 천궁 · 백복령 · 숙지황 각각 1돈, 생강 3쪽, 대추 2개.

- 이 처방은 왕호고의 『해장서』에 나온다. 정기가 허하고 기혈이 손상된 허로를 치료한다.
- 지금 참고하여 다시 고친다. 이 처방에서 백복령 · 숙지황을 빼고, 사인 · 진피를 써야 한다.

補中益氣湯

黃芪 一錢五分 甘草灸 人蔘 白朮 各 一錢 當歸 陳皮 各七分 升麻 柴胡 各三分 生薑三片 大棗二枚

- ○ 此方 出於李杲東垣書中 治勞倦虛弱 身熱而煩 自汗倦怠
- ▶ 今考更定 此方 黃芪 當用三錢而 當去升麻 柴胡 當用 藿香 紫蘇葉

보중익기탕 : 황기 1돈 반, (구)감초·인삼·백출 각각 1돈, 당귀·진피 각각 7푼, 승마·시호 각각 3푼, 생강 3쪽, 대추 2개.

- 이 처방은 리고의 『동원서』에 나온다. 늘 노곤해하며, 허약하여 몸에 열이 나고 괴로워 하며, 저절로 땀이 나고 피곤해서 움직이기 싫어하는 것을 치료한다.
- 지금 참고하여 다시 고친다. 이 처방에 황기는 3돈을 써야 하며, 승마·시호를 빼고, 곽향·자소엽을 써야 한다.

香砂六君子湯

香附子 白朮 白茯苓 半夏 陳皮 厚朴 白豆蔻 各一錢 人蔘 甘草 木香 縮砂 益智仁 各五分 生薑三片 大棗二枚

- ○ 此方 出於龔信醫鑑書中 治不思飮食 食不下 食後倒飽
- ▶ 今考更定 此方 當去白茯苓 當用白何首烏

향사륙군자탕 : 향부자·백출·백복령·반하·진피·후박·백두구 각각

1돈, 인삼·감초·목향·축사·익지인 각각 5푼, 생강 3쪽, 대추 2개.

• 이 처방은 공신의 『의감』에 나온다. 식욕이 없고 음식이 소화되지 않으며, 먹은 후 배가 불어나며 신트림하는 것을 치료한다.
• 지금 참고하여 다시 고친다. 이 처방에 백복령을 빼고 백하수오를 써야 한다.

木香順氣散
烏藥 香附子 靑皮 陳皮 厚朴 枳殼 半夏 各一錢 木香 縮砂 各五分 桂皮 乾薑 灸甘草 各三分 生薑 三片 大棗 二枚

○ 此方 出於龔信萬病回春書中 治中氣病 中氣者 與人相爭 暴怒氣逆 而暈倒也 先以薑湯救之 甦後用此藥

목향순기산 : 오약·향부자·청피·진피·후박·지각·반하 각각 1돈, 목향·축사 각각 5푼, 계피·건강·(구)감초 각각 3푼, 생강 3쪽, 대추 2개.

• 이 처방은 공신의 『만병회춘』에 나온다. 중기병을 치료한다. 중기란 사람과 서로 다투어, 갑자기 성내어 기운이 거슬러 복받쳐, 어지러워서 넘어진 것이다. 먼저 생강탕으로 구원하고, 정신을 차린 뒤에 이 약을 쓴다.

蘇合香元
白朮 木香 沈香 麝香 丁香 安息香 白檀香 訶子皮 香附子 蓽撥 犀角 朱砂 各 二兩

朱砂半爲衣 蘇合油 入安息香膏內 乳香 龍腦 各 一兩 右細末 用安息香膏竝煉蜜 搜和千擣 每一兩 分作 四十丸 每取二-三丸 井華水 或溫水下

○ 治一切氣疾 中氣 上氣 氣逆 氣鬱 氣痛 此方 出於局方
○ 許叔微本事方曰 凡人 暴喜傷陽 暴怒傷陰 憂愁怫意 氣多厥 逆 當用 此藥
若 槪作中風治 多致殺人
○ 危亦林得效方曰 中風 脈浮身溫 口多痰涎 中氣 脈沈身凉 口 無痰涎
▶ 今考更定 此方 當去 麝香 犀角 朱砂 龍腦 乳香 當用 藿香 茴 香 桂皮 五靈脂 玄胡索

소합향원 : 백출 · 목향 · 침향 · 사향 · 정향 · 안식향 · 백단향 · 가자피 · 향부자 · 필발 · 서각 · 주사 각각 2량(주사 절반은 옷을 입힌다), 소합유(안식향 고약 안에 넣고) · 유향 · 룡뇌 각각 1량.
 고운 가루를 내어 안식향 고약과 졸인 꿀에 반죽하여 천 번을 찧는다. 매 1량을 나누어 40알을 만들어, 매번 두세 알씩 정화수나 온수에 먹는다.

• 일체 기질의 중기 · 상기 · 기역 · 기울 · 기통을 치료한다. 이 처방 은 주진형의 『국방』에 나온다.
• 허숙미는 『본사방』에서 말한다. 대체로 사람이 지나치게 기뻐하 면 양기를 상하고, 지나치게 성내면 음기를 상하며, 근심하면 생각이 답답하여, 기가 대부분 어긋나 거슬린다. 그럴 때 이 약을 써야 한다. 만약 중풍으로 대충 넘겨짚어 치료하면, 대부분 사람을 죽일 것이다.

• 위역림은 『득효방』에서 말한다. 중풍은 맥이 뜨고 몸이 따뜻하며 입에 가래침이 많다. 중기는 맥이 잠기고 몸이 서늘하며 입에 가래침이 없다.

• 지금 참고하여 다시 고친다. 이 처방에 사향·서각·주사·룡뇌·유향을 빼고, 곽향·회향·계피·오령지·현호색을 써야 한다.

藿香正氣散

藿香 一錢五分 紫蘇葉 一錢 厚朴 大腹皮 白朮 陳皮 半夏 甘草 桔梗 白芷 白茯苓 各 五分 生薑 三片 大棗 二枚

○ 此方 出於龔信醫鑑書中 治傷寒
▶ 今考更定 此方 當去 桔梗 白芷 白茯苓 當用 桂皮 乾薑 益智仁

곽향정기산 : 곽향 1돈 5푼, 자소엽 1돈, 후박·대복피·백출·진피·반하·감초·길경·백지·백복령 각각 5푼, 생강 3쪽, 대추 2개.

• 이 처방은 공신의 「의감」에 나온다. 상한을 치료한다.
• 지금 참고하여 다시 고친다. 이 처방에 길경·백지·백복령을 빼고, 계피·건강·익지인을 써야 한다.

香蘇散

香附子 三錢 紫蘇葉 二錢五分 陳皮 一錢 五分 蒼朮 甘草 各 一錢 生薑 三片 蔥白 二莖

○ 此方 出於危亦林得效方書中 治四時瘟疫

○ 局方曰 昔有一老人 授此方 與一人 令其合施 城中大疫 服此
皆愈

향소산 : 향부자 3돈, 자소엽 2돈 5푼, 진피 1돈 반, 창출·감초 각각 1돈, 생강 3쪽, 총백 2줄기.

• 이 처방은 위역림의 『득효방』에 나온다. 사철 급성 열병을 치료한다.
• 『국방』에서는 말한다. 옛적 어떤 노인이 이 처방을 한 사람에게 주어 함께 쓰게 하였는데, 성내에 모든 돌림병 환자들이 이 약을 먹고 다 낫다.

桂枝附子湯

炮附子 桂枝 各 三錢 白芍藥 二錢 灸甘草 一錢 生薑 三片 大棗 二枚

○ 此方 出於李梴醫學入門書中 治汗漏不止 四肢拘急 難以屈伸

계지부자탕 : (포)부자·계지 각각 3돈, 백작약 2돈, (구)감초 1돈, 생강 3쪽, 대추 2개.

• 이 처방은 리천의 『의학입문』에 나온다. 땀이 흘러 멎지 않으며, 손발이 경련을 급하게 일으켜, 구부렸다 폈다 하기 어려운 것을 치료한다.

茵蔯四逆湯
茵蔯 一兩 炮附子 炮乾薑 灸甘草 各 一錢

○ 治陰黃病 冷汗不止

인진사역탕 : 인진 1량, (포)부자 · (포)건강 · (구)감초 각각 1돈.

- 음황병에 식은땀이 멎지 않는 것을 치료한다.

茵蔯附子湯
茵蔯 一兩 炮附子 灸甘草 各 一錢

○ 治陰黃病 身冷

인진부자탕 : 인진 1량, (포)부자 · (구)감초 각각 1돈.

- 음황병으로 몸이 싸늘한 것을 치료한다.

茵蔯橘皮湯
茵蔯 一兩 陳皮 白朮 半夏 生薑 各 一錢

○ 治陰黃病 喘嘔不渴
※ 右三方 出於朱肱活人書中

인진귤피탕 : 인진 1량, 진피 · 백출 · 반하 · 생강 각각 1돈.

- 음황병으로 숨차고 구역이 나며, 갈증이 나지 않은 것을 치료한다.
- 이상 세 가지 처방은 주굉의 『활인서』 중에 나온다.

三味蔘萸湯
吳茱萸 三錢 人蔘 二錢 生薑 四片 大棗 二枚

○ 治厥陰證 嘔吐涎沫 少陰證 厥冷煩躁 陽明證 食穀欲嘔 皆妙

삼미삼유탕 : 오수유 3돈, 인삼 2돈, 생강 4편, 대추 2매.

- 궐음증으로 메스꺼워 침을 게울 때, 소음증으로 손발이 싸늘하고 가슴이 괴로우며 조바심 날 때, 양명증으로 음식 먹은 것을 토하려 하는 때에, 모두 잘 듣는다.

霹靂散
附子 一箇 炮過 以冷灰 培半時取出 切半箇 細剉 入臘茶 一錢 水一盞 煎至六分 去渣 入熟蜜半匙 放冷服之 須臾躁止 得睡 汗出 差

○ 治陰盛隔陽證
※ 右二方 出於李梴醫學入門書中

벽력산 : 부자 1개를 충분히 불에 구워 식은 재에 1시간쯤 묻어놓았다 꺼낸다. 반 개를 가늘게 썰어 랍다 1돈과 같이 물 한 잔에 넣어 달인다. 6푼이 되면 찌꺼기를 내어버린다. 꿀 반 숟가락을 섞어 식혀서 먹는다. 좀 있다가

조바심이 멎고 잠을 자며, 땀이 나면 낫는다.

- 음기가 꽉 차 양기를 막는 증세를 치료한다.
- 위의 두 처방은 리천의 『의학입문』 중에 나온다.

溫白元

川烏炮 二兩 五錢 吳茱萸 桔梗 柴胡 石菖蒲 紫菀 黃連 乾薑炮
肉桂 川椒炒 赤茯苓 皂角灸 厚朴 人蔘 巴豆霜 各 五錢
右爲末 煉蜜和丸 梧子大 薑湯下 三丸或 五丸 至 七丸

○ 此方 出於局方 治積聚 癥癖 黃疸 鼓脹 十種水氣 九種心痛 八
種痞塞 五種淋疾 遠年瘧疾
○ 龔信醫鑑曰 婦人 腹中積聚 有似懷孕 贏瘦困弊 或歌哭如邪祟
服此藥 自愈 久病服之則 皆瀉出蟲蛇 惡膿之物

온백원 : 천오(포) 2량 반, 오수유·길경·시호·석창포·자원·황련·건강
(포)·육계·천초(초)·적복령·조각(구)·후박·인삼·파두상 각각 5돈.
가루를 만들어 달인 꿀에 반죽하여 오동 씨만 하게 환약을 만든다. 생강
달인 물에 3알씩 혹은 5~7알씩 먹는다.

- 이 처방은 『국방』에 나온다. 배 위아래에 덩어리가 뭉치거나, 황
달이나, 배가 북처럼 부풀어 오르거나, 열 가지 온몸이 붓는 부종이
나, 아홉 가지 심장이 아픈 심통이나, 다섯 가지 오줌병인 림질이나,
여러 해 된 학질을 치료한다.
- 공신은 『의감』에서 말한다. 부인의 뱃속에 덩어리가 뭉쳐 임신한

것 같이 배가 부르고, 여위고 피곤하며, 노래하거나 울기도 하여, 마치 넋 나간 사수 같다. 이 약을 먹으면 저절로 낫는다. 오래된 병에 먹으면, 모든 기생충과 나쁜 고름을 배출한다.

瘴疸丸

茵蔯 梔子 大黃 芒硝 各 一兩 杏仁 六錢 常山 鱉甲 巴豆霜 各 四錢 豆豉 二錢

右爲末 蒸餠和丸 梧子大 每 三丸或 五丸 溫水送下

○ 此方 出於危亦林得效方書中 一名 茵蔯丸
治時行瘟疫 及 瘴瘧 黃疸 濕熱病

장달환 : 인진·치자·대황·망초 각각 1량, 행인 6돈, 상산·별갑·파두상 각각 4돈, 두시 2돈.

가루로 하여 찐 떡에 반죽하여 오동 씨 만하게 환약을 만든다. 3알씩 혹은 5알씩 따뜻한 물에 먹는다.

• 이 처방은 위역림의 『득효방』 중에 나온다. 인진환이라고도 한다. 유행성 급성열병과, 풍토병으로 생긴 학질인 장학과, 황달과, 습과 열이 겹쳐 생긴 습열병을 치료한다.

三稜消積丸

三稜 蓬朮 神麴 各 七錢 巴豆和皮入米同炒黑去米 靑皮 陳皮 茴香 各 五錢 丁香皮 益智仁 各 三錢

右爲末 醋糊和丸 梧子大 薑湯下 三四十丸

○ 此方 出於李杲東垣書中 治生冷物不消滿悶

삼릉소적환 : 삼릉·봉출·신국 각각 7돈, 파두(껍질째로 쌀과 같이 새까맣게 볶아서 쌀을 버린다)·청피·진피·회향 각각 5돈, 정향피·익지인 각각 3돈.

가루를 초로 쑨 풀에 반죽하여 오동 씨만 하게 환약을 만든다. 생강달인 물에 30~40알을 먹는다.

• 이 처방은 리고의 『동원서』에 나온다. 생것과 찬 음식물이 소화되지 않아, 그득하고 답답한 것을 치료한다.

秘方化滯丸

三稜 蓬朮並煨 各 四錢 八分 半夏麴 木香 丁香 靑皮 陳皮並去白 黃連 各 二錢五分 巴豆肉醋浸一宿熬乾 六錢

右爲末 以烏梅末 入麵少許 煮作糊和丸 黍米大

每服 五七丸 至十丸 欲通利則 以熱湯下 欲磨積則 陳皮湯下 欲止泄則 飮冷水

○ 此方 出於朱震亨丹溪心法書中 理一切氣 化一切積 久堅沈痼
磨之自消 暴積乍留
導之立去 奪造化 有通塞之功 調陰陽 有補瀉之妙

비방화체환 : 삼릉·봉출(모두 반죽에 싸서 굽고) 각각 4돈 8푼, 반하(국)·목향·정향·청피·진피(모두 흰 것을 버리고)·황련 각각 2돈 반, 파두육(초에 잠기게 하여 하룻밤 담갔다가 졸여 말린 것) 6돈.

가루로 만들어 오매가루에다 밀가루를 조금 넣어 풀을 쑤어 반죽한다. 기장쌀 만하게 환약을 만들어 매번 5·7·10알씩 먹는다. 설사를 시키려면 뜨거운 물에 먹고, 덩어리를 녹여내려면 진피 달인 물에 먹고, 설사를 멈추려면 냉수에 먹는다.

• 이 처방은 주진형의 『단계심법』에 나온다. 일체 기를 다스리며, 일체 덩어리를 없어지게 하며, 오랜 고질병을 녹여 저절로 없어지게 하고, 갑자기 생긴 덩어리를 인도하여 즉각 없앤다. 하느님의 솜씨를 훔쳐온 것이라서 막힌 것을 통하게 하는 힘이 있으며, 음양을 고르게 하여 보하고 사하는 묘리가 있다.

三物白散
桔梗 貝母 各三錢 巴豆去皮心熬研如脂 一錢 右爲末 和勻白湯和服半錢 弱人減半
或吐 或利 不利 進熱粥一碗 利不止 進冷粥一碗

삼물백산 : 길경·패모 각각 3돈, 파두(껍질과 속을 벗겨버리고 볶아 갈아) 1돈.

가루를 고루 섞어 따뜻한 물에 반 돈씩 먹는다. 약한 사람은 절반만 쓴다. 토하거나 설사한다. 설사하지 않으면 뜨거운 죽 한 사발을 먹인다. 설사가 나서 멎지 않으면, 찬 죽 한 사발을 먹인다.

如意丹
川烏炮 八錢 檳榔 人蔘 柴胡 吳茱萸 川椒 白茯苓 白薑 黃連 紫菀 厚朴 肉桂 當歸
桔梗 皁角 石菖蒲 各 五錢 巴豆霜 二錢五分

右爲末 煉蜜和丸 梧子大 朱砂爲衣 每 五丸或 七丸 溫水下

○ 專治瘟疫 及 一切鬼祟
※ 右二方 出於李梴醫學入門書中

여의단 : 천오(포) 8돈, 빈랑 · 인삼 · 시호 · 오수유 · 천초 · 백복령 · 백강 · 황련 · 자원 · 후박 · 육계 · 당귀 · 길경 · 조각 · 석창포 각각 5돈, 파두상 2돈 반.
가루로 만들어 달인 꿀에 반죽하여, 오동 씨 만하게 환약을 만들고 주사로 옷을 입힌다. 매번 5알 혹은 7알씩 따뜻한 물에 먹는다.

- 전적으로 급성 열병과 귀신 들린 것을 치료한다.
- 위 두 처방은 리천의 『의학입문』에 나온다.

▶ 論曰 右巴豆六方 卽 古人之各自置方 各自經驗而
　　此六方 同是一巴豆之力則 所用 亦無異而 同歸於一也
　　蓋 巴豆 少陰人病之 必不可不用而 又不可輕用 必不可浪用
　　而 又不可疑用之藥
　　故 聯錄六方 備述經驗 昭明其理者 欲其用之必中而 不敢輕
　　忽也

- 나는 말한다. 이상 파두가 든 여섯 가지 처방은 곧 옛사람이 각자가 경험한 것이다. 이 여섯 가지 처방이 똑같이 파두의 힘을 빌리는 데다, 쓰는 것도 다르지 않아 같은 곳으로 돌아간다. 대개 파두는 소음인 병에 반드시 쓰지 않으면 안 된다. 그러나 가볍게 쓰거나 함부로

쓰지 말아야 한다. 또한 의심하면서 쓸 것도 아니다.
 그러므로 여섯 가지 처방을 연달아 기록하여 경험을 소개한다. 그 이치를 잘 아는 이라면 써서 반드시 낫게 하려 하겠지만, 감히 경솔히 여겨 소홀하게 쓰지는 않으리라.

新定 少陰人病 應用要藥 二十四方

소음인 병에 응용하여 새로 마련한 중요한 약 스물네 가지 처방

黃芪桂枝附子湯

桂枝 黃芪 各三錢 白芍藥 二錢 當歸 灸甘草 各一錢 炮附子 一錢或二錢 生薑三片 大棗二枚

황기계지부자탕 : 계지 · 황기 각 3돈, 백작약 2돈, 당귀 · (구)감초 각 1돈, (포)부자 1돈 혹 2돈, 생강 3쪽, 대추 2개.

人蔘桂枝附子湯

人蔘 四錢 桂枝 三錢 白芍藥 黃芪 各二錢 當歸 灸甘草 各一錢 炮附子 一錢或二錢 生薑三片 大棗二枚

인삼계지부자탕 : 인삼 4돈, 계지 3돈, 백작약 · 황기 각 2돈, 당귀 · (구)감초 각 1돈, (포)부자 1돈 혹 2돈, 생강 3쪽, 대추 2개.

升陽益氣附子湯

人蔘 桂枝 白芍藥 黃芪 各二錢 白何首烏 官桂 當歸 灸甘草 各一錢 炮附子 一錢或二錢

生薑 三片 大棗 二枚

승양익기부자탕 : 인삼 · 계지 · 백작약 · 황기 각 2돈, 백하수오 · 관계 · 당귀 · (구)감초 각 1돈, (포)부자 1돈 혹 2돈, 생강 3쪽, 대추 2개.

人蔘官桂附子湯

人蔘 五錢或一兩 官桂 黃芪 各三錢 白芍藥 二錢 當歸 灸甘草 各一錢 炮附子 二錢或二錢五分 生薑 三片 大棗 二枚

인삼관계부자탕 : 인삼 5돈 혹 1량, 관계 · 황기 각 3돈, 백작약 2돈, 당귀 · (구)감초 각 1돈, (포)부자 2돈 혹 2돈 반, 생강 3쪽, 대추 2개.

▶ 右四方 皆亡陽危病藥也
亡陽病人 小便白而多 危有餘地則 用附子 一錢 日再服
小便赤而少 危無餘地則 用附子 二錢 日二三服
病在將危用 一錢 病在免危用 一錢 病在調理亦 一錢 日再服

• 위 네 가지 처방은 다 양기가 없어져 위태한 병에 쓰는 약이다. 양기가 없어진 환자가 오줌이 희고 많은 것은 위태로워도, 손쓸 여지가 있는 것이다. 부자 1돈을 1일 두 번씩 먹는다. 오줌이 붉고 적은 것은 위태하여, 손쓸 여지가 없는 것이다. 부자 2돈을 1일 2~3회 먹는다.

병이 장차 위태할 경우에는 1돈을 쓰며, 병이 위태함을 면하였을 경우에도 1돈씩 쓰며, 병이 나아서 몸을 조리할 때에도 1돈씩 1일 2회 먹는다.

補中益氣湯

人蔘 黃芪 各三錢 灸甘草 白朮 當歸 陳皮 各一錢 藿香 蘇葉 各三分或各五分 生薑 三片 大棗 二枚

보중익기탕 : 인삼·황기 각 3돈, (구)감초·백출·당귀·진피 각 1돈, 곽향·소엽 각 3푼 혹은 각 5푼, 생강 3쪽, 대추 2개.

升陽益氣湯

人蔘 桂枝 黃芪 白芍藥 各二錢 白何首烏 官桂 當歸 灸甘草 各一錢 生薑 三片 大棗 二枚

승양익기탕 : 인삼·계지·황기·백작약 각 2돈, 백하수오·관계·당귀·(구)감초 각 1돈, 생강 3쪽, 대추 2개.

黃芪桂枝湯

桂枝 三錢 白芍藥 黃芪 各二錢 白何首烏 當歸 灸甘草 各一錢 生薑 三片 大棗 二枚

황기계지탕 : 계지 3돈, 백작약·황기 각 2돈, 백하수오·당귀·(구)감초 각 1돈, 생강 3쪽, 대추 2개.

川芎桂枝湯

桂枝 三錢 白芍藥 二錢 川芎 蒼朮 陳皮 灸甘草 各一錢 生薑 三片 大棗 二枚

천궁계지탕 : 계지 3돈, 백작약 2돈, 천궁·창출·진피·(구)감초 각 1돈, 생강 3쪽, 대추 2개.

芎歸香蘇散

香附子 二錢 紫蘇葉 川芎 當歸 蒼朮 陳皮 灸甘草 各一錢 葱白五莖 生薑三片 大棗二枚

궁귀향소산 : 향부자 2돈, 자소엽·천궁·당귀·창출·진피·(구)감초 각 1돈, 총백 5줄기, 생강 3쪽, 대추 2개.

藿香正氣散

藿香 一錢五分 紫蘇葉 一錢

蒼朮 白朮 半夏 陳皮 靑皮 大腹皮 桂皮 乾薑 益智仁 灸甘草 各五分 生薑三片 大棗二枚

곽향정기산 : 곽향 1돈 반, 자소엽 1돈, 창출·백출·반하·진피·청피·대복피·계피·건강·익지인·(구)감초 각 5푼, 생강 3쪽, 대추 2개.

八物君子湯

人蔘 二錢 黃芪 白朮 白芍藥 當歸 川芎 陳皮 灸甘草 各一錢 生薑三片 大棗二枚

▶ 本方 以白何首烏 易人蔘則 名曰 白何烏君子湯
本方 用蔘芪 各 一錢 加白何首烏 官桂 各 一錢則 名曰 十全大補湯
本方 用人蔘 一兩 黃芪 一錢則 名曰 獨蔘八物湯

팔물군자탕 : 인삼 2돈, 황기·백출·백작약·당귀·천궁·진피·(구)감초 각 1돈, 생강 3쪽, 대추 2개.

• 이 처방에 백하수오로 인삼을 바꾸면 백하오군자탕이라 부른다. 이 처방에 인삼과 황기를 각각 1돈씩 쓰고 백하수오와 관계를 각각 1돈씩 더하면 십전대보탕이라 부른다. 이 처방에 인삼 1량과 황기 1돈을 쓰면 독삼팔물탕이라 부른다.

香附子八物湯
香附子 當歸 白芍藥 各 二錢 白朮 白何首烏 川芎 陳皮 灸甘草 各一錢 生薑三片 大棗二枚

♣ 嘗治 婦人 思慮傷脾 咽乾舌燥 隱隱有頭痛 神效

향부자팔물탕 : 향부자 · 당귀 · 백작약 각 2돈, 백출 · 백하수오 · 천궁 · 진피 · (구)감초 각 1돈, 생강 3쪽, 대추 2개.

• 일찍이 치료한 경험이 있다. 부인이 걱정한 나머지 비를 상하여, 목과 혀가 마르고 은은히 머리가 아픈 것이 신기하게 낫더라.

桂枝半夏生薑湯
生薑 三錢 桂枝 半夏 各 二錢 白芍藥 白朮 陳皮 灸甘草 各一錢

治虛寒嘔吐 水結胸等證

계지반하생강탕 : 생강 3전, 계지 · 반하 각 2돈, 백작약 · 백출 · 진피 · (구)감초 각 1돈.

허하고 속이 찬 것, 구토하는 것, 물 기운과 겹쳐 명치 밑이 딱딱한 수결흉

따위의 증세를 치료한다.

香砂養胃湯

人蔘 白朮 白芍藥 灸甘草 半夏 香附子 陳皮 乾薑 山査肉 砂仁 白豆蔻 各 一錢 生薑 三片 大棗 二枚

향사양위탕: 인삼·백출·백작약·(구)감초·반하·향부자·진피·건강·산사육·사인·백두구 각 1돈, 생강 3쪽, 대추 2개.

赤白何烏寬中湯

白何首烏 赤何首烏 良薑 乾薑 靑皮 陳皮 香附子 益智仁 各 一錢 大棗 二枚

○ 治四體倦怠 小便不快 陽道不興 將有浮腫之漸者 用之
本方 加 厚朴 枳實 木香 大腹皮 各 五分則 又有通氣脈之功力
雖浮腫已成者 安心靜慮百日而 日再服則 自無不效之理
本方 以人蔘 易赤何首烏則 名曰 人蔘白何烏寬中湯
以當歸 易赤何首烏則 名曰 當歸白何烏寬中湯

○ 古方 有乾薑 良薑 靑皮 陳皮 等分 作湯丸 名曰 寬中湯
嘗治 少陰人 小便不快 陽道不興 四體倦怠 無力者 用之 必效 百發百中
又 寬中丸 本方 加 五靈脂 益智仁 各 一錢則 治腹痛 神效

적백하오관중탕: 백하수오·적하수오·량강·건강·청피·진피·향부자·익지인 각 1돈, 대추 2개.

• 사지가 권태로우며 오줌이 잘나오지 않으며, 자지가 일어서지 않고 장차 부종이 생길 징조가 있는 자에게 쓴다.

이 처방에 후박·지실·목향·대복피 각각 5푼을 가미하면, 또한 기맥을 통하는 효력이 있다. 비록 부종이 생긴 환자라 해도, 100일만 마음을 맑게 하고 생각을 가라앉혀, 하루에 두 번씩 약을 먹으면, 낫지 않을 리가 없다. 이 처방에 인삼으로 적하수오를 바꾸면 인삼백하오관중탕이라 부르며, 당귀로 적하수오를 바꾸면 당귀백하오관중탕이라 부른다.

• 옛 처방에 건강·량강·청피·진피를 등분하여 탕 혹은 환약을 지어 관중탕이라 부른다. 일찍이 소음인이 오줌을 잘 누지 못하고 자지가 일어서지 않으며, 사지가 권태로워 힘이 없는 데에 쓰면 반드시 낫는다. 백발백중이다. 또 관중환은 이 처방에 오령지·익지인 각각 1돈을 더한 것이다. 배가 아픈 것을 치료하면 신기하게 낫는다.

蒜蜜湯

白何首烏 白朮 白芍藥 桂枝 茵蔯 益母草 赤石脂 罌粟殼 各一錢 生薑三片 大棗二枚 大蒜 五根 淸蜜半匙

○ 治痢疾

산밀탕 : 백하수오·백출·백작약·계지·인진·익모초·적석지·앵속 각 각 1돈, 생강 3쪽, 대추 2개, 마늘 5뿌리, 맑은 꿀 반 수저.

• 피똥 싸는 리질을 치료한다.

鷄蔘膏

人蔘 一兩 桂皮 一錢 鷄 一首

濃煎服 或以胡椒 淸蜜 助滋味 無妨

○ 此方 自古有方 治瘧疾痢疾 神效 嘗治久瘧 先用 巴豆 通利大
便 後數三日連用 鷄蔘膏 快效
桂皮 或以桂心 代用

계삼고 : 인삼 1량, 계피 1돈, 닭 1마리를 푹 고아서 먹는다. 후추나 꿀로 맛을 조절해도 무방하다.

• 예로부터 이 처방으로 학질과 리질을 치료하면 신기하게 낫는다. 일찍이 오랜 학질을 치료하는 데에, 먼저 파두를 써 대변을 통하게 한 후에, 2~3일을 계속하여 계삼고를 쓰니 잘 낫더라. 계피는 계심으로도 대신 쓴다.

巴豆丹

巴豆 一粒去殼取粒 溫水吞下 全粒或半粒 仍煎湯藥

○ 以煎藥時刻 巴豆 獨行腹胃間 太半用力 然後 服湯藥則 湯藥
可以與巴豆 同行
通快腹胃 升提其氣也 再煎湯藥 大便通後 又連服之
巴豆 全粒 下利 半粒 化積

파두단 : 파두 한 알을 까서 껍질을 버리고 따뜻한 물에 한 알 혹은 반 알

을 먹는다. 다음 먹을 약을 달인다.

  • 약을 달이는 사이에 파두는 위와 장을 통하여 절반 넘게 힘을 쓴다. 그런 뒤에 탕약을 먹으면, 탕약이 파두와 같이 위장을 잘 지나서, 그 기운을 올려 밀어낸다. 다시 탕약을 달였다가 대변이 통한 후에, 다시 연이어 먹는다. 파두 통알은 설사 시키고, 반 알은 덩어리를 녹인다.

人蔘陳皮湯
人蔘 一兩 生薑 砂仁 陳皮 各一錢 大棗二枚

  ○ 本方 以炮乾薑 易生薑 又加桂皮 一錢則 尤有溫胃逐冷之力
    以本方嘗治未周年小兒 陰毒慢風 連服數日 病快癒矣 病愈後
    更不服藥 再發不治

인삼진피탕 : 인삼 1량, 생강·사인·진피 각 1돈, 대추 2개.

  • 이 처방에 (포)건강으로 생강을 바꾸고 또 계피 1돈을 더하면, 더욱 위를 덥게 하고 냉을 쫓는 힘이 있다. 이 처방으로 일찍이 돌이 안 된 어린이의 음독으로 생긴 경풍을 치료하다. 연달아 여러 날 먹이니 병이 낫다. 그 후에 다시 약을 먹지 않으니, 도져서 고치지 못하다.

人蔘吳茱萸湯
人蔘 一兩 吳茱萸 生薑 各三錢 白芍藥 當歸 官桂 各一錢

인삼오수유탕 : 인삼 1량, 오수유·생강 각 3돈, 백작약·당귀·관계 각 1돈.

官桂附子理中湯

人蔘 三錢 白朮 炮乾薑 官桂 各二錢 白芍藥 陳皮 灸甘草 各一錢 炮附子 一錢或二錢

관계부자리중탕 : 인삼 3돈, 백출 · (포)건강 · 관계 각 2돈, 백작약 · 진피 · (구)감초 각 1돈, (포)부자 1돈 혹 2돈.

吳茱萸附子理中湯

人蔘 白朮 炮乾薑 官桂 各二錢 白芍藥 陳皮 灸甘草 吳茱萸 小茴香 破故紙 各一錢 炮附子 一錢或二錢

오수유부자리중탕 : 인삼 · 백출 · (포)건강 · 관계 각 2돈, 백작약 · 진피 · (구)감초 · 오수유 · 소회향 · 파고지 각 1돈, (포)부자 1돈 혹 2돈.

白何烏附子理中湯

白何首烏 白朮炒 白芍藥微炒 桂枝 炮乾薑 各二錢 陳皮 灸甘草 炮附子 各一錢

백하오부자리중탕 : 백하수오 · 백출(초) · 백작약(미초) · 계지 · (포)건강 각 2돈, 진피 · (구)감초 · (포)부자 각 1돈.

白何烏理中湯

白何首烏 白朮 白芍藥 桂枝 炮乾薑 各二錢 陳皮 灸甘草 各一錢

○ 有人蔘則 用人蔘 無人蔘則 用白何首烏
白何首烏 與 人蔘 性味相近而 淸越之力 不及 溫補之力 過之 不無異同之處

險病 危證 人蔘二錢以上 不可全恃 白何首烏代用 古方 經驗
不多 藥材生疎 故也
然 此一味 必不可遺棄於補藥中而 古方 何人飮 用白何首烏五
錢 治瘧病

백하오리중탕 : 백하수오 · 백출 · 백작약 · 계지 · (포)건강 각 2돈, 진피 · (구)감초 각 1돈.

• 인삼이 있으면 인삼을 쓰고, 인삼이 없으면 백하수오를 쓴다.
　백하수오는 인삼과 성미가 서로 가깝다. 맑고 높은 힘은 인삼보다 못하고, 따뜻이 보호하는 힘은 인삼보다 더하다. 다르기도 하고 같은 측면도 없지 않다. 험한 병이나 위태로운 증세의 경우, 인삼 2돈 이상을 써야 할 때에, 모두 백하수오로 대용해서는 안 된다.
　옛 처방의 경우에는 경험이 많지 않은 데다 약재가 생소하여 잘 알지 못했기 때문이다. 그러나 이 한 가지는 반드시 보약 가운데에 버리지 못할 것이다. 옛 처방 하인음은 백하수오 5돈을 써서 학질병을 치료한다.

▶ 右 少陰人藥 諸種
　附子 炮用　甘草 灸用　乾薑 炮用 或 生用　黃芪 灸用 或 生用

• 위의 소음인 약 여러 가지 중에서 부자는 포로 만들어 쓰고, 감초는 구워서 쓰며, 건강은 포로 만들어 쓰거나 혹은 생으로 쓰고, 황기는 구워서 쓰거나 혹은 생으로 쓴다.

▶ 窮港僻村 病起倉卒 雖單方 猶百勝於束手無策
　陽明病 雖單黃芪 桂皮 人蔘 芍藥 亦可用
　少陰病 雖單附子 芍藥 人蔘 甘草 亦可用
　太陽病 雖單蘇葉 葱白 黃芪 桂枝 亦可用
　太陰病 雖單白朮 乾薑 陳皮 藿香 亦可用
　爲先用單方而 一邊求得全方則 必無救病失機之理
　然 當用 全方中 所有之藥 不當用 全方中 所無之藥

• 가난하고 외진 곳에서 병이 갑자기 일어나면, 비록 한 가지 약이라도 쓰는 것이, 어쩔 줄 몰라 허둥지둥하는 것보다 백배는 낫다.

양명병에 다만 황기·계피·인삼·작약이라도 쓸 것이고, 소음병에 다만 부자·작약·인삼·감초라도 쓸 것이며, 태양병에 다만 소엽·총백·황기·계지라도 쓸 것이고, 태음병에 다만 백출·건강·진피·곽향이라도 쓸 것이다.

우선 한 가지 약이라도 쓰는 한편, 온전한 처방약을 구하여 쓰면, 시기를 놓치지 않고 구원할 수 있다. 그러나 반드시 온전한 처방 속에 있는 것을 써야 하며, 온전한 처방 속에 없는 것을 써서는 안 된다.

제 3 권

- 소양인이 비에 찬 기운을 받아 몸 겉이 차가운 병을 말한다 · 267
- 소양인이 위에 뜨거운 기운을 받아 몸속이 뜨거운 병을 말한다 · 299
- 소양인 병에 대해 자연스럽게 말한다 · 316

- 장중경의 『상한론』중 소양인 병에 경험하여 마련한 열 가지 처방 · 329
- 원·명 2대 의학자들의 저술 중 소양인 병에 경험하여 쓴 중요한 약 아홉 가지 처방 · 332
- 소양인 병에 응용하여 새로 마련한 중요한 약 열일곱 가지 처방 · 342

少陽人脾受寒表寒病論

소양인이 비에 찬 기운을 받아 몸 겉이 차가운 병을 말한다

소양인 겉병과 속병의 기준은 설사를 하느냐 똥을 못 누느냐다. 설사하는 것이 소음인과는 반대로 겉병이라면, 똥을 못 누는 것이 속병이라고 거칠게 정의할 수 있다. 여기에서는 먼저 설사하는 겉병을 다룬다.

열이 나고 찬 기운을 싫어하며, 맥이 뜨면서 팽팽하고, 몸이 아프며 땀이 나지 않고, 가슴이 괴로우며 조바심이 나는 것은, 소양인이 비에 찬 기운을 받아, 몸 겉이 차가운 병이다.

입이 쓰고 목구멍이 마르며, 가슴과 옆구리가 그득하고, 가끔씩 차다 뜨겁다 하는 것은 소양병이다. 이 증세는 소양인의 신장 부위의 음기가 뜨거운 삿된 기운에 빠진 데다, 비장 부위의 음기가 뜨거운 삿된 기운에 막혀, 등골뼈 사이에 음기가 모여 갇힌 병이다.

횡격막 안이 막히고 아파서 손을 가까이 댈 수 없고, 타서 목말라 하며 헛소리하는 것은, 결흉의 가장 더욱 심한 증세다. 물을 마시면 마시자마자 곧 토하고, 명치 밑이 결리고 딱딱하며, 그득하고 헛구역질하며 숨이 찬 것은, 그 다음 가는 증세다. 결흉은 어느 탕약을 먹든 간에 곧 도로 토한다. 오직 감수가루만은 도로 뱉어내지 않는다.

몸에 열이 나고 머리가 아프며 설사하거나, 몸이 차며 배가 아프고 설사하면, 망음병이다.

몸에 열이 나고 머리가 아프며 설사하다가, 까닭 없이 설사가 절로 그치고 몸의 열과 머리의 아픔이 낫지 않으면서, 똥 누기가 도리어 어려워지면 위태로운 증세다. 머지않아 헛소리한다. 헛소리 한 뒤에 똥 누기 어려운 증세가 있으면, 반드시 얼마 안 되어 풍이 일어난다. 이것은 아래에서 양기가 꽉 차 음기를 막는 양성격음이다.

망음병의 미쳐 날뛰며 헛소리하는 증세에는, 약을 하루 5~6첩에서 10여 첩씩 써서, 낮이고 밤이고 계속 쓰는 것이 좋다. 꼭 헛소리하기를 기다리거나, 꼭 미쳐 날뛰기를 기다릴 일이 아니다. 미리 약을 쓰는 것이 옳다.

○ 張仲景曰 太陽病 脈浮緊 發熱 惡寒 身痛 不汗出而 煩躁者 大
青龍湯主之

장중경은 말한다. 태양병에 맥이 뜨면서 팽팽하고, 열이 나며 찬 기운을 싫어하고, 몸이 아프며 땀이 나지 않고, 가슴이 괴로우며 조바심이 나면, 대청룡탕으로 다스린다.

▶ 論曰 發熱 惡寒 脈浮緊 身痛 不汗出而 煩躁者 卽 少陽人 脾
受寒 表寒病也
此證 不當用 大靑龍湯 當用 荊防敗毒散

나는 말한다. 열이 나고 찬 기운을 싫어하며, 맥이 뜨면서 팽팽하고, 몸이 아프며 땀이 나지 않고, 가슴이 괴로우며 조바심이 나는 것은, 곧 소양인이 비에 찬 기운을 받아, 몸 겉이 차가운 병이다. 이 증세에 대청룡탕을 써서는 안 되고 형방패독산을 써야 한다.

○ 張仲景曰 少陽之爲病 口苦 咽乾 目眩
○ 眩而 口苦 舌乾者 屬少陽
○ 口苦 耳聾 胸滿者 少陽傷風證也
○ 口苦 咽乾 目眩 耳聾 胸脇滿 或 往來寒熱而嘔 屬少陽 忌吐下
宜小柴胡湯和之

장중경은 말한다. 소양경의 병 됨됨이는 입이 쓰고 목구멍이 마르며, 눈이 어질어질하다.
눈이 어질어질하고 입이 쓰며, 혀가 마르는 것은 소양경에 속한다.

입이 쓰며 귀가 먹고, 가슴이 그득한 것은 소양상풍증이다.

입이 쓰고 목구멍이 마르며, 눈이 어질어질하고 귀가 먹으며, 가슴과 옆구리가 그득하고, 가끔씩 차다 뜨겁다 하며 게우는 것은 소양경에 속한다. 토하게 하거나 설사 시키려 하지 말라. 소시호탕으로 부드럽게 푸는 것이 좋다.

▶ 論曰 此證 不當用 小柴胡湯
　　　　　當用 荊防敗毒散 荊防導赤散 荊防瀉白散
▶ 張仲景所論 少陽病 口苦咽乾 胸脇滿 或 往來寒熱之證
　　卽 少陽人 腎局陰氣 爲熱邪所陷而
　　　　　　脾局陰氣 爲熱邪所壅 不能下降連接於腎局而
　　　　　　凝聚臍間 膠固囚滯之病也
　　此證 嘔者 外寒 包裏熱而 挾疾上逆也
　　　　寒熱往來者 脾局陰氣 欲降未降而 或降故 寒熱 或往或來也
　　　　口苦 咽乾 目眩 耳聾者 陰氣囚滯臍間 欲降未降故 但寒無熱而 至於耳聾也
　　　　口苦 咽乾 目眩者 例證也 耳聾者 重證也
　　　　胸脇滿者 結胸之漸也 脇滿者 猶輕也 胸滿者 重證也

나는 말한다. 이 증세에 소시호탕을 써서는 안 된다. 형방패독산, 형방도적산, 형방사백산을 써야 한다.

장중경이 말한 소양병의 입이 쓰고 목구멍이 마르며, 가슴과 옆구리가 그득하고, 가끔씩 차다 뜨겁다 하는 증세는, 곧 소양인의 신장 부위의 음기가 뜨거운 삿된 기운에 빠진 데다, 비장 부위의 음기가 뜨거운 삿된 기운에 막힌 것이다. 아래로 내려가 신장 부위에 이어 닫지 못하고, 등골뼈 사이에 음기가 모여 아교로 붙인 것 같이 굳어, 죄수처럼 붙잡혀 갇힌 병이다.

 이 증세에서 게우는 것은, 겉의 찬 기운이 안의 뜨거운 기운을 에워싸, 이를 끼고 빠르게 위로 거슬러 올라가기 때문이다. 차다 뜨겁다 하는 것은, 비장부위의 음기가 내려가려 하면서도, 내려가지 못하다가 어쩌다 내려가기도 하므로, 차다 뜨겁다 오락가락하기 때문이다.

 입이 쓰고 목구멍이 마르며, 눈이 어질어질하고 귀가 먹는 것은, 음기가 등골뼈 사이에 죄수처럼 갇혀, 내려가려 해도 내려가지 못하므로, 다만 차가운 기운만 있고 뜨거운 기운이 없어서, 귀가 먹기에까지 이르기 때문이다.

 입이 쓰고 목구멍이 마르면, 눈이 어질어질한 것은 으레 있는 증세다. 귀가 먹는 것은 무거운 증세다. 가슴과 옆구리가 그득한 것은, 명치 밑이 뭉쳐 딱딱해지는 결흉병으로 옮겨가는 것이다. 옆구리가 그득한 것은 그래도 가벼운 것이다. 가슴이 그득한 것은 무거운 증세다.

　　古人之於此證 用汗吐下三法則 其病輒生譫語壞證 病益危險故
　　仲景變通之而

　　　用小柴胡湯 淸痰燥痰 溫冷相雜 平均和解 欲其病不轉變而自愈
　　此法 以汗吐下三法 論之則 可謂近善而巧矣

　　　然 此小柴胡湯 亦非平均和解病不轉變之藥則 從古斯今 得此
　　　病者 眞是寒心矣

　　耳聾脇滿傷風之病 豈可以小柴胡湯 擬之乎
　　　噫 後來龔信所製 荊防敗毒散 豈非少陽人表寒病 三神山不死
　　　藥乎

此證 淸裏熱而 降表陰則 痰飮自散而 結胸之證 預防不成也
　淸痰而燥痰則 無益於陰降痰散 延拖 結胸將成而 或別生奇證也

옛적 뛰어난 이들이 이 증세에 땀내거나, 토하거나, 설사 시키는, 세 가지 방법을 썼으나, 그 병에 문득 헛소리하는 괴증까지 생겨서 더 위험해진다. 그러므로 장중경이 이를 바꾸어서 소시호탕을 쓴 것은, 담을 맑히고 말리려, 찬 약과 더운약을 서로 섞어서 골고루 부드럽게 풀어, 그 병이 괴증으로 옮겨가지 않으면서, 절로 낫게 하려 한 것이다.

이 방법은 앞서의 (땀내거나 토하거나 설사 시키는) 세 가지 방법과 비교해서 따지면, 훨씬 좋고 교묘하다 할 만하다. 그러나 이 소시호탕도 골고루 부드럽게 풀어, 괴증으로 옮겨가지 않게 하는 약은 아니다. 그러니 예로부터 오늘에 이르기까지, 이 병에 걸린 사람은 참으로 한심하다. 귀가 먹고 옆구리가 그득한 소양상풍병에, 어찌 소시호탕으로 흉내나 낼 수 있으리오.

아, 후세의 공신이 지은 형방패독산이야말로, 소양인의 걷이 찬 병에 잘 듣는, 삼신산의 불사약이 어찌 아니리오. 이 증세에서, 속의 뜨거운 기운을 맑히고 겉의 음기를 내리면, 담음이 절로 흩어져서, 결흉증도 이루지 않게 미리 막는다.

담을 맑히거나 말리면, 음기를 내리고 담을 흩는 데 이익됨이 없는 데다, 질질 끌어 결흉증이 되거나, 다른 기이한 증세를 생기게 한다.

　　○ 朱肱曰 凡發汗 腰以上 雖淋漓而 腰以下至足 微潤則 病
　　 終不解

주굉은 말한다. 무릇 땀을 내되 허리 위는 줄줄 흐르는데, 허리 아래 발까지는 희미하게 적시면, 병이 끝내 풀리지 않는다.

> ▶ 論曰 少陽人病 無論表裏病 手足掌心 有汗則 病解
> 　　　　　　　　手足掌心 不汗則 雖全體皆汗而 病不解
> ▶ 少陽人 傷寒病 有再痛三痛發汗而愈者 此病 非再三感風寒而 再痛發汗三痛發汗也
> 少陽人 頭痛腦强 寒熱往來 耳聾 胸滿 尤甚之病 元來如此 表邪深結 至於三痛然後 方解也
> 無論初痛再痛三痛 用 荊防敗毒散 或 荊防導赤散 荊防瀉白散
> 　　　　　每日二貼式 至病解而用之 病解後 又用十餘貼
> 如此則 自無後病而完健

나는 말한다. 소양인 병은 겉병이냐 속병이냐를 따질 것 없다. 손바닥과 발바닥에 땀이 나면 병이 풀린다. 하지만 손바닥과 발바닥에 땀이 나지 않으면, 비록 온몸에 땀이 나더라도 병이 풀리지 않는다.

소양인 상한병에 두 번 세 번, 앓고 땀이 난 뒤에 낫는 것이 있다. 이 병은 두세 번, 바람이나 찬 기운에 걸려들어, 두 번 아플 때 땀나고, 세 번 앓을 때 땀 난다는 것이 아니다. 소양인의 머리가 아프고 뒤통수가 뻣뻣하며, 차다 덥다 하고 귀가 먹으며, 가슴의 그득함이 더욱 심한 병이다. 본디부터 이와 같아서, 겉의 삿된 기운이 깊이 맺혀, 세 번까지 앓은 뒤에라야 바야흐로 풀린다.

한 번, 두 번, 세 번 앓느냐를 따질 것 없다. 형방패독산이나 형방도적산이나 형방사백산을 써야 한다. 날마다 두 첩씩 병이 풀릴 때까지 쓴다. 병이 풀린 뒤에도 십여 첩을 더 쓴다. 이와 같이 하면, 절로 뒤

탈이 없고 완전히 튼튼하다.

> ○ 張仲景曰 少陽證 漐漐汗出 心下痞硬滿 引脇下痛 乾嘔 短氣
> 不惡寒 表解裏未和也 宜十棗湯
> 若 合下不下 令人脹滿 遍身浮腫
> ○ 傷寒 表未解 醫反下之 膈內拒痛 手不可近 心下滿而硬痛 此
> 爲結胸 宜大陷胸湯
> ○ 渴欲飲水 水入卽吐 名曰水逆 五苓散 主之

장중경은 말한다. 소양증에 빠르게 땀이 나고, 명치 밑이 결리고 딱딱하며 그득하여, 옆구리 밑에까지 당기면서 아프며, 헛구역질하고 숨이 차며, 찬 기운을 싫어하지 않으면, 겉은 풀렸으나 속은 아직 부드럽지 않다. 십조탕이 좋다. 만일 설사 시켜야 할 때 설사 시키지 않으면, 배가 불러오면서 그득하게 되어, 온몸이 붓는다.

상한에 겉의 증세가 풀리지 않았는데, 의원이 도리어 설사를 시키면, 횡격막 안이 막히고 아파서 손을 가까이 댈 수 없다. 명치 밑이 그득하면서 딱딱하고 아프다. 이것이 결흉이다. 대함흉탕이 좋다.

목말라 물을 마시려 하나, 마시면 곧 토한다. 이것이 수역이다. 오령산으로 다스린다.

> ○ 杜壬曰 裏未和者 蓋 痰與燥氣 壅於中焦 故 頭痛 乾嘔 汗出
> 痰隔也 非十棗湯 不治
> ○ 龔信曰 心下硬痛 手不可近 燥渴譫語 大便實 脈沈實有力 爲
> 大結胸 大陷胸湯下之 反加煩躁者 死
> 小結胸 正在心下 按之則痛 宜小陷胸湯

두임은 말한다. (겉은 풀렸으나) 속이 아직 부드럽지 않다는 것은, 대개 담과 마른 기운이 중초에서 막기 때문이다. 그러므로 머리가 아프고 헛구역질하며, 땀이 나고 담이 막는다. 십조탕이 아니면 치료하지 못한다.

공신은 말한다. 명치 밑이 딱딱하면서 아파 손을 가까이 댈 수 없고, 타서 목말라하며 헛소리하고 똥이 딱딱하며, 맥이 잠기고 실하면서 힘 있으면, 큰 결흉이다. 대함흉탕으로 설사 시킬 일이다. 이때 도리어 괴로워하며 조바심내는 것이 더하면 죽는다. 작은 결흉은 곧 바로 명치 밑에 있어서, 눌러야 아프다. 소함흉탕이 좋다.

▶ 論曰 右張仲景所論三證 皆結胸病而 膈內拒痛 手不可近 燥
　渴譫語者 結胸之最尤甚證也
　　　　　　　　　　　　　　飮水 水入卽吐 心下痞硬
滿 乾嘔 短氣者 次證也
凡結胸病 皆 藥湯入口 輒還吐 惟 甘遂末 入口 口涎含下 因以
溫水漱口而下則 藥不還吐

나는 말한다. 위의 장중경이 말한 세 가지 증세는 모두 결흉병이다. 횡격막 안이 막히고 아파서 손을 가까이 댈 수 없고, 타서 목말라하며 헛소리하는 것은, 결흉의 가장 더욱 심한 증세다. 물을 마시면 마시자마자 곧 토하고, 명치 밑이 결리고 딱딱하며, 그득하고 헛구역질하며 숨이 찬 것은, 그 다음 가는 증세다.

무릇 결흉병은 어느 탕약을 먹든 간에 곧 도로 토한다. 오직 감수가루만은 입에 넣어 침으로 삼키고, 이어 따뜻한 물로 입을 헹구어 낸 뒤 삼키면, 약을 도로 뱉어내지 않는다.

嘗治結胸 用甘遂散 溫水調下 五次輒還吐 至六次不還吐而 下利一度
　其翌日 又水還吐 又用甘遂 一次快通利而 病愈
凡結胸 無非險證 當先用 甘遂 仍煎 荊防導赤散 以壓之
　乾嘔 短氣而 藥不還吐者 不用甘遂 但用荊防導赤散 加茯苓澤瀉 各一錢
　　二三服 又 連日服而 亦病愈
燥渴譫語者 尤極險證也 急用甘遂 仍煎地黃白虎湯 三四貼 以壓之
　又 連日服 地黃白虎湯

일찍이 결흉을 다스린 일이 있다. 감수가루를 따뜻한 물에 풀어서 먹이다. 다섯 번은 곧 도로 토한다. 여섯 번에 이르러 도로 뱉어내지 않고, 설사를 한 번 한다. 그 이튿날 또 도로 물을 토하므로 다시 감수를 쓰다. 한 번 시원하게 설사를 하고는 병이 낫다.

무릇 결흉치고 험한 증세 아닌 것이 없다. 먼저 감수를 쓴다. 이어 형방도적산을 달여 먹여서 눌러야 한다. 헛구역질하고 숨이 차더라도, 약을 도로 뱉어내지 않으면, 감수를 쓰지 않는다. 다만 형방도적산에 복령과 택사 각 한 돈 씩을 더하여, 두세 번씩 연일 먹어도, 병이 낫는다. 타서 목마르고 헛소리하는 것은, 더욱 끝까지 간 험한 증세다. 서둘러 감수를 쓴다. 이어 지황백호탕 서너 첩을 달여 누르며, 연일 지황백호탕을 먹인다.

張仲景 曰 傷寒 表未解 醫反下之云者 以大承氣湯下之之謂也
非十棗陷胸下之之謂也

然 十棗陷胸 不如單用甘遂 或用甘遂天一丸
　　結胸 甘遂末 例用三分 大結胸 用五分
　　龔信所論 燥渴譫語 煩躁死者 若 十棗湯下後 因以譫語證治之
　　　　　　　連用白虎湯則 煩躁者 必無不治之理

　장중경이 상한에 겉 증세가 풀리지 않았는데, 의원이 도리어 설사를 시킨다고 말한 것은, 대승기탕으로 설사 시킨 것을 가리킨다. 십조탕이나 함흉탕으로 설사 시킨 것을 가리키지 않는다. 어쨌든 십조탕이나 함흉탕조차도, 단방으로 감수 하나만을 쓰거나, 감수천일환을 쓰는 것보다 못하다. 결흉에 감수가루는 으레 삼 푼을 쓴다. 큰 결흉에는 닷 푼을 쓴다.

　공신이 타서 목마르고, 헛소리하다가 괴로워하며 조바심내다 죽는다고 말한 것도, 만일 십조탕으로 설사 시키고, 뒤이어 헛소리하는 증세로 치료하여 연일 백호탕을 쓰면, 괴로워하여 조바심내는 것도 반드시 고치지 못할 리가 없다.

　▶ 甘遂 表寒病 破水結之藥也　石膏 裏熱病 通大便之藥也
　　表病 可用甘遂而 不可用石膏 裏病 可用石膏而 不可用甘遂
　　然 揚手擲足 引飮泄瀉證 用石膏
　　　痺風膝寒 大便不通證 用甘遂
　▶ 少陰人 傷寒病 有小腹硬滿之證
　　少陽人 傷寒病 有心下結胸之證
　　此二證 俱是 表氣 陰陽虛弱 正邪相爭 累日不決之中 裏氣 亦
　　秘澁不和而 變生此證也

감수는 겉이 찬 병 가운데, 물 기운이 몰려 있는 것을 깨뜨리는 약이다. 석고는 속이 뜨거운 병 가운데, 똥을 누게 하는 약이다. 그러니 겉병에는 감수를 쓸 수 있다. 석고를 써서는 안 된다. 속병에는 석고를 쓸 수 있다. 감수를 써서는 안 된다.

그러나 손 발길질하며 내젓고 잇달아 물켜면, 설사하는 증세라도 석고를 쓴다. 희미하게나마 말을 듣지 않는 비풍이나 무릎이 차면, 똥을 누지 못하는 증세라도 감수를 쓴다.

소음인은 상한병에 아랫배가 딱딱하고 그득한 증세가 있다. 소양인은 상한병에 명치 밑에 맺히는 결흉증이 있다. 이 두 가지 증세는 모두 겉 기운의 음양이 허약하여, 바른 기운과 삿된 기운이 서로 다투어 여러 날이 되도록 판가름나지 않은 가운데, 속의 기운도 어렵고 껄끄러워 부드럽지 않으므로, 이 증세로 변한 것이다.

    ○ 李子建 傷寒十勸論曰 傷寒腹痛 亦有熱證 不可輕服溫煖藥
      又曰 傷寒自利 當觀陰陽證 不可例服溫煖及止瀉藥
    ○ 朱震亨曰 傷寒陽證 身熱脈數 煩渴引飮 大便自利 宜柴苓湯

리자건은 『상한십권론』에서 말한다. 상한으로 배가 아픈 것에도 뜨거운 증세가 있다. 가벼이 따뜻한 약을 먹여서는 안 된다. 또한 상한으로 절로 설사할 때도, 음증인가 양증인가를 살펴보라. 으레 하듯, 따뜻한 약이나 설사 멈추는 약을 먹여서는 안 된다.

주진형은 말한다. 상한 양증에 몸에 열이 나고 맥이 빠르며, 타서 목말라 잇달아 물켜고 절로 설사하면, 시령탕이 좋다.

▶ 盤龍山老人 論曰 少陽人 身熱頭痛泄瀉 當用猪苓車前子湯
　荊防瀉白散
　　　　　　　身寒腹痛泄瀉 當用滑石苦蔘湯 荊防地黃湯
　　　　　此病 名謂之 亡陰病
▶ 少陽人 身熱頭痛泄瀉 一二日 或 三四日而
　　　　泄瀉無故自止 身熱頭痛不愈 大便反秘者 此 危證也
　　　　距譫語不遠
▶ 泄瀉後 大便 一晝夜間 艱辛一次滑利 或 三四五次 小小滑利
　身熱頭痛因存者
　此 便秘之兆也 譫語前 有此證則 譫語當在數日
　　　　　　譫語後 有此證則 動風必在咫尺
▶ 少陽人 忽然有吐者 必生奇證也 當用 荊防敗毒散 以觀動
　靜而
　身熱 頭痛 泄瀉者 用石膏無疑
　身寒 頭痛 泄瀉者 用黃連苦蔘無疑

　반룡산 늙은이는 말한다. 소양인의 몸에 열이 나고 머리가 아프며 설사하면, 저령차전자탕이나 형방사백산을 써야 한다. 몸이 차며 배가 아프고 설사하면, 활석고삼탕이나 형방지황탕을 써야 한다. 이 병을 망음병이라 한다.

　소양인이 몸에 열이 나고 머리가 아프며, 설사를 1~2일이나 3~4일 하다가 까닭 없이 설사가 절로 그치고, 몸의 열과 머리의 아픔이 낫지 않으면서 똥 누기가 도리어 어려워지면, 이것은 위태로운 증세다. 머지않아 헛소리한다.

　설사 뒤, 하루 동안 간신히 똥을 한 번 술술 싸거나, 서너댓 번 조금씩 술술 싸면서 몸의 열과 머리의 아픔이 그대로면, 똥 누기 어려울 조짐이다.

헛소리하기에 앞서 이 증세가 있으면, 헛소리를 며칠 사이에 할 것이다. 헛소리한 뒤에 이 증세가 있으면, 반드시 얼마 안 되어 풍이 일어난다.

소양인이 갑자기 토하면, 반드시 기이한 증세가 생겨난다. 형방패독산을 써야 한다. 그러면서 병의 흐름을 살펴라. 몸에 열이 나고 머리가 아프며 설사를 하면, 의심할 것 없이 석고를 쓴다. 몸이 차고 머리가 아프며 설사를 하면, 의심할 것 없이 황련과 고삼을 쓴다.

♣ 嘗見 少陽人兒 生未一周年
　忽先一吐而 後泄瀉 身熱 頭痛 揚手擲足 轉輾其身 引飮泄瀉 四五六次 無度數者 用荊防瀉白散 日三貼 兩日六貼 然後 泄瀉方止 身熱頭痛淸淨 又 五六貼而 安

▶ 少陽人 身熱頭痛 揚手擲足 引飮者 此險證也
　雖泄瀉 必用石膏
　無論泄瀉有無 當用 荊防瀉白散 加 黃連 瓜蔞 各一錢 或 地黃白虎湯

▶ 凡 少陽人 有身熱頭痛則 已非輕證而 兼有泄瀉則 危險證也
　必用 荊防瀉白散 日二三服 又連日服 身熱頭痛 淸淨然後 可免危險

▶ 少陽人 身寒 腹痛 泄瀉 一晝夜間 三四五次者 當用 滑石苦蔘湯
　　身寒 腹痛 二三晝夜間 無泄瀉 或艱辛一次泄瀉者 當用 滑石苦蔘湯 或用 熟地黃苦蔘湯

일찍이 보다. 태어난 지 채 한 돌도 안 된, 소양인 아기가 갑자기 한 번 토한 뒤에 설사를 한다. 몸에 열이 있으며 머리가 아프고, 손 발길질하며 내젓고 몸을 뒤척인다. 잇달아 물켜며 설사하기를 네 번, 다섯 번, 여섯 번, 헤아릴 수 없이 한다. 형방사백산을 하루 세 첩, 이틀 여섯 첩을 쓴 뒤에, 설사가 바야흐로 그치며, 몸의 열과 머리의 아픔이 깨끗해진다. 다시 대여섯 첩을 쓰니 편안해지더라.

소양인이 몸에 열이 나고 머리가 아프며, 손 발길질하여 내젓고 잇달아 물켜는 것은, 험한 증세다. 설사를 할지라도 반드시 석고를 쓴다. 설사가 있든 없든 따질 것 없다. 형방사백산에 황련과 과루 각 한 돈씩을 더하여 쓰거나, 지황백호탕을 써야 한다.

무릇 소양인에게 몸에 열이 나고 머리가 아프면, 이미 가벼운 증세가 아니다. 게다가 설사까지 아우르면 위험한 증세다. 반드시 형방사백산을 하루 두세 번씩 연일 먹어서, 몸의 열과 머리의 아픔이 깨끗해진 뒤에라야, 위험을 벗어날 수 있다.

소양인이 몸이 차고 배가 아프며, 설사하기를 하루 동안 서너 댓 번 하면, 활석고삼탕을 써야 한다. 몸이 차고 배가 아프면서, 2~3일 사이 설사가 없거나, 간신히 한 번 설사를 하면, 활석고삼탕이나 숙지황고삼탕을 써야 한다.

♣ 嘗見 少陽人 恒有腹痛患苦者 用 六味地黃湯 六十貼而 病愈
又見 少陽人 十餘年 腹痛患苦 一次起痛則 或五六個月 或三四個月 一二個月 叫苦者
每起痛臨時 急用 滑石苦蔘湯 十餘貼
不痛時 平心靜慮 恒戒哀心怒心 如此 延拖一周年而 病愈
又見 少陽人小年兒 恒有滯證痞滿 間有腹痛 腰痛 又有口眼

喎斜初證者
　　　用獨活地黃湯 百日內 二百貼服
　　　使之平心靜慮 恒戒哀心怒心 百日而 身健病愈

일찍이 보다. 늘 배가 아파 괴로움 겪는 소양인에게 륙미지황탕 60첩을 쓰자 병이 낫더라.

또 어느 소양인이 10여 년 배가 아파 괴로움을 겪더라. 한번 아팠다 하면 5~6개월, 3~4개월, 1~2개월 씩 괴롭다고 울부짖는다. 통증이 일어날 때마다, 아쉬우나마 서둘러 활석고삼탕을 10여 첩씩 쓰다. 아프지 않을 때는, 마음을 고요히하고 생각을 가라앉혀, 언제나 슬퍼하고 성내는 마음을 막아내게 하다. 이와 같이 하기를 한 해 남짓 끌어오자 병이 낫다.

또 소양인 소년이 늘 체한 증세로 배가 결리면서 그득하더라. 간간이 배가 아프고 허리가 아픈 데다, 입과 눈이 삐뚤어지는 구안와사 초기증세까지 있다. 독활지황탕을 써서 백일 안에 200첩을 먹이다. 그러면서 그로 하여금 마음을 고요히 하고 생각을 가라앉혀, 언제나 슬퍼하고 성내는 마음을 막아내게 하다. 백일 만에 몸이 튼튼해지고 병이 낫다.

▶ 古醫 有言 頭無冷痛 腹無熱痛 此言 非也
　 何謂然耶　少陰人 元來 冷勝則 其頭痛 亦自非熱痛而 即 冷痛也
　　　　　　少陽人 元來 熱勝則 其腹痛 亦自非冷痛而 即 熱痛也
　 古醫 又言 汗多亡陽 下多亡陰 此言 是也

何謂然耶
　　少陰人 雖則冷勝 然 陰盛格陽 敗陽外遁則 煩熱而 汗多也
　　此之謂 亡陽病也
　　少陽人 雖則熱勝 然 陽盛格陰 敗陰內遁則 畏寒而 泄下也
　　此之謂 亡陰病也
亡陽亡陰病 非用藥 必死也 不急治 必死也

옛적 의원의 말씀이 있다. 머리에 싸늘한 통증 없고 배에 뜨거운 통증 없다고. 그러나 이 말씀은 그르다. 어찌하여 그러한가.

소음인은 본디부터 싸늘한 기운이 이긴다. 그래서 머리의 통증도 뜨거운 통증으로부터 오지 않는다. 곧 싸늘한 통증이다. 소양인은 본디부터 뜨거운 기운이 이긴다. 그래서 배의 통증도 싸늘한 통증으로부터 오지 않는다. 곧 뜨거운 통증이다.

또 이런 말씀도 있다. 땀을 많이 흘리면 양기가 없어지고 설사를 많이 하면 음기가 없어진다고. 이 말씀은 옳다. 어찌하여 그러한가.

소음인은 비록 싸늘한 기운이 이기지만, 음기가 꽉 차 양기를 막으면, 진 양기가 밖으로 달아난다. 그러면 괴롭고 열이 나며 땀을 많이 흘린다. 이것을 일컬어 망양병이다. 소양인은 비록 뜨거운 기운이 이기지만, 양기가 꽉 차 음기를 막으면, 진 음기가 안으로 달아난다. 그러면 찬 기운을 두려워하고 설사를 한다. 이것을 일컬어 망음병이다.

망양병과 망음병은 약을 쓰지 않으면 반드시 죽는다. 서둘러 치료하지 않으면 반드시 죽는다.

▶ 亡陽者陽 不上升而 反爲下降則 亡陽也
　 亡陰者陰 不下降而 反爲上升則 亡陰也

陰盛格陽於上則 陽爲陰抑 不能上升於胸膈 下陷大腸而 外
遁膀胱故 背表煩熱而
　　汗出也 煩熱而 汗出者 非陽盛也 此 所謂內氷外炭 陽 將
　　亡之兆也
陽盛格陰於下則 陰爲陽壅 不能下降於膀胱 上逆背膂而 內
遁膈裏故 腸胃畏寒而
　　泄下也 畏寒而 泄下者 非陰盛也 此 所謂內炭外氷 陰 將
　　亡之兆也

　망양이란 양기가 위로 오르지 못하고, 도리어 아래로 내려가서 양기가 없어진 것이다. 망음이란 음기가 아래로 내려가지 못하고, 도리어 위로 올라가서 음기가 없어진 것이다.
　위에서 음기가 꽉 차 양기를 막으면, 양기가 억눌려 위의 가슴으로 올라가지 못한다. 아래로는 대장으로 빠져들고, 밖으로는 오줌보로 달아난다. 그러므로 등과 겉이 괴로우며, 열이 나서 땀이 난다. 괴롭고 열이 나서 땀이 나는 것은 양기가 꽉 차서가 아니다. 이것은 이른바, 속은 얼음장인데 겉은 불덩이라는 것이다. 양이 바야흐로 없어지려는 조짐이다.
　아래에서 양기가 꽉 차 음기를 막으면, 음기가 막혀 아래의 방광으로 내려가지 못한다. 위로는 등골뼈로 거슬러 올라가고, 안으로는 횡격막 속으로 달아난다. 그러므로 뱃속이 찬 기운을 두려워하여 설사를 한다. 찬 기운을 두려워하여 설사를 하는 것은 음기가 꽉 차서가 아니다. 이것은 이른바, 속은 불덩이인데 겉은 얼음장이라는 것이다. 음이 바야흐로 없어지려는 조짐이다.

▶ 少陰人病 一日發汗 陽氣上升 人中穴先汗則 病必愈也而
　　　　二日三日 汗不止 病不愈則 陽不上升而 亡陽 無疑也
　少陽人病 一日滑利 陰氣下降 手足掌心先汗則 病必愈也而
　　　　二日三日 泄不止 病不愈則 陰不下降而 亡陰 無疑也
　凡 亡陽亡陰證 明知醫理者 得病前 可以預執證也
　　　　得病一二日 明白易見也
　　　　至于三日則 雖愚者 執證 亦明若觀火矣
　　　　用藥 必無過二三日矣 四日則 晚矣 五日則 臨危也
▶ 少陰人 平居 裏煩汗多者 得病則 必成亡陽也
　少陽人 平居 表寒下多者 得病則 必成亡陰也
　亡陽亡陰人 平居 預治 補陰補陽 可也
　　　　不可 至於亡陽亡陰 得病臨危 然後 救病也

　소음인 병에 첫날 땀이 날 때, 양기가 위로 올라가 인중혈에서 먼저 땀이 나면, 병은 반드시 낫는다. 그런데 이틀, 사흘, 땀이 그치지 않고 병이 낫지 않으면, 양이 위로 오르지 못하는 망양임을 의심치 말라.
　소양인 병에 첫날 똥을 술술 쌀 때, 음기가 아래로 내려가 손발바닥에서 먼저 땀이 나면, 병은 반드시 낫는다. 그런데 이틀, 사흘, 설사가 그치지 않고 병이 낫지 않으면, 음기가 아래로 내려가지 못하는 망음임을 의심치 말라.
　무릇 망양증과 망음증은 의학의 이치를 밝게 아는 이라면, 병에 걸리기에 앞서 미리 증세를 짚어낼 수 있다. 병난 지 하루 이틀이라도 환히 밝게 쉬 드러난다. 사흘이면 아무리 어리석더라도 병을 짚어내는 것이 불 보듯 환하다. 약을 쓰려면 반드시 2~3일을 넘기지 마라. 나흘째면 늦다. 닷새째면 위태롭다.

소음인으로 평상시 속이 괴롭고 땀이 많은 이는, 병들면 반드시 망양증이 된다. 소양인으로 평상시 겉이 차고 설사가 많은 이는, 병들면 반드시 망음증이 된다. 이런 사람은 평상시에 미리 치료하여 음을 보태거나 양을 보태는 것이 좋다. 이런 병에 걸려 위태로워진 뒤에 가서 병을 구하려 해서는 안 된다.

> ▶ 少陰人 病愈之汗 人中先汗而 一次發汗 胸膈壯快而 活潑
> 亡陽之汗 人中 或汗 或不汗 屢次發汗 胸膈悶躁而 下陷也
> 少陽人 病愈之泄 手足掌心先汗而 一次滑泄 表氣淸寧而 精神爽明
> 亡陰之泄 手足掌心不汗 屢次泄利 表氣溯寒而 精神鬱冒

소음인의 병이 낫는 땀은 인중에서 먼저 난다. 한번 땀이 나면 가슴이 시원하고 활발하다. 그런데 망양병의 땀은 인중에서 나기도 하고 안 나기도 한다. 여러 번 땀이 나면, 가슴이 답답하고 조바심 나며, 기운이 푹 꺼진다.

소양인의 병이 낫는 설사는 손발바닥에서 먼저 땀이 난다. 한번 술술 설사하면, 겉의 기운이 맑아 편안하며 정신이 개운하여 맑다. 그런데 망음병의 설사는 손발바닥에서 땀이 나지 않는다. 여러 번 설사하면, 겉의 기운이 거슬러서 차고, 정신이 답답하면서 어지럽다.

> ▶ 少陰人 胃家實病 少陽人 結胸病 正邪陰陽 相敵而相格 故 日久而後危證始見也

少陰人 亡陽病 少陽人 亡陰病 正邪陰陽 不敵而相格 故 初證
已爲險證 繼而因爲危證矣
　譬如用兵 合戰交鋒 初一日 合戰 正兵 爲邪兵所敗 折正兵
幾許兵數
　　　　　　　二日 又戰 又敗 又折幾許數
　　　　　　　三日 又戰 又敗 又折幾許數
　以三日交鋒 觀之則 將愈益戰而 愈益敗 愈益折矣
　若 四日復戰 五日復戰則 正兵之全軍 覆沒 可知矣
　所以用藥 必無過三日也

　소음인 위가실병과 소양인 결흉병은 정기, 사기, 음, 양이 서로 적수가 되어 다툰다. 그러므로 여러 날 뒤에야 위태로운 증세가 비로소 나타난다.
　소음인 망양병과 소양인 망음병은 정기, 사기, 음, 양이 적수가 안 되면서 다툰다. 그러므로 처음부터 이미 험한 증세다. 그대로 이어지면 위태로운 증세가 된다.
　비유컨대, 전쟁에서 전투가 벌어져, 첫날 싸움에 우리 편이 상대편에게 져서 몇몇 병사를 잃는다. 이튿날 또 싸우고 져서 잃는다. 사흘날도 그렇다. 이 사흘간의 전투를 살펴보면, 싸움을 붙으면 붙을수록 더욱더 지고 더욱더 잃는다. 만일 나흗날도 닷샛날도 다시 싸운다면, 우리 편 모든 병사가 크게 질 것을 알 수 있다. 이 때문에 약을 쓰려면, 반드시 사흘을 넘어서지 말라는 것이다.

　⊙ 盤龍山老人者 李翁所居地 有盤龍山 故 李翁 自謂盤龍山老
人也

此書中 論曰二字 無非盤龍山老人之論而 此章 特擧盤龍山老人者
蓋 亡陽亡陰 最是險病而 人必尋常視之 易於例治故 別以盤龍山老人 提擧驚呼而 警覺之也

▶ 亡陰證 古醫 別無經驗 用藥頭話而 李子建 朱震亨書中 若干 論及之
然 自無明的快驗 蓋 此病 從古以來 殺人孟浪甚速 未暇經驗 獵得裏許故也

반룡산 늙은이란 리씨 성을 쓰는 늙은이인 나를 말한다. 내가 사는 곳에 반룡산이 있다. 그러므로 스스로 반룡산 늙은이라 일컬은 것이다. 이 책 속에 나오는 '나는 말한다'는 뜻의 '론왈' 두 글자는 나의 말 아닌 것이 없다.

그런데도 이 소양인 글에서 특별하게 반룡산 늙은이라 들은 것은, 대개 망양과 망음이 험한 증세인데도 사람들이 반드시 보통으로 보아 으레 치료하기 쉽다. 그러므로 따로 반룡산 늙은이란 놀라운 이름을 들어내어 놀래 일깨워주기 위해서다.

망음증은 옛 의원들이 따로 겪거나 약을 쓴 일이 없다. (앞의 글머리에 나오는) 리자건과 주진형의 책 속에서 약간 다룬 정도다. 그것도 밝고 시원하게 겪은 것이 아니다.

대개 이 병은 옛날부터 사람을 죽이는 일이 어이없으리만큼 매우 빨라, 겪고 찾아낼 겨를조차 없었기 때문이다.

○ 張仲景曰 太陽病不解 轉入少陽者 脇下硬滿
乾嘔不能食 往來寒熱者 尙未吐下 脈沈緊者 與小柴胡湯
若已吐下發汗 譫語 柴胡證 證罷 此爲壞病 依壞法治之
○ 傷寒脈弦細 頭痛 發熱者 屬少陽 不可發汗 發汗則 譫語

장중경은 말한다. 태양병이 풀리지 않고 소양경으로 들어간 것은, 갈빗대 밑이 딱딱하고 그득하며, 헛구역질하고 먹지 못하며, 차다 덥다 오락가락한다. 이것을 아직 토하거나 설사 시키지 않았는데, 맥이 잠기면서 팽팽하면, 소시호탕을 준다. 만일 이미 토하거나, 설사 시키거나, 땀을 내게 하였는데, 헛소리를 하면 소시호탕을 쓸 증세는 없어진다. 이것은 바른 증세가 무너진 괴병이다. 괴병의 법으로 치료해야 한다.

상한에 맥이 퉁기면서 가늘고, 머리가 아프고 열이 나면, 소양경에 속한다. 땀을 내게 해서는 안 된다. 땀을 내면 헛소리한다.

♣ 嘗治 少陽人 傷寒 發狂譫語證 時則 乙亥年 淸明節候也
少陽人 一人 得傷寒 寒多熱少之病 四五日後 午未辰刻 喘促短氣
伊時 經驗未熟 但知少陽人應用藥 六味湯 最好之理故 不敢用他藥而
祇用六味湯一貼 病人喘促 卽時頓定
又數日後 病人 發狂譫語 喘促 又發
又用六味湯一貼則 喘促雖少定而 不如前日之頓定矣
病人 發狂連三日 午後喘促又發
又用六味湯 喘促略不少定 有頃 舌卷動風 口噤不語

於是而 始知六味湯之無能爲也
急煎白虎湯一貼 以竹管 吹入病人鼻中 下咽而 察其動靜則
舌卷口噤之證 不解而 病人腹中微鳴

일찍이 소양인 상한의 미쳐 날뛰고 헛소리하는 증세를 치료한 일이 있다. 때는 을해년 4월 청명 절후다. 어느 소양인이 상한에 찬 기운이 많고, 뜨거운 기운은 적은 병에 걸리다. 4~5일 뒤, 오시와 진시에 숨이 차고 거칠다.

이때는 경험이 미숙하여 다만 소양인에게 쓸 약으로 륙미탕이 가장 좋은 줄로만 알다. 감히 다른 약을 쓰지 못하다. 다만 륙미탕 한 첩을 쓰다. 환자의 숨찬 것이 곧 가라앉는다.

또 며칠 뒤 환자가 미쳐 날뛰고 헛소리하며 숨찬 것이 재발하다. 또 륙미탕 한 첩을 쓰다. 숨찬 것이 조금씩 가라앉았으나, 전날같이 금방 가라앉지 않는다. 환자가 사흘을 연이어 미쳐 날뛰더니, 오후에는 숨찬 것이 재발하다. 또 륙미탕 한 첩을 쓰다. 숨찬 것이 조금도 가라앉지 않는다. 잠깐 사이 혀를 말고 풍이 일어나, 입을 꼭 다물고 말하지 못한다. 이에 비로소 륙미탕으로 안 되는 줄 알다.

서둘러 백호탕 한 첩을 달여, 대롱으로 환자 콧속으로 불어 넣어, 목구멍으로 내려가게 하다. 병세의 흐름을 살피다. 혀를 말고 입을 꼭 다문 증세는 풀리지 않았지만, 환자의 뱃속에서 희미하게나마 꾸르륵거리는 소리가 난다.

仍以兩爐煎藥 荏苒灌鼻 數三貼後 病人腹中大鳴 放氣出焉
三人 扶持病人 竹管吹鼻灌藥而 病人 氣力益屈强 三人扶持
之力 幾不能支當矣

又 荏苒灌鼻 自未申時 至亥子時 凡用石膏八兩
末境 病人 腹中大脹 角弓反張之證 出焉 角弓反張後 少頃得
汗而 睡
翌日平明 病人 又服白虎湯一貼 日出後 滑便一次而 病快愈

愈後 有眼病 用石膏 黃柏末 各一錢 日再服 七八日後 眼病 亦愈
伊時 未知大便驗法故 不察大便之秘閉幾日
然 想必此病人 先自表寒病得病後 有大便秘閉而 發此證矣

이에 화로 두 개에 약을 달여, 천천히 콧속으로 두세 첩을 넣다. 환자의 뱃속에서 큰 소리가 나고 방귀를 뀐다. 세 사람이 꼭 붙잡고 대롱으로 코에 약을 불어넣는다. 환자의 기력이 더욱 굳세어져, 꼭 붙잡는 세 사람의 힘으로도 거의 버텨낼 수 없을 정도다. 또 천천히 코에 넣기를, 미시와 신시부터 해시와 자시까지 하여, 모두 석고 여덟 량을 쓰다. 마지막 무렵에는 뱃속이 크게 부풀어 오르더니, 머리와 발이 활처럼 뒤로 굽는 증세가 나타난다. 이러고 나서 얼마 안 되어, 땀을 흘리고는 잠이 들다. 이튿날 새벽, 환자에게 또 백호탕 한 첩을 먹이다. 해가 돋은 뒤, 똥을 한 번 술술 싸자, 병이 시원하게 낫다.

낫은 뒤 눈병이 나다. 석고와 황백 가루 각 한 돈씩을 써서, 날마다 두 첩씩 7~8일을 먹은 뒤 눈병도 낫다.

이때만 해도 아직 똥을 살펴 확인하는 법을 모르다. 그러므로 똥 누기 어렵게 막힌 지가 며칠이나 되는 가를 살피지 않다. 그러나 생각건대, 반드시 이 환자가 먼저 겉이 찬 병에 걸린 뒤에, 똥 누기 어렵게 막혀서 이런 증세가 나타났으리라.

♣ 其後 又有少陽人 一人 得傷寒 熱多寒少之病
　　有人 敎服雉肉湯 仍成陽毒發斑
　　余 敎服白虎湯 連三貼而 其人 只服半貼
　　數日後 譫語而病重 病家憫急 顚倒往觀則
　　　病人 外證 昏憒 已有動風之漸而 耳聾 譫語 舌上白苔
　　　藥囊 祇有石膏一斤 滑石一兩而 無他藥 故 急煎石膏一兩
　　　滑石一錢 頓服而
　　其翌日 又服石膏一兩 滑石一錢
　　　此兩日則 大便 皆不過一晝夜
　　至于第三日 病家 以過用石膏 歸咎故 一日 不用石膏矣
　　至于第四日 病家憫急 顚倒往觀則
　　　病人 大便秘閉 兩夜一晝而 語韻不分明 牙關緊急 水飮不入
　　　急煎石膏二兩 艱辛下咽而 半吐半下咽
　　　　少頃 牙關開而 語韻則 不分明如前 又連用石膏一兩
　　其翌日則 以午後動風 藥不下咽之慮故 預爲午前用藥 以備動
　　風而 又五六日 用之
　　前後 用石膏 凡十四兩而 末境 發狂數日 語韻宏壯而 病愈 數
　　月然後 方出門庭

그 뒤 어떤 소양인이 상한에 열이 많고, 찬 기운이 적은 병에 걸리다. 그가 말한다. 꿩고기 탕을 먹고 나서 열이 심하더니, 피부에 반점이 생기는 양독발반이 생겼단다. 내가 백호탕을 먹으라 하다. 연이어 세 첩을 썼으나, 그 사람이 다만 반 첩을 먹다.

며칠 뒤 헛소리하고 병이 무거워져, 그 집에서 급하다고 호소하여 허둥지둥 가서 보다. 환자의 겉 증세가 정신이 흐릿하고 어지러워, 이미 풍이 일어나는 증세로 옮겨가는 중이다. 귀가 먹고 헛소리하며, 혓바닥에 흰 이끼가 낀다.

약 주머니에 다만 석고 한 근과 활석 한 량 뿐이다. 다른 약은 없다. 그러므로 서둘러 석고 한 양과 활석 한 돈을 달여, 단숨에 먹이다. 이튿날도 석고 한 량과 활석 한 돈을 먹이다. 이 이틀간 똥 눈 것이 모두 하루를 넘어서지 않는다. 사흘째에는 그 집에서 석고를 지나치게 쓴다고 탓하여, 이날은 석고를 쓰지 않다.

나흘째 이르러 그 집에서 급하다고 호소하여, 허둥지둥 가서 보다. 환자가 똥 누기 어렵게 막힌 지, 두 밤하고도 한 낮이다. 말소리가 분명하지 않다. 입을 꼭 다물어, 물 마시는 것이 들어가지 않는다.

서둘러 석고 두 량을 달여, 간신히 목구멍으로 넘기긴 하다. 그러나 반은 토하고, 반만 삼킨다. 얼마 안 되어 입은 열렸으나, 말소리가 분명치 않은 것은 여전하다. 또 연이어 석고 한 량을 쓰다. 그 다음날은 오후에 풍이 일어나면, 약을 목구멍으로 넘기지 못할까 걱정하여, 미리 오전에 약을 써서 풍이 일어나는 것을 대비하다. 또 5~6일을 쓰다.

앞뒤로 쓴 석고가 모두 열넉 량이다. 마지막 무렵에는 미쳐 날뛰기를 며칠 하더니, 말소리가 크고 씩씩해지면서 병이 낫다. 몇 달 뒤에야 집안 뜰로 나서다.

♣ 其後 又有少陽人 一人 初得頭痛 身熱 表寒病 八九日
　其間 用黃連 瓜蔞 羌活 防風 等屬 病勢少愈而 永不快袪矣
　仍爲發狂三日 病家 以尋常例證視之而 祇用黃連 瓜蔞 等屬
　又 譫語數日 始用 地黃白虎湯一貼
　其翌日午後 動風 急煎地黃白虎湯 連三貼 救急而 艱辛下咽

其翌日則 白虎湯 加石膏一兩 午前用之 以備動風而 連三日用之
病人 自起坐立 能大小便 病勢比前 快蘇快壯矣
不幸 病加於少愈 慮不周於完治 此人 竟不救
恨則 午前 祇用白虎湯二貼 以備動風而 午後 全不用藥以繼之也

그 뒤 어떤 소양인이 머리가 아프고 몸에 열이 나는, 겉이 찬 병에 걸린 지 8~9일이 되다. 그 사이 황련, 과루, 강활, 방풍 따위를 쓰다. 병세가 조금은 나아졌지만, 길이 시원하게 사라지지 않는다. 뒤이어 미쳐 날뛰기 사흘이나, 그 집에서는 보통 으레 있는 증세로 보아, 다만 황련과 과루 따위를 쓰다.

또 헛소리하기 며칠에야 비로소 지황백호탕 한 첩을 쓰다. 이튿날 오후 풍이 일어나다. 서둘러 지황백호탕을 달이다. 연이어 세 첩으로 위급함을 건지려, 간신히 목구멍으로 넘기다. 이튿날 백호탕에 석고 한 량을 더하여 오전에 써서, 오후에 풍이 일어날 것을 대비하다. 연이어 사흘을 쓰다. 환자가 스스로 일어나 앉고 서며, 똥오줌도 눈다. 병세가 앞서보다 시원하게 깨어나고, 시원하게 씩씩하다.

불행히도 병세가 조금 낫다가는 더해진다. 내 생각도 완치하는 데까지는 두루 미치지 못하여, 이 사람을 끝내 살리지 못하다. 한스런 것은 오전에만 백호탕 두 첩을 써서 풍이 일어날 것에 대비했을 뿐, 오후에는 약을 써서 이으려고 전혀 하지 않은 점이다.

以此三人病 觀之則
發狂譫語證 白虎湯 非但午前用藥 以備動風而已矣

日用 五六貼 七八貼 十餘貼 以晝繼夜則 好矣
不必待譫語後而用藥 發狂時 當用藥 可也
不必待發狂後而用藥 發狂前 早察發狂之漸
可也

  이 세 사람의 병으로써 살펴보건대, 미쳐 날뛰며 헛소리하는 증세에는, 백호탕을 한낮 오전에만 써서 풍이 일어날 것에 대비할 뿐이 아니다. 하루 5~6첩, 7~8첩, 10여 첩씩 써서, 낮이고 밤이고 계속 쓰는 것이 좋다.

  꼭 헛소리하기를 기다려서 약을 쓸 일이 아니다. 미쳐 날뛸 때 약을 쓰는 것이 옳다. 꼭 미쳐 날뛰기를 기다려서 약을 쓸 일이 아니다. 미쳐 날뛰기에 앞서, 그런 증세로 옮겨가는 것을 살펴서, 일찌감치 약을 쓰는 것이 옳다.

♣ 其後 又有一少陽人 十七歲 女兒 素證 間有悖氣 食滯腹痛矣
  忽一日 頭痛 寒熱 食滯 有醫 用蘇合元三箇 薑湯調下
    仍爲泄瀉 日數十行 十餘日不止 引飮不眠 間有譫語證
      時則 己亥年 冬十一月 二十三日也
    卽夜 用生地黃 石膏 各六兩 知母三兩 其夜 泄瀉度數 減半
  其翌日 用荊防地黃湯 加石膏四錢 二貼連服 安睡而 能通小便
    荊防地黃湯 二貼藥力 十倍於 知母白虎湯 可知矣
    於是 每日 用此藥 四貼 晝 二貼連服 夜 二貼連服 數日用之
      泄瀉永止 頭部兩鬢 有汗而 病兒 譫語證 變爲發狂證
  病家驚惑 二晝夜 疑不用藥

그 뒤 어떤 소양인 17세 아가씨가 본디 증세로, 간간이 기운이 어그러지면, 먹은 것이 체하고 배가 아프더라. 문득 어느 날, 머리가 아프고, 춥다 더웠다 하며 먹은 것이 체하다. 어떤 의원이 소합원 세 개를 생강 닳인 물에 타 먹으라 하다. 그러고는 설사를 하루 수십 번 씩, 10여 일을 그치지 않는다. 잇달아 물켜며 간간이 헛소리하는 증세가 나타나다.

때는 기해년 겨울 11월 23일. 그날 밤 생지황과 석고 각 여섯 량과 지모 석량을 쓰다. 설사 횟수가 반으로 줄어들다. 이튿날, 형방지황탕에 석고 넉 돈을 더해 두 첩을 연이어 먹이다. 편안히 자고 오줌도 눈다. 그러니 형방지황탕 두 첩의 약 힘이 지모백호탕보다 열 곱절 나음을 알 수 있다.

이에 날마다 이 약을 네 첩씩, 낮에는 두 첩을 연이어 먹고 밤에도 두 첩을 연이어 먹다. 며칠 쓰자 설사가 길이 그치다. 머리 양쪽 귀밑머리에서 땀이 나더니, 아가씨의 헛소리하는 증세가 바뀌어 미쳐 날뛰는 증세로 되다. 그 집에서 놀라 의심하여 이틀 동안 약을 쓰지 않다.

　　　病勢遂危 頭汗不出 小便秘結 口噤氷片 不省人事 爻象 可惡矣 勢無奈何
　　　以不得已之計 一夜間 用荊防地黃湯 加石膏一兩 連十貼 灌口
　　　　其夜 小便通三碗 狂證不止 然 知人看面 稍有知覺
　其翌日 又用六貼
　連五日 日用四五六貼
　　　發狂始止 夜間 或霎時就睡 然不能久睡 便覺
　又 日用三四貼 連五日

頭頂兩鬢 有汗而 能半時刻就睡 稍進粥飮少許

其後 每日 荊防地黃湯 加石膏一錢 日二貼用之 大便 過一日則 加四錢

至于十二月 二十三日 始得免危 能起立房室中 一朔內 凡用石膏 四十五兩

新年 正月 十五日 能行步一里地而 來見我

其後 又連用 荊防地黃湯 加石膏一錢 至于新年 三月

병세가 마침내 위태로워지다. 머리에서 땀이 나지 않고, 오줌 누기 어렵게 맺히다. 입에는 얼음조각을 깨물면서도, 인사불성이 되어 의식을 잃다. 점괘를 뽑아 봐도 불길하게 나온다. 어쩔 줄 몰라 부득이 하나마 꾀를 내다. 하룻밤 사이 형방지황탕에 석고 한 량을 더해, 연이어 열 첩을 입에 부어넣다. 그 밤으로 오줌을 세 사발이나 싸다. 미친 증세는 멎지 않았지만, 사람들의 얼굴을 알아보며 조금씩 정신을 차린다.

이튿날 또 여섯 첩을 쓰다. 연이어 닷새를 날마다 4, 5, 6첩씩 쓰다. 미쳐 날뛰기를 비로소 그친다. 밤에 가끔은 잠시나마 잠들지만, 오래 자지를 못하고서 곧 깬다. 또 하루 서너 첩씩 연이어 닷새를 쓰다. 머리와 이마와 양쪽 귀밑머리에서 땀이 나고, 한 시간 정도 잠들며, 조금씩 죽을 먹는다. 그 뒤 날마다 형방지황탕에 석고 한 돈을 더해 하루 두 첩씩 쓰다. 똥 누는 것이 하루를 넘어설 때만, 석고 넉 돈을 더하다.

12월 23일에 이르러서야, 비로소 위태로움을 벗어나 방 안에서 일어설 수 있게 되다. 한 달 동안 쓴 석고가 모두 45량이다. 새해 정월 15일에는 1리 정도 걸어서 나를 보러오다. 그 뒤에도 연이어 형방지황탕에 석고 한 돈을 더해, 새해 3월에 이르도록 쓰다.

> ▶ 論曰 少陽人病 以火熱爲證 故 變動甚速 初證 不可輕易視之也
> 凡 少陽人 表病 有頭痛
> 　　　　　裏病 有便秘則 已爲 重病也
> 重病 不當用之藥 一二三貼 誤投則 必殺人
> 險病 危證 當用之藥 一二三貼 不及則 亦不救命

　나는 말한다. 소양인의 병은 불같이 뜨거운 기운에서 병의 증세가 생긴다. 그러므로 바뀌어 움직이는 것이 몹시 빠르다. 초기 증세라도 경솔하게 깔보아 넘겨서는 안 된다. 무릇 소양인 겉병에서 머리가 아픈 것과, 속병에서 똥 누기 어려운 것은, 이미 무거운 병이다.
　무거운 병에는, 써서 안 될 약을 한두 세 첩이라도 잘못 쓰면 반드시 사람을 죽인다. 험한 병이나 위태로운 증세에는, 써야 할 약을 한두 세 첩이라도 못쓰면 목숨을 건져내지 못한다.

少陽人胃受熱裏熱病論

소양인이 위에 뜨거운 기운을 받아 몸속이 뜨거운 병을 말한다

 소양인 겉병과 속병의 기준은 설사를 하느냐 똥을 못 누느냐다. 설사하는 겉병을 다룬 것을 뒤이어, 여기에서는 똥을 못 누는 속병을 다룬다.

 태양병 8~9일에 학질과 같이 열이 나고 찬 기운을 싫어하되, 열이 많고 찬 기운이 적으며, 맥이 희미하면서 약한 것은 망양병이다. 양명증이란 열만 있고 찬 기운이 없는 것이며, 삼양의 합병증이란 아픈 증상이 두루 같이 나타나는 것이다.
 이렇게 소양인의 속이 뜨거운 병에는 지황백호탕이 가장 훌륭한 약이다. 똥을 잘 누는지 못 누는지 살펴보아 똥을 못 누면 써야 한다.
 목마름 병인 소갈에는 세 가지가 있다. 위 부위의 맑은 양기가 위로 올라 머리, 얼굴, 팔, 다리를 시원하게 채워주지 않는 것이 상소다. 대장부위의 맑은 양기가 위로 올라 위 부위를 시원하게 채워주지 않는 것이 중소다. 중소보다 곱절이나 험한 하소는 오줌이 기름 같으며, 다리와 무릎이 말라 가늘다.

옹종이나 눈병은 모두 중소에서 바뀐 변증이다. 상소 때 일찌감치 치료해야 한다. 중소는 반드시 서둘러 치료해야 한다. 하소는 거의 죽음에 가깝다.

오후에 열이 나서, 물을 마시며 등이 차고 게우는 음허오열의 증세는, 겉과 속의 음기를 텅 비고 잃은 것이어서, 하소와 거의 짝한다. 그러나 몸과 마음을 잘 다스려서 약을 먹으면 오히려 살아날 수 있다.

○ 張仲景曰 太陽病 八九日 如瘧狀 發熱惡寒 熱多寒少 脈微而
惡寒者 此 陰陽俱虛
不可更發汗更下更吐 面色 反有熱色者 未欲解也 不能得小汗
出 身必痒
宜桂麻各半湯
○ 太陽病 似瘧 發熱惡寒 熱多寒少 脈微弱者 此 亡陽也 身不痒
不可發汗
宜桂婢各半湯

    장중경은 말한다. 태양병 8~9일에 학질 증상과 같이 열이 나고 찬 기운을 싫어하되, 열이 많고 찬 기운이 적으며, 맥이 희미하고 찬 기운을 싫어하는 것은, 음기와 양기가 같이 허한 것이다. 다시 땀을 내거나, 다시 설사 시키거나, 다시 토하게 해서는 안 된다.
    낯빛에 도리어 열이 있는 빛이 있으면, 아직까지 풀리려 하는 것이 아니다. 조금이라도 땀을 내지 못하면, 몸이 반드시 가렵다. 계마각반탕이 좋다.
    태양병에 학질과 같이 열이 나고 찬 기운을 싫어하되, 열이 많고 찬 기운이 적으며, 맥이 희미하면서 약한 것은, 망양병이다. 몸이 가렵지 않으면, 땀을 내게 하여서는 안 된다. 계비각반탕이 좋다.

▶ 論曰 此證 大便 不過一晝夜而通者 當用 荊防瀉白散
       大便 過一晝夜而不通者 當用 地黃白虎湯

    나는 말한다. 이 증세에서 하루를 넘지 않고 똥을 누면, 형방사백산을 써야 한다. 하루가 넘도록 똥을 못 누면, 지황백호탕을 써야 한다.

○ 張仲景曰 陽明證 小便不利 脈浮而渴 猪苓湯主之
○ 三陽合病 頭痛面垢 譫語遺尿 中外俱熱 自汗煩渴 腹痛身重 白虎湯主之

장중경은 말한다. 양명증에 오줌을 못 누고, 맥이 뜨며 목말라 하면, 저령탕으로 다스린다.
삼양이 합병하면, 머리가 아프고 얼굴에 때가 낀 것 같다. 헛소리하고 오줌을 지리며, 몸 겉과 속에 다 열이 있고, 절로 땀이 나며 괴롭고 목말라 하며, 배가 아프고 몸이 무겁다. 백호탕으로 다스린다.

▶ 論曰 陽明證者 但熱無寒之謂也
　　三陽合病者 太陽少陽陽明證 俱有之謂也
　此證 當用 猪苓湯 白虎湯
　　然 古方 猪苓湯 不如新方 猪苓車前子湯之俱備
　　古方 白虎湯 不如新方 地黃白虎湯之全美矣
　　若 陽明證 小便不利者 兼 大便秘燥則 當用 地黃白虎湯

나는 말한다. 양명증이란 열만 있고, 찬 기운이 없는 것을 말한다. 삼양의 합병이란 태양증, 소양증, 양명증이 같이 있는 것을 말한다. 이 증세들에는 저령탕과 백호탕을 써야한다.
그러나 옛 처방 저령탕은 새 처방인 저령차전탕의 다 갖춘 것만 못하다. 옛 처방 백호탕은 새 처방인 지황백호탕의 완전한 아름다움만 못하다. 만일 양명증이라도 오줌을 못 누는 데다, 아울러 똥 누기 어렵게 똥이 마르면, 지황백호탕을 써야 한다.

○ 朱肱曰 陽厥者 初得病 必身熱頭痛 外有陽證 至四五日 方發厥
　厥至半日 却身熱 蓋 熱氣深 方能發厥 若 微厥 却發熱者 熱甚故也
　其脈 雖伏 按之滑者 爲裏熱
　或飮水 或揚手擲足 或煩躁 不得眠 大便秘 小便赤 外證 多昏憒 用白虎湯

주굉은 말한다. 양궐이란 처음 병이 났을 때는, 반드시 몸에 열이 나고 머리가 아파, 겉으로 보기에 양증과 같다. 그러다 4~5일에 이르면 바야흐로 손발이 싸늘해지는 궐증이 일어나는 것이다. 궐랭이 반나절에 이르면 도리어 몸에 열이 난다.

대개 열의 기운이 깊어져야 바야흐로 궐증이 나타날 수 있다. 희미하게 궐랭하다가 도리어 열이 나는 것도, 열이 심하기 때문이다.

그 맥이 비록 엎드려 있다 할지라도, 누르면 매끄럽게 느껴지는 것은, 속에 열이 있어서다. 물을 마시거나, 손 발길질하며 내젓거나, 괴로워하며 조바심 내어 잠을 이루지 못하기도 한다. 똥 누기 어렵고 오줌이 붉으며, 겉 증세가 대부분 정신이 흐릿하고 어지러우면, 백호탕을 쓴다.

▶ 論曰 少陽人 裏熱病 地黃白虎湯 爲聖藥而 用之者 必觀於大便之通不通也
　大便 一晝夜有餘而不通則 可用也
　　二晝夜不通則 必用也
　凡 少陽人 大便 一晝夜不通則 胃熱已結也
　　二晝夜不通則 熱重也

三晝夜不通則 危險也
一晝夜 八九辰刻 二晝夜 恰好用之 無至三晝夜之危險
若 譫語證 便秘則 不可過一晝夜
▶ 少陽人 胃受熱則 大便燥也
脾受寒則 泄瀉也
故 亡陰證 泄瀉 二三日而 大便秘 一晝夜則 淸陰將亡而 危境也
胃熱證 大便 三晝夜不通而 汗出則 淸陽將竭而 危境也

나는 말한다. 소양인의 속이 열한 병에는 지황백호탕이 가장 훌륭한 약이다. 이것을 쓰려면, 반드시 똥을 잘 누는지 못 누는지 살펴보아야 한다. 똥을 하루 넘게 못 누면 쓸 수 있다. 이틀 못 누면 반드시 써야 한다.

무릇 소양인이 똥을 하루 못 누면, 위의 열이 이미 맺힌 것이다. 이틀 못 누면, 열이 무거운 것이다. 사흘 못 누면, 위험하다. 거의 이틀에 가깝거나 이틀 못 누면, 쓰기에 아주 좋다. 굳이 사흘 못 누는 위험에 이르게 하지 말라. 만일 헛소리하면서 똥 누기 어려우면, 하루를 넘겨서는 안 된다.

소양인이 위에 열을 받으면 똥이 마른다. 비에 찬 기운을 받으면 설사를 한다. 그러므로 망음증 설사를 2~3일하고서, 하루를 똥 누기 어려우면, 맑은 음의 기운이 바야흐로 없어지는 위태로운 지경이다. 위에 열 받은 증세에서, 똥을 사흘 못 누고서 땀이 나면, 맑은 양의 기운이 바야흐로 다하는 위태로운 지경이다.

▶ 少陽人 大便不通病 用白虎湯三四服 當日 大便不通者 將爲
融會貫通 大吉之兆也

不必疑惑而 翌日 又服二三貼則 必無不通

소양인 똥 못 누는 병에는 백호탕을 써서, 서너 번 먹으면 된다. 먹은 그날 똥을 못 누는 것은 바야흐로 섞여 녹아들어 꿰뚫으려는 것이다. 크게 좋은 조짐이다. 의아해 할 것 없다. 다음날 두세 첩을 더 먹으면, 반드시 통하지 않을 리 없다.

- 少陽人 表裏病結解 必觀於大便而
  少陽人大便 頭燥尾滑 體大而疏通者 平時無病者之大便也
    其次 大便滑 一二次 快滑泄 廣多而止者 有病者之病快解之大便也
    其次 一二次 尋常滑便者 有病者病勢不加之大便也
    其次 或 過一晝夜有餘不通
        或 一晝夜間 三四五次 小小滑利者 將澁之候也 非好便也 宜預防
- 少陰人 裏寒病 臍腹冷證 受病之初 已有腹鳴泄瀉之機驗而
        其機 甚顯則 其病執證易見而 用藥可早也
  少陽人 裏熱病 胸膈熱證 受病之初 雖有胸煩悶躁之機驗而
        其機 不甚顯則 執證難見而 用藥太晚也
  若使 少陽人病 胸煩悶燥之驗 顯然露出 使人可覺則 其病已險而 難爲措手矣

소양인 겉병이건 속병이건, 맺히는가 풀리는가는 반드시 똥을 살펴보아야 한다.

소양인 똥 첫머리가 마르고 끝이 묽으며, 덩이가 크면서 잘 나오는 것은, 평상시에 병이 없는 사람의 똥이다. 다음은 묽은 똥을 한두 번 누되, 시원하게 설사하기를 많이 하다가 그치는 것은, 환자의 병이 시원하게 풀리는 똥이다. 다음은 한두 번 보통의 묽은 똥을 누는 것은, 환자의 병세가 더하지는 않는 똥이다. 다음은 하루 넘게 못 누거나, 하루 동안 서너 댓 번 조금씩 설사하는 것이다. 이것은 바야흐로 똥 누기 껄끄러워지는 징후다. 좋은 똥이 아니다. 미리 막아야 한다.

소음인 속이 찬 병의, 배꼽 주변 아랫배가 싸늘한 증세는, 병든 처음부터 이미 배가 끓고 설사를 할 기미가 있다. 기미가 몹시 잘 드러나므로, 그 병의 증세를 짚어내기가 쉬워, 약을 일찌감치 쓸 수 있다.

그러나 소양인 속이 열한 병의, 가슴에 열이 있는 증세는, 병든 처음부터 비록 가슴이 괴롭고 답답하며 조바심 내는 기미가 있을지라도, 그 기미가 그다지 드러나지 않는다. 그러므로 병의 증세를 짚어내기가 어려워 약을 쓰는 것이 너무 늦다.

가령 소양인 병에, 가슴이 괴롭고 답답하며 조바심 내는 기미가 뚜렷하게 드러나서, 누구나 알 정도면, 그 병은 벌써 험한 증세기 된 것이다. 손을 쓰기가 어렵다.

凡 少陽人 表病 有頭痛則 自是表病明白 易見之初證也

若復引飮 小便赤則 可畏也

泄瀉 揚手擲足則 大畏也

少陽人 裏病 大便 過一晝夜有餘而不通則 自是裏病明白易見之初證也

若復 大便 過三晝夜 不通則 危險矣

背癰腦疽脣瘇纏喉風咽喉 等病 受病之日 已爲危險證也

陽毒發斑流注丹毒黃疸 等病 受病之日 已爲險證也

面目口鼻牙齒之病 成病之日 皆爲重證也
凡 少陽人 表病 有頭痛證則 必用 荊防敗毒散
　裏病 有大便過一晝夜不通證則 用 白虎湯

　무릇 소양인 겉병에 머리가 아프면, 이것은 스스로 겉병임을 명백하게 쉬이 드러내는 초기 증세다. 만일 게다가 잇달아 물켜고 오줌이 붉으면, 두려워할 만하다. 설사를 하고 손 발길질하며 내젓는 것은, 크게 두려운 것이다.
　소양인 속병에 똥을 하루 넘게 못 누면, 이것은 스스로 속병임을 명백하게 쉬이 드러내는, 초기 증세다. 만일 게다가 똥을 사흘이 넘도록 못 누면, 위험하다.
　등창, 후발치, 입술의 뾰루지, 목젖이 붓는 전후풍, 목구멍 병 따위는 병든 날부터 벌써 위험한 증세다. 열이 나면서 피부에 반점이 돋는 양독발반, 옮겨가면서 생기는 멍울인 류주단독, 온몸이 누렇게 물드는 황달병 따위는 병든 날부터 벌써 험한 증세다. 얼굴, 눈, 입, 코, 이빨의 병은 생긴 날부터 모두 무거운 증세다.
　무릇 소양인 겉병에 머리가 아픈 증세가 있으면, 반드시 형방패독산을 쓴다. 속병에 똥을 하루가 넘도록 못 누는 증세가 있으면, 백호탕을 쓴다.

　○ 王好古曰 渴病有三 曰消渴 曰消中 曰消腎
　　熱氣上騰 胸中煩躁 舌赤脣紅 此渴 引飮常多 小便數而少 病屬上焦 謂之消渴
　　熱蓄於中 消穀善飢 飮食倍常 不生肌肉 此渴 亦不甚煩 小便數而甛 病屬中焦 謂之消中

熱伏於下 腿膝枯細 骨節痠疼 飮水不多 隨卽尿下 小便多而
　　濁 病屬下焦 謂之消腎
　　又有五石過度之人 眞氣旣盡 石勢獨留 陽道興强 不交精泄
　　謂之强中
　　消渴輕也 消中甚焉 消腎尤甚焉 若强中則其斃可立而待也

　왕호고는 말한다. 목말라하는 목마름 병에는 세 가지가 있다 소갈, 소중, 소신이다.
　뜨거운 기운이 위로 올라가, 가슴 속이 괴롭고 조바심내며, 혀가 붉고 입술이 빨갛다. 이 목마름은 잇달아 물켜며 오줌을 자주 누지만, 오줌 양이 적다. 병이 상초에 속한다. 소갈이라 부른다.
　열이 가운데 쌓여서, 먹는 대로 삭히나 시장기를 잘 느끼고, 음식은 평상시의 곱절을 먹되, 살이 찌지 않는다. 이 목마름도 몹시 괴롭지는 않으며, 오줌을 자주 누고 맛이 달다. 병이 중초에 속한다. 소중이라 부른다.
　열이 아래에 엎드려서, 다리와 무릎이 말라 가늘고, 뼈마디가 저리며 쑤신다. 물 마시는 것이 많지 않은 데도 마시는 족족 오줌 누며, 오줌 양이 많고 뿌옇다. 병이 하초에 속한다. 소신이라 부른다.
　또한 다섯 가지 광물성 약제를 지나치게 쓴 사람은 진기가 이미 다하고, 광물의 힘만이 홀로 남는다. 자지가 굳세게 일어나, 성교하지 않고도 정액을 싼다. 강중이라 부른다.
　소갈은 가볍다. 소중은 심하다. 소신은 더욱 심하다. 그러나 강중은 죽음을 즉각 기다릴 수 있다.

○ 朱震亨曰 上消者 舌上赤裂 大渴引飮 白虎湯主之
中消者 善食而瘦 自汗 大便硬 小便數 黃連猪肚丸主之
下消者 煩躁引飮 小便如膏 腿膝枯細 六味地黃湯主之
○ 醫學綱目曰 渴而多飮 爲上消
消穀善飢 爲中消
渴而尿數 有膏油 爲下消
○ 危亦林曰 因耽嗜色慾 或服丹石 眞氣旣脫 熱邪獨盛 飮食如
湯消雪 肌膚日削 小便如膏油
陽强興盛 不交精泄 三消之中 最爲難治

주진형은 말한다. 상소는 혀가 붉게 갈라지며, 크게 목말라 잇달아 물켠다. 백호탕으로 다스린다. 중소는 잘 먹는 데도 마르고, 절로 땀이 나며 똥이 딱딱하고, 오줌을 자주 눈다. 황련저두환으로 다스린다. 하소는 가슴이 답답하고 조바심 내며, 잇달아 물켜고 오줌이 기름 같으며, 다리와 무릎이 말라 가늘다. 륙미지황탕으로 다스린다.

『의학강목』에서는 말한다. 목말라 하면서 많이 마시는 것이 상소다. 먹는 대로 삭히나 시장기를 잘 느끼는 것이 중소다. 목말라 하고 오줌이 잦으며, 오줌에 기름기가 있는 것이 하소다.

위역림은 말한다. 색욕을 밝혀 광물성 약제를 먹으면, 진기가 이미 떠났는데도 삿된 열이 홀로 꽉 차, 끓는 물에 눈 녹이듯 음식을 삭히나, 살은 날이 갈수록 빠진다. 오줌은 기름 같고, 자지가 군세게 일어나 성교하지 않고도 정액을 싼다. 세 가지 소갈 가운데 가장 치료하기 어렵다.

▶ 論曰 消渴者 病人胸次 不能寬遠闊達而 陋固膠小 所見者 淺
所欲者 速 計策鷸突

　　　意思艱乏則 大腸淸陽 上升之氣 自不快足 日月耗困而
　　　生此病也
　胃局淸陽 上升而 不快足於頭面四肢則 成上消病
　大腸局淸陽 上升而 不快足於胃局則 成中消病
　上消 自爲重證而
　中消 倍重於上消 中消 自爲險證而
　下消 倍險於中消
　上消 宜用 凉膈散火湯
　中消 宜用 忍冬藤地骨皮湯
　下消 宜用 熟地黃苦蔘湯

　나는 말한다. 소갈이란 환자의 가슴 속이 너그럽게 확 트이지 않은 데다, 소견머리가 좁아 자잘한 데 얽매이는 것에서 생긴다. 소견은 얕은 것이 하고자 하는 것은 너무나 빠르거나, 골똘히 꾀를 내나 생각이 받쳐주지 않는다. 그러면 대장의 맑은 양기의, 위로 오르는 기운이 절로 시원하게 채워지지 않아, 날이 갈수록 지쳐 없어져서 이 병이 생겨난다.

　위 부위의 맑은 양기가 위로 올라, 머리·얼굴·팔·다리를 시원하게 채워주지 않으면 상소병이 된다. 대장 부위의 맑은 양기가 위로 올라, 위 부위를 시원하게 채워주지 않으면 중소병이 된다.

　상소는 본디부터 무거운 증세나, 중소는 상소보다 곱절이나 무겁다. 중소는 본디부터 험한 증세나, 하소는 중소보다 곱절이나 험하다. 상소에는 량격산화탕을 쓰고, 중소에는 인동등지골피탕을 쓰며, 하소에는 숙지황고삼탕을 쓰는 것이 좋다.

    尤宜 寬闊其心 不宜 膠小其心 寬闊則 所欲必緩 清陽上達
            膠小則 所欲必速 清陽下耗
 ▶ 平心靜思則 陽氣上升 輕清而 充足於頭面四肢也 此 元氣也
  清陽也
  勞心焦思則 陽氣下陷 重濁而 鬱熱於頭面四肢也 此 火氣也
  耗陽也

 그 마음을 너그럽게 확 트는 것이 더욱 좋다. 그 마음을 자잘한 데 얽매는 것은 좋지 않다. 너그럽게 확 트면, 하고자 하는 것이 반드시 느려서, 맑은 양기가 위로 다다른다. 자잘한 데 얽매면, 하고자 하는 것이 반드시 빨라서, 맑은 양기가 아래에서 없어진다.
 마음을 맑게 하여 생각을 가라앉히면, 양기가 위로 올라가 가볍고 맑게, 머리·얼굴·팔·다리를 채운다. 이것이 원기고, 맑은 양기다. 속을 썩여서 애를 태우면, 양기가 아래로 빠져 무겁고 뿌옇게, 머리·얼굴·팔·다리에 열이 몰린다. 이것이 불타는 화기고, 없어지는 양기다.

  ○ 危亦林曰 消渴 預防發癰疽 忍冬藤 不拘多少 根莖花葉 皆可服
  ○ 李杲曰 消渴之疾 能食者 末傳必發腦疽背瘡
       不能食者 必傳 中滿鼓脹
  ○ 東醫醫方類聚曰 消渴之病 變成發癰疽 或成水病 或雙目失明

 위역림은 말한다. 소갈에는 곪는 종기인 옹저가 생기는 것을 미리 막아야 한다. 인동등의 많고 적음에 관계없이, 줄기·꽃·잎을 다 먹을 수 있다.

리고는 말한다. 소갈병에 잘 먹는 사람은, 끝에 가서 후발치나 등창이 난다. 못 먹는 사람은, 반드시 속이 그득하여 북처럼 부풀어 오르는 고창이 난다.

『동의 의방류취』에서는 말한다. 소갈병은 종기인 옹종이나, 온몸이 붓는 수종이나, 두 눈이 머는 것으로 바뀌기도 한다.

> ▶ 論曰 癰疽 眼病 皆是中消之變證也
> 中消 自爲險證則 上消 當早治也 中消 必急治也 下消則 濱死

나는 말한다. 옹종이나 눈병은 모두 중소에서 바뀐 변증이다. 중소 자체가 험한 증세다. 상소 때 일찌감치 치료해야 한다. 중소는 반드시 서둘러 치료해야 한다. 하소는 거의 죽음에 가깝다.

> ○ 王好古曰 一童子 自嬰至童 盜汗七年 諸藥不效 服凉膈散三日病已

왕호고는 말한다. 어떤 아이가 갓난아기 때부터 아이가 되기까지, 7년이나 잠잘 때 땀을 흘리다. 어떤 약을 써도 듣지 않다가, 량격산을 사흘 먹자 병이 낫더라.

> ▶ 論曰 少陽人 大腸清陽 快足於胃 充溢於頭面四肢則 汗必不出也

少陽人汗者 自是陽弱也而 服凉膈散 病已則 此病卽 上
消而 其病 輕也

나는 말한다. 소양인은 대장의 맑은 양기가 시원하게 위를 채우고, 머리, 얼굴, 팔, 다리를 채워 넘치면, 땀을 반드시 흘리지 않는다. 소양인의 땀은 본디부터 양기가 약해서 흘린다. 그런데도 량격산을 먹고 병이 나았다니, 이 병은 곧 상소다. 병치고는 가벼운 것이다.

○ 東醫醫方類聚曰 夫渴者 數飮水 其人 必頭面眩 背寒而嘔 因虛故也
○ 龔信曰 凡 陰虛證 每日午後 惡寒發熱 至晚 亦得微汗而解 誤作瘧治 多致不救
○ 孫思邈 千金方書曰 消渴 宜愼者 有三 一飮酒 二房勞 三鹹食 及麵
　　能愼此三者雖不服藥 亦可自愈

『동의 의방류취』에서는 말한다. 대저 목마름 병에 걸린 이가 자주 물을 마시며, 그 사람이 반드시 머리와 얼굴이 어질어질하고, 등이 차며 게우는 것은, 허하기 때문이다.

공신은 말한다. 무릇 음이 허한 음허증은 날마다 오후에 찬 기운을 싫어하고 열이 난다, 저물 녘에야 희미하게 땀이 나면서 풀린다. 학질로 알아 잘못 치료하면 대부분 구하지 못한다.

손사막은 『천금방』에서 말한다. 소갈 때 삼가야 하는 것이 세 가지다. 첫째 술 마시기, 둘째 성생활, 셋째 짠 음식과 국수다. 이 세 가지를 삼갈 수 있는 사람이라면, 비록 약을 먹지 않더라도 저절로 나을 수 있다.

> 論曰 上消 中消 裏陽升氣 雖則虛損 表陰降氣 猶恃完壯故
> 其病雖險 猶能歲月支撑者 以此也
> 若夫陰虛午熱 飮水 背寒而嘔者 表裏陰陽 俱爲虛損
> 所以爲病尤險 與下消略相輕重
> 然能善攝身心服藥則 十之六七 尙可生也
> 不善攝身心服藥則 百之百 必死也
> 此證 當用 獨活地黃湯 十二味地黃湯

나는 말한다. 상소나 중소는 속의 양기의 올라가는 기운이 비록 텅 비고 잃었을지라도, 겉의 음기의 내려가는 기운이 그래도 완전히 씩씩해서 믿을 만하다. 그러므로 그 병이 아무리 험하더라도, 오히려 오랜 나날을 버티어 낼 수 있는 것은 이 때문이다.

그런데 음이 허하여 오후에 열이 나서, 물을 마시며 등이 차고 게우는 저 음허오열의 증세와 같은 것은, 겉과 속의 음기를 텅 비고 잃은 것이다. 이 때문에 그 병이 더욱 험하여 하소와 서로 거의 같은 무게라 하겠다.

그러나 몸과 마음을 잘 다스려서 약을 먹으면, 10에 6~7은 오히려 살아날 수 있다. 몸과 마음을 잘 다스리지 않고 약만 먹으면, 백이면 백이 반드시 죽는다. 이 증세는 독활지황탕이나 십이미지황탕을 써야 한다.

> 易之需九三爻辭 曰 需于泥 致寇至
> 象曰 需于泥 災在外也 自我致寇 敬愼不敗也

以此意而 倣之曰 陰虛午熱 背寒而嘔 其病雖險然 死尙在外也
能齋戒其心 恭敬其身 又服好藥 不死也

『주역』에서 기다림을 뜻하는 수괘의 구삼 효사는 말한다. 진흙 속에서 기다리노라니 도적을 다다르게 한다고. 이를 풀이하여 상에서는 말한다. 진흙 속에서의 기다림이란, 재앙이 밖에 있는 것이다. 나로부터 도적을 다다르게 함이란, 공경하고 삼가면 패하지 않는 것이다.

  수괘의 뜻을 빗대어 말하노라. 음이 허하여 오후에 열이 나고 등이 차며 게우는 것은 그 병이 비록 험하더라도, 죽음은 아직 밖에 있다. 마음을 깨끗이 하고 몸을 삼가라. 그러면서 좋은 약을 먹는다면 죽지 않으리라.

少陽人泛論

소양인 병에 대해 자연스럽게 말한다

앞에서 미처 다루지 못한, 설사하는 겉병과 똥 못 누는 속병의 주요 병증을 정리한다. 뒤이어 주변의 병증, 충고의 말씀으로 끝마친다.

일반적으로 많이 나타나되, 겉병과 속병에서 다루지 못한, 주요 병증이 각각 다섯가지다. 소양인 병에서 중풍, 토혈. 구토, 복통, 식체비만은 똥 못 누는 속병의 무리다. 부종, 천촉, 리질, 결흉, 한열왕래흉협만은 설사하는 겉병의 무리다.

중풍은 어떻게 손쓸 도리가 없는 병이다. 저절로 낫기를 기다려야지, 꼭 치료할 수 있는 병이라고 바라서는 안 된다. 토혈은 싱겁게 먹고 약을 먹으면서, 중들 같이 수양하라. 그러나 조리하고 양생하기를 잘못하면 반드시 덧난다.

중풍과 토혈은 조리와 양생이 으뜸이다. 약 먹는 것은 다음 간다. 구토부터 식체비만까지는 약을 먹으면서, 조리하고 양생하면 그 병이 쉽게 낫는다.

부종병은 서둘러 치료하면 산다. 빠른 증세여서, 4~5일 안에 반드시 치료해야 한다. 부종과 비슷하지만 속병인 중소에서 오는, 배가 북처럼 부풀어 오르는 고창은 고치지 못한다.

숨이 찬 천촉은 먼저 령사로 응급 처치하여, 약을 달이는 시간을 벌어야 한다.

결흉에 비하면 순한 증세인 리질을, 더 무거운 증세라 하는 것은 부종과 서로 가깝기 때문이다. 복통에 비하면 거슬리는 증세일 뿐인 구토를, 더 나쁜 증세라 하는 것은 중풍과의 거리가 멀지 않기 때문이다.

겉병과 속병에서 다루지 못한 주변의 병증이다. 오래 앓아 생긴 이틀거리 학질인 로학, 안으로 목 안이 붓고 겉으로 목과 뺨이 붓는 전후풍, 윗입술 인중혈에 난 뽀루지인 순종, 어린아이가 많이 먹는데도 여위는 증세, 독한 종기, 후발치, 생인손인 사두창, 목에 잇달아 생기면서 곪는 련주담, 한 다리가 희미하게 말을 듣지 않는 비풍, 물과 미음을 넘기지 못하는 인후증, 음식은 여전한데 무릎이 차서 힘이 없는 증세, 잇몸의 피 지혈을 말한다. 아울러 머리 빗기는 금기라고 충고한다.

⊙ 少陽人病 中風吐血嘔吐腹痛食滯痞滿 五證 同出一屬而 自有
　輕重
　　　　　浮腫喘促結胸痢疾寒熱往來胸脇滿 五證 同出一屬
　　　　　而 自有輕重

　소양인 병에서 중풍, 토혈. 구토, 복통, 식체비만의 다섯 가지 증세는 같은 데서 나온 한 무리다. 가볍고 무거운 차이가 있을 뿐이다. 부종, 천촉, 결흉, 리질, 한열왕래흉협만의 다섯 가지 증세는 같은 데서 나온 한 무리다. 가볍고 무거운 차이가 있을 뿐이다.

⊙ 少陽人 中風 半身不遂 一臂不遂 末如何之疾也
　　重者 必死 輕者 猶生 間以服藥 安而復之 待其自愈而 不
　　可期必治法之疾也

　소양인 중풍에서 몸 반쪽을 못 쓰는 것이나, 한쪽 팔을 못 쓰는 것은, 어떻게 손쓸 도리가 없는 병이다. 무거우면 반드시 죽는다. 가벼우면 그래도 살기는 한다. 간간이 약을 먹으며 편안히 하면 회복하기도 한다. 그러나 저절로 낫기를 기다려야지, 꼭 치료할 수 있는 병이라고 바라서는 안 된다.

⊙ 少陽人 吐血者 必蕩滌剛愎偏急 與人並驅爭塗之
　　　　淡食服藥 修養如釋道 百日則 可以少愈
　　　　　　　　　　　　　二百日則 可以大愈
　　　　　　　　　　　　　一周年則 可以快愈
　　　　　　　　　　　　　三周年則 可保其壽

凡吐血 調養失道則 必再發 再發則 前功 皆歸於虛地
　若再發者則 又 自再發日 計數百日 少愈 一周年 快愈
　若十年二十年調養則 必得高壽

　소양인 토혈은 반드시 강퍅하고 치우치게 급하여, 남과 더불어 나란히 말을 몰아 길을 다투는 것을, 말끔하게 씻어내야 한다. 싱겁게 먹고 약을 먹으면서, 중들 같이 수양하라. 백일이면 조금 낫고, 2백일이면 크게 낫는다. 1년이면 시원하게 낫고, 3년이면 제 수명을 보존할 수 있다.
　그러나 조리하고 양생하기를 잘못하면 반드시 덧난다. 덧나면 그때까지 쌓은 공은 모두 도로아미타불이다. 만일 덧나면, 다시 덧난 날로부터 헤아린다. 백일이면 조금 낫고, 1년이면 시원하게 낫는다. 10년이건 20년이건 조리하고 양생하면 반드시 오래 살 수 있다.

　⊙ 凡 少陽人 間有鼻血少許 或 口鼻間痰涎中有血 雖細微 皆吐血之屬也
　　　又 口中暗有冷涎 逆上者 雖不嘔吐 亦嘔吐之屬也
　　　少年 有此證者 多致夭折 以其等閒任置故也
　　　此二證 必在重病險病之列 不可不預防服藥 永除病根 然後 可保無虞

　무릇 소양인이 간간이 코피를 조금이라도 흘리거나, 입과 코 사이 가래침 속에 피가 섞여 나오면, 아무리 가늘고 희미하더라도, 모두가 토혈의 무리다. 또 입속에서 모르는 사이 냉침이 넘어오면, 비록 게워내지는 않더라도, 그것도 구토의 무리다. 이런 증세가 있는 소년들이 대부분 요절하는 것은 대수롭지 않게 여겨 내버려두었기 때문이다.

  토혈과 구토, 이 두 증세는 반드시 무거운 병과 험한 병의 항렬에 자리한다. 미리 막게끔 약을 먹지 않으면 안 된다. 길이 병의 뿌리를 없앤 뒤에라야 돌보아 근심이 없으리라.

- 中風 受病太重故 治法 不可期必
  吐血 受病猶輕故 治法 可以期必
  中風吐血 調養爲主服藥次之
  嘔吐以下 腹痛食滯痞滿 服藥調養則 其病易愈
- 中風嘔吐 宜用 獨活地黃湯
  吐血 宜用 十二味地黃湯

  중풍은 병이 너무나 무거워서 꼭 낫기를 바라서는 안 된다. 토혈은 그래도 가벼워서 꼭 낫기를 바랄 수 있다. 중풍과 토혈은 조리와 양생이 으뜸이다. 약 먹는 것은 다음 간다. 구토부터 복통과 식체비만까지는 약을 먹으면서, 조리하고 양생하면 그 병이 쉽게 낫는다.

  중풍과 구토에는 독활지황탕을 써야 한다. 토혈에는 십이미지황탕을 써야 한다.

- 浮腫爲病 急治則 生 不急治則 危
    用藥早則 容易愈也 用藥不早則 孟浪死也
  此病 外勢平緩 似不速死故 人必易之
  此病 實是急證 四五日內 必治之疾 護不可以十日論之也
  浮腫 初發 當用 木通大安湯 或 荊防地黃湯 加 木通 日再服
  則 六七日內 浮腫必解

浮腫 解後 百日內 必用 荊防地黃湯 加 木通 二三錢 每日 一
二貼用之

　　　　以淸小便 以防再發 再發難治
浮腫 初解 飮食 尤宜忍飢而 小食
　　　　若 如平人大食則 必不免再發
　　　大畏 小便赤也 小便淸則 浮腫解
　　　　小便赤則 浮腫結

　부종병이 난 때에는, 서둘러 치료하면 살고, 서둘러 치료하지 않으면 위태롭다. 약 쓰는 것이 이를수록 쉽게 낫는다. 약 쓰는 것이 이르지 않을수록 어이없게 죽는다. 이 병은 겉으로 보기에는, 고요하고 느려서 빨리 죽을 것 같지 않다. 그러므로 사람들이 반드시 쉽게 여긴다. 그러나 이 병은 참으로 빠른 증세다. 4~5일 안에 반드시 치료해야 한다. 늦게 10일까지 따져서도 안 된다.

　부종이 처음일 때는 목통대안탕이나 형방지황탕에 목통을 더하여 써야 한다. 하루 두 번씩 먹으면, 6~7일 안에 부종이 반드시 풀린다. 부종이 풀린 뒤라도, 백일 안쪽으로는 반드시 형방지황탕에 목통 두세 돈을 더하여 써야 한다. 날마다 한두 첩씩 써서, 오줌이 맑아야 덧나는 것을 막는다. 덧나면 고치기 어렵다.

　부종이 처음 풀린 때에는, 더욱 배고픈 것을 참고, 음식을 조금 먹어야 한다. 만일 보통 사람들처럼 많이 먹으면, 반드시 덧나는 것을 벗어나기 어렵다. 가장 두려운 것은 오줌이 붉은 것이다. 오줌이 맑으면 부종이 풀린다. 오줌이 붉으면 부종이 맺힌다.

⊙ 少陽人 中消者 腹脹則 必成鼓脹 鼓脹不治
　少陽人 鼓脹病 如少陰人 藏結病 皆經歷五六七八月 或 周年
　而 竟死
　蓋 少陰人 藏結 表陽溫氣 雖在幾絶 裏陰溫氣 猶恃完壯
　　少陽人 鼓脹 裏陽淸氣 雖在幾絶 表陰淸氣 猶恃完壯故 皆經
　歷久遠而 死也

　소양인 중소에 배가 부어오르면, 반드시 북처럼 부풀어 오르는 고창이 된다. 고창은 고치지 못한다. 소양인 고창병은 소음인 장결병과 같다. 모두 5, 6, 7개월이나 1년을 지나면 반드시 죽는다.
　대개 소음인 장결은 겉의 양기의 따뜻한 기운이 비록 거의 끊어졌을지라도, 속의 음기의 따뜻한 기운이 오히려 완전히 씩씩하여 믿을 만하다.
　대개 소양인 고창은 속의 양기의 맑은 기운이 비록 거의 끊어졌을지라도, 겉의 음기의 맑은 기운이 오히려 완전히 씩씩하여 믿을 만하다. 그러므로 모두 오랜 시간을 지나서야 죽는다.

⊙ 少陽人 傷寒 喘促 宜先用 靈砂一分 溫水調下
　　　　　因煎荊防瓜蔞等藥 用之則 必無煎藥時刻
　　　　遲滯救病
⊙ 靈砂 藥力急迫 可以一再用而 不可屢用
　蓋 救急之藥 敏於救急而已 藥必湯服 然後 充滿腸胃 能爲補
　陰補陽

　소양인 상한에 숨이 찬 천촉은, 먼저 령사 한 푼을 따뜻한 물에 타서 먹어야 한다. 이어서 형개, 방풍, 과루인 따위의 약을 달여 쓴다. 그러면 반드시 약을 달이느라 병을 구하는 데 지체하는 시간이 없게 된다.

령사는 약의 힘이 아주 빠르게 다다른다. 한두 번 쓰는 것은 괜찮다. 자주 써서는 안 된다. 대개 위급함을 구하는 약이란 위급함을 구하는 데 빠를 뿐이다. 약은 반드시 달여 먹어야 한다. 그런 뒤에라야 뱃속을 가득 채워, 음기를 보태거나 양기를 보탤 수 있다.

- 痢疾之比結胸則 痢疾 爲順證也而 痢疾之謂重證者 以其 與 浮腫 相近也
  嘔吐之比腹痛則 嘔吐 爲逆證也而 嘔吐之謂惡證者 以其 距 中風 不遠也
- 少陽人 痢疾 宜用 黃連淸腸湯

리질은 결흉에 비하면 순한 증세일 뿐이다. 그러나 리질을 더 무거운 증세라 하는 것은 부종과 서로 가깝기 때문이다. 구토는 복통에 비하면 거슬리는 증세일 뿐이다. 그러나 구토를 더 나쁜 증세라 하는 것은 중풍과의 거리가 멀지 않기 때문이다.

소양인 리질에는 황련청장탕을 써야 한다.

- 少陽人 㾮病 有間兩日發者 卽 勞㾮也 可以緩治 不可急治
  此證 㾮不發日 用 獨活地黃湯 二貼 朝暮服
  㾮發日 預煎 荊防敗毒散 二貼 待惡寒發作時 二貼連服
  一月之內 以獨活地黃湯 四十貼 荊防敗毒散 二十貼 爲準的
  則 其㾮 必無不退之理

소양인 학질에 이틀거리는 곧 오래 앓아 생긴 로학이다. 천천히 치료해야지, 서둘러 치료해서는 안 된다. 이 증세에 앓지 않는 날은, 독활지황탕 두 첩을 써서 아침저녁으로 먹는다. 앓는 날은, 미리 형방패독산 두 첩을 달여, 오한이 발작할 때를 기다려서 두 첩을 연이어 먹는다.

한 달 동안 독활지황탕 40첩과 형방지황탕 20첩을 표준으로 삼아라. 학질이 물러나지 않을 리 없다.

⊙ 少陽人 內發咽喉 外腫項頰者 謂之纏喉風 二三日內 殺人 最急

　　又 上脣 人中穴癰 謂之 脣癰

　　　凡 人中左右 逼近處 一指許 發癰 雖微如粟粒 亦危證也

此二證 始發而 輕者 當用 凉膈散火湯 陽毒白虎湯

　　　重者 當用 水銀熏鼻方 一炷 熏鼻而 項頰汗出 則愈

　　　若 倉卒 無熏鼻藥則 輕粉末 一分五里 乳香 沒藥 甘遂末 各五分

　　　　和勻糊丸 一服盡

소양인이 안으로 목 안이 붓고, 겉으로 목과 뺨이 붓는 것을 전후풍이라 한다. 2~3일 안으로 사람을 죽이는 가장 급한 병이다. 또 윗입술 인중혈에 난 뾰루지를 순종이라 한다. 무릇 인중 좌우의 아주 가까운 손가락 하나 거리에 난, 뾰루지가 아무리 희미하게 좁쌀알만 하더라도, 위태로운 증세다.

이 두 증세는 처음 생겨 가벼울 때는 량격산화탕이나 양독백호탕을 써야 한다. 무거울 때는 수은으로 콧김 쏘이는 처방을 써야 한다. 약한 대를 태워, 코에 연기를 쐬어 목과 뺨에 땀이 나면 낫는다. 갑작스러워 콧김 쏘이는 약이 없을 때가 있다. 이때에는 경분가루 1푼 5리와 유향, 몰약, 감수가루 각 5푼씩을 골고루 섞어, 풀로 반죽하여 환약을 빚어서 단번에 다 먹는다.

⊙ 少陽人 小兒 食多肌瘦 宜用 蘆薈肥兒丸 忍冬藤地骨皮湯

소양인 어린아이가 많이 먹는 데도 여위면, 로회비아환이나 인동등지골피탕을 써야 한다.

♣ 嘗見 少陽人 肩上 有毒瘇 火熱香油灌瘡 肌肉焦爛而 不知其熱
　　有醫 教以牛角片 置火炭上 燒而熏之 煙入瘡口 毒汁自流
　　其瘇立愈

일찍이 보다. 소양인 어깨 위에 난 독한 종기에, 불로 볶은 참기름을 헌 데에 부으니, 살이 타서 익어도 뜨거운 줄 모르더라.
어떤 의원은 쇠뿔 조각을, 타는 숯불 위에 두어, 태운 연기를 쐬라 한다. 연기가 헌 데에 들어가자, 독한 진물이 절로 흐르더니 그 종기가 곧장 낫더라.

♣ 嘗見 少陽人 七十老人 發腦疽
　　有醫 教以河豚卵 作末傳之 其疽立愈

河豚卵 至毒 豼犬 食之則 立死 掛於林木間 烏鵲 不敢食
♣ 嘗治 少陽人 蛇頭瘡 河豚卵 作末少許 點膏藥上 傅之而 一日
一次 易以新末

傅藥五六日 病效而 新肉急生而有姤肉 因以磨刀砥末 傅
之姤肉立消而 病愈

又 用之於連珠痰 多日傅之者 必效

用之於爲炭火所傷 與狗咬 蟲咬 無不得效

일찍이 보다. 70된 소양인 노인의 후발치에 어떤 의원이 복어 알 가루를 붙이라 한다. 후발치가 곧장 낫더라. 복어 알은 지극히 독하다. 돼지나 개가 먹어도 그 자리에서 죽는다. 숲의 나뭇가지에 걸어 놓으면, 까마귀나 까치조차 감히 먹지 않는다.

일찍이 치료하다. 소양인 생인손에 복어 알 가루 조금을 고약 위에 뿌려 붙이다. 하루 한 번 새 가루로 바꾸어 주다. 약 붙인 지 5~6일에 병이 낫다. 그런데 새 살이 급히 생기면서 군살이 난다. 이어 칼 간 숫돌가루를 붙이자, 군살이 곧장 없어져서 병이 낫다. 또 목에 잇달아 생기면서 곪는 련주담에도 쓴다. 여러 날 붙이면 반드시 낫는다.

숯불에 데었을 때와 개나 벌레에 물렸을 때도 쓴다. 낫지 않음이 없다.

♣ 嘗治 少陽人六十老人 中風 一臂不遂病 用 輕粉五里 其病輒加
少陽人 二十歲 少年 一脚微 不仁痺風 用 輕粉甘遂龍虎
丹 二三次用之 得效

♣ 嘗治 少陽人 咽喉 水醬不入 大便不通 三日 病至危境 用甘遂
天一丸 卽效

♣ 嘗治 少陽人 七十老人 大便 四五日不通 或六七日不通 飮食
如常 兩脚 膝寒無力
　　用輕粉甘遂龍虎丹 大便卽通
　　後數日 大便 又秘則 又用 屢次用之 竟以大便 一日一度 爲
　　準而 病愈
此老 竟得八十壽

일찍이 치료하다. 소양인 60세 노인의 중풍으로 생긴, 한 팔 못 쓰는 병에 경분 5리를 쓰자, 문득 그 병이 더하다. 소양인 12세 소년의 한 다리가 희미하게 말을 듣지 않는, 비풍에 경분감수룡호단을 쓰다. 두세 번 써서 낫다.

일찍이 치료하다. 소양인이 목구멍에 병이 나서 물과 미음을 넘기지 못하더라. 똥을 못 눈 지 사흘이 되니, 병이 위태로운 지경에 이르다. 감수천일환을 써서 곧 낫다.

일찍이 치료하다. 소양인 70세 노인이 똥을 4~5일이나 6~7일을 못 눈다. 음식은 여전한데 무릎이 차서 힘이 없다. 경분감수룡호단을 쓰니 똥을 곧 눈다. 며칠 뒤 다시 똥 누기 어려워 다시 쓰다. 여러 번 쓰다. 마침내 똥을 하루 한 번 누는 것이 표준이 되고 병이 낫다. 이 노인은 끝내 80세까지 살다.

♣ 嘗見少陽人 當門二齒齦縫血出頃刻間數碗 將至危境
有醫敎以火熬香油 以新綿點油乘熱灼齒縫 仍爲血止

일찍이 보다. 소양인이 앞니 두 개의 잇몸에서 피가 흐른다. 잠깐 사이 몇 사발 나와, 바야흐로 위태로운 지경에 이르다. 어떤 의원이 불에 볶은 참기름을 쓰라 한다. 새 솜에 기름을 찍어, 잇몸을 뜨겁게 지지다. 곧 피가 그치더라.

♣ 嘗見 少陽人 一人 每日 一次梳頭 數月後 得口眼喎斜病
其後 又見 少陽人日梳 得喎斜病者 凡三人 蓋 日梳 少陽人 禁忌也
嘗見 太陰人 八十老人 日梳者 老人 自言曰 日梳極好 我之日 梳 已爲四十年云

일찍이 보다. 어떤 소양인이 날마다 한 번씩 머리 빗질을 하더라. 몇 달 뒤 입과 눈이 삐뚤어지다. 그 뒤로도 보다. 소양인이 날마다 빗질하여 삐뚤이 병에 걸린 사람이 모두 셋이다. 대개 날마다 빗질하는 것은 소양인에게 금기다.

일찍이 보다. 태음인 80세 노인이 날마다 빗질하더라. 그가 말한다. 날마다 빗질하는 건 너무나 좋은 일이여. 내가 빗질한 지도 벌써 40년이라네.

張仲景 傷寒論中 少陽人病 經驗設方 十方

장중경의 『상한론』 중 소양인 병에 경험하여 마련한 열 가지 처방

白虎湯

石膏 五錢 知母 二錢 甘草 七分 粳米 半合

백호탕 : 석고 5돈, 지모 2돈, 감초 7푼, 갱미 반 홉.

猪苓湯

猪苓 赤茯苓 澤瀉 滑石 阿膠 各 一錢

저령탕 : 저령 · 적복령 · 택사 · 활석 · 아교 각 1돈.

五苓散

澤瀉 二錢 五分 赤茯苓 猪苓 白朮 各 一錢 五分 肉桂 五分

오령산 : 택사 2돈 반, 적복령 · 저령 · 백출 각 1돈 반, 육계 5푼.

小柴胡湯

柴胡 三錢 黃芩 二錢 人蔘 半夏 各 一錢 五分 甘草 五分

소시호탕 : 시호 3돈, 황금 2돈, 인삼 · 반하 각 1돈 반, 감초 5푼.

大靑龍湯

石膏 四錢 麻黃 三錢 桂枝 二錢 杏仁 一錢五分 甘草 一錢 生薑 三片 大棗 二枚

대청룡탕: 석고 4돈, 마황 3돈, 계지 2돈, 행인 1돈반, 감초 1돈, 생강 3쪽, 대추 2개.

桂婢各半湯

石膏 二錢 麻黃 桂枝 白芍藥 各 一錢 甘草 三分 生薑 三片 大棗 二枚

계비각반탕: 석고 2돈, 마황·계지·백작약 각 1돈, 감초 3푼, 생강 3쪽, 대추 2개.

小陷胸湯

半夏製 五錢 黃連 二錢 五分 瓜蔞 大者 四分之一

소함흉탕: 반하(제) 5돈, 황련 2돈 반, 과루 (큰 것) 4분의 1.

大陷胸湯

大黃 三錢 芒硝 二錢 甘遂末 五分

대함흉탕: 대황 3돈, 망초 2돈, 감수가루 5푼.

十棗湯

莞花微炒 甘遂 大戟炒 等分爲末

別取大棗十枚 水一盞 煎至半盞 去棗 調藥末 强人一錢 弱人半錢服 大便利下水 以粥補之

십조탕 : 원화(살짝 볶은 것), 감수, 대극(볶은 것) 각각 등분하여 가루를

낸다. 따로 대추10개를 물 1잔에 달인다. 반잔이 되면 대추를 버리고, 약가루를 타서 먹는다. 강한 사람은 1돈, 약한 사람은 반 돈을 먹는다. 설사하여 수분이 나간 것은 죽을 먹어서 보한다.

腎氣丸
六味地黃湯 加五味子一味
신기환 : 륙미지황탕에 오미자 한 가지를 더한다.

元明二代醫家著述中 少陽人病 經驗行用要藥 九方

원·명 2대 의학자들의 저술 중 소양인 병에 경험하여 쓴 중요한 약 아홉 가지 처방

凉膈散

連翹 二錢 大黃 芒硝 甘草 各 一錢 薄荷 黃芩 梔子 各 五分

○ 此方 出於局方 治積熱煩躁 口舌生瘡 目赤頭昏
♣ 今考更定 此方當夫 大黃 黃芩 甘草

량격산: 련교 2돈, 대황·망초·감초 각 1돈, 박하·황금·치자 각 5푼.

- 이 처방은 『국방』에 나온다. 열이 쌓여 가슴이 괴로우며 조바심이 나고, 입과 혀에 헌 데가 생기며, 눈이 붉고 머리가 어지러운 것을 치료한다.
- 지금 참고하여 다시 고친다. 이 처방에 대황·황금·감초를 빼야 한다.

黃連猪肚丸

雄猪肚 一個 黃連 小麥炒 各 五兩 天花粉 白茯神 各 四兩 麥門冬 二兩

右爲末 入猪肚中 封口 安甑中蒸 爛搗 作丸 梧子大

○ 此方 出於危亦林得效方書中 治強中證

♣ 今考更定 此方中 麥門冬一味 肺藥也
肺與腎 一升一降 上下貫通 腎藥五味中 肺藥一味 雖爲贅材
亦自無妨 不必苛論

황련저두환: 숫돼지 똥집 1개, 황련·밀(초) 각 5량, 천화분·백복신 각 4량, 맥문동 2량.

가루로 만들어 돼지 똥집 속에 넣고 아래위로 졸라매어, 시루에 쪄서 짓찧어 환약을 오동 씨 만하게 짓는다.

• 이 처방은 위역림의 『득효방』 중에 나온다. 멋대로 자지가 일어서서, 때때로 정액이 나오는 증세인 강중을 다스린다.

• 지금 참고하여 다시 고친다. 이 처방 중에 맥문동 한 가지는 폐의 약이다. 폐와 신장은, 하나는 올라가고 하나는 내려가서, 위아래가 서로 관통한다. 신의 약은 다섯 가지고 폐의 약은 한 가지므로, 비록 군더더기이기는 하나 크게 방해되지는 않는다. 까다롭게 논할 것은 아니니다.

六味地黃湯

熟地黃 四錢 山藥 山茱萸 各 二錢 澤瀉 牧丹皮 白茯苓 各 一

錢 五分

　　○ 此方 出於虞搏醫學正傳書中 治虛勞
　　♣ 今考更定 此方中 山藥一味 肺藥也

륙미지황탕 : 숙지황 4돈, 산약·산수유 각 2돈, 택사·목단피·백복령 각 1돈 반.

• 이 처방은 우단의 『의학정전』에 나온다. 정기가 허하고 기혈이 손상된 허로를 치료한다.
• 지금 참고하여 다시 고친다. 이 처방 중 산약 한 가지는 폐의 약이다.

生熟地黃丸

生乾地黃 熟地黃 玄參 石膏 各 一兩 糊丸 梧子大 空心 茶淸下 五七十丸

　　○ 此方 出於李梴醫學入門書中 治眼昏

생숙지황환 : 생건지황·숙지황·현삼·석고 각 1량.
가루내어 풀에 반죽하여 오동 씨 만하게 환약을 짓는다. 빈속에 차 달인 물로 50~70알씩 먹는다.

• 이 처방은 리천의 『의학입문』 중에 나온다. 눈이 흐릿한 것을 치료한다.

導赤湯

木通 滑石 黃柏 赤茯苓 生地黃 山梔子 甘草梢 各 一錢 枳殼 白朮 各 五分

　○ 此方 出於龔信萬病回春書中 治尿如米泔色 不過二服 愈
　♣ 今考更定 此方當去 枳殼 白朮 甘草

도적탕 : 목통 · 활석 · 황백 · 적복령 · 생지황 · 산치자 · 감초(초) 각 1돈, 지각 · 백출 각 5푼.

　• 이 처방은 공신의 『만병회춘』에 나온다. 오줌이 쌀뜨물 같은 것을 치료한다. 두 번만 먹으면 낫는다.
　• 지금 참고하여 다시 고친다. 이 처방에 지각 · 백출 · 감초를 빼야 한다.

荊防敗毒散

羌活 獨活 柴胡 前胡 赤茯苓 荊芥穗 防風 枳殼 桔梗 川芎 人蔘 甘草 各 一錢 薄荷 少許

　○ 此方 出於醫鑑書中 治傷寒 時氣發熱 頭痛項强 肢體煩疼
　♣ 今考更定 此方當去 枳殼 桔梗 川芎 人蔘 甘草

형방패독산 : 강활 · 독활 · 시호 · 전호 · 적복령 · 형개수 · 방풍 · 지각 · 길경 · 천궁 · 인삼 · 감초 각 1돈, 박하 조금.

- 이 처방은 공신의 『의감』에 나온다. 상한이나 계절병인 시기로, 열이 나고 머리가 아프며, 목이 꼿꼿하고 사지가 괴로우면서 쑤시는 것을 치료한다.
- 지금 참고하여 다시 고친다. 이 처방에 지각·길경·천궁·인삼·감초를 빼야 한다.

肥兒丸

胡黃連 五錢 使君子肉 四錢 五分 人蔘 黃連 神麯 麥芽 山查肉 各 三錢 五分

白茯苓 白朮 灸甘草 各 三錢 蘆薈煆 二錢 五分

右爲末 黃米糊丸 綠豆大 米飮下 二三十丸

○ 此方 出於醫鑑書中 治小兒疳積
♣ 今考更定 此方當去 人蔘 白朮 山查肉 甘草而 使君子一味 未能經驗的知藥性故 不敢輕論

비아환 : 호황련 5돈, 사군자육 4돈 반, 인삼·황련·신국·맥아·산사육 각 3돈 반, 백복령·백출·(구)감초 각 3돈. 알로에(단) 2돈 반.

가루로 만들어 누런 좁쌀 풀로 환약을 녹두 만하게 짓는다. 미음에 20~30알씩 먹는다.

- 이 처방은 공신의 『의감』에 나온다. 잘 먹으려 하지 않고 헛배가 부르는, 소아 감적을 치료한다.
- 지금 참고하여 다시 고친다. 이 처방에 인삼·백출·산사육·감초를 빼야 한다. 사군자 한 가지는 아직 경험하지 못해서, 약의 성질

을 절실히 알지 못하므로 경솔히 말하지 않는다.

消毒飮
牛蒡子 二錢 荊芥穗 一錢 生甘草 防風 各 五分

- ○ 此方 出於龔信醫鑑書中 治痘不快出 及 胸前稠密 急用三四服 快透 解毒神效
- ♣ 今考更定 此方當去 甘草

소독음 : 우방자 2돈, 형개수 1돈, 생감초 · 방풍 각 5푼.

- 이 처방은 공신의 『의감』에 나온다. 천연두에 발진이 잘 나오지 못하는 때와, 가슴 앞에 촘촘하게 돋아날 때가 있다. 서둘러 서너 첩을 쓰면 잘 내돋게 하고 해독하는 데에, 신기한 효과가 있다.
- 지금 참고하여 다시 고친다. 이 처방에 감초를 빼야 한다.

水銀熏鼻方
黑鉛 水銀 各 一錢 朱砂 乳香 沒藥 各 五分 血竭 雄黃 沈香 各 三分

右爲末 和勻 捲作紙燃七條 用香油點燈 放床上 令病人 放兩脚 包住 上用單被

通身蓋之 口噙涼水 頻換則 不損口 初日 用三條 後日 每用一條 熏鼻

- ○ 此方 出於朱震亨丹溪心法書中 治楊梅天疱瘡 甚奇

수은훈비방 : 흑연·수은 각 1돈, 주사·유향·몰약 각 5푼, 혈갈·웅황·침향 각 3푼.

가루로 만들어 고루 섞어 종이로 말아서 심지 7개를 만든다. 참기름을 묻히고 불을 켜서 자리 위에 놓는다. 환자는 두 다리를 오그려 세우고, 홑이불로 온몸을 덮는다. 입에 찬물을 물어 자주 바꾸면, 입이 안전하다. 첫날에 3대를 쓰고, 다음날부터 매일 1대씩 써서 코에 김을 쏘인다.

- 이 처방은 주진형의 『단계심법』에 나온다. 매독인 양매창과, 어린이에게 잘 생기는 물집인, 천포창을 다스리는 데에 몹시 기막히다.

▶ 論曰 水銀 破積熱 淸頭目 制陽回陰於下焦 爲少陽人抑陽扶陰藥中 無敵之藥而
祇可用之於當日救急之用 不可用之於連日補陰之用者 以其拔山扛鼎之力 一擧而
直搗大敵之巢穴 再擧則 敵已解散 反有倒戈之患故也 纏喉風必用之藥

- 나는 말한다. 수은은 쌓인 열을 제거하여 머리와 눈을 맑게 하고, 양기를 억제하여 음기를 하초에 돌아오게 한다. 소양인의 양을 억제하고 음기를 보하는 약 가운데에 제일 좋은 약이다.

그러나 다만 하루 구급하는 데에만 써야 한다. 음을 보하는 약으로 여러 날 써서는 안 된다. 산을 뽑고 커다란 솥을 들어올리는 힘으로 단숨에 크나큰 적의 소굴을 곧 바로 쓸어버려야 한다. 거듭하면 흩어진 적이 창을 거꾸로 들고 대항하는 근심이 생길 수 있기 때문이다. 목구멍이 막히고 뺨에 멍울이 생기는, 전후풍에 반드시 쓸 약이다.

▶ 少陽人 一脚不遂 兩脚不遂者 輕粉末 五厘或一分 連三日服
　　　無論病之瘳不瘳 必不過三日服 又不過日服 五厘或一
　　　分 謹風冷 愼禁忌
　　　一臂不遂 半身不遂 口眼喎斜 不可用 用之必危

• 소양인이 한쪽 다리를 못 쓰는 것과 양쪽 다리를 못 쓰는 것은 경분 가루 5리나 1푼을 연 3일 먹는다. 병이 낫고 낫지 않는 것을 막론하고, 반드시 3일 이상 먹지는 말아야 한다. 또 하루에 5리나 1푼에서 더 먹지 말아야 한다.
　바람과 서늘한 것을 주의하며 금기를 삼가야 한다. 한쪽 팔을 못 쓰는 것과 반신불수와 구안와사에는 써서는 안 된다. 쓰면 반드시 위태롭다.

▶ 急病 可以急治 緩病 不可以急治 輕粉 劫藥 不可銳意用之 以
　　　望速效
　　　緩病 緩愈然後 可謂眞愈 緩病 速效則 終必更病 難治
　　　有連三日用之者 有間一二三日連服 連三次用之者

• 급한 병은 급히 다스려야 하고 완만한 병은 급히 다스려서는 안 된다.
　경분은 강하게 억누르는 약이다. 그것을 날래게 써서 속히 효과를 얻으려고 하지 말아야 한다. 완만한 병은 천천히 나아야, 정말 다 나았다고 할 수 있다. 완만한 병이 너무 속히 나으면, 결국에 반드시 다시 앓게 되고 난치가 된다. 연 3일을 쓰는 때도 있고, 1·2·3일 걸러 먹어서 연 3차 쓰는 때도 있다.

♣ 嘗見 少陽人 咽喉病 眼鼻病 脚痺病 用水銀 連三四日 或熏鼻 或內服 病愈者

病愈後 一月之內 必不可 內處冷 外觸風 尤不可 任意洗手洗面 更着新衣梳頭也

犯此禁者 必死 又不可冷室 冷室則 觸冷而猝死 又不可燠室 燠室則 煩熱開牖觸風

而亦猝死 此皆目擊者也 一人 病愈十餘日 更着新衣而猝死 一人 病愈二十日後

梳頭而猝死 一人 咽喉病 熏鼻 初日二條 翌日一條 當夜 燠室 觸風而猝死

時俗 服水銀者 忌鹽醬者 以醬中 有豆豉 能解水銀毒故也

然 毒藥解毒 容或無妨則 不必苛忌鹽醬

• 일찍이 소양인이 인후병과 눈병과 콧병과 다리 저린 병에, 수은을 연 3~4일 쓰되, 코에 김을 쐬거나 삼켜서, 병이 낫는 것을 본 적이 있다.

병이 나은 후 1개월 동안은 반드시 찬 데서 자거나 바람을 쐬지 말아야 한다. 더욱이 임의로 손을 씻고, 얼굴을 씻거나, 새 옷을 갈아입거나, 머리를 빗지 말아야 한다. 이 금기를 범하면 반드시 죽는다.

또 방 안을 너무 차게 하지 말아야 한다. 방 안을 차게 하면, 찬 기운을 받아서 갑자기 죽는다. 또 방 안을 너무 덥게 하지 말아야 한다. 방 안을 너무 덥게 하면, 괴롭고 열이 나서 창을 열어 바람을 쏘이다가, 갑자기 죽는다. 이것은 다 목격한 것이다.

한 사람은 병이 나은 지 10여 일 만에 새 옷을 갈아입고 갑자기 죽다. 한 사람은 병이 나은 지 20일 후에 머리를 빗고 갑자기 죽다. 한 사람은 인후병에 코에다 김을 쏘이는데, 첫날에 2대를 태우고, 이튿날에 한 대를 태우다. 그날 밤에 방이 너무 더워서 바람을 쏘이고 갑자기 죽다.

　지금 풍속에 수은을 먹고서 소금과 장을 금하는 것은, 장 가운데 콩메주가 들어서 수은 독을 풀기 때문이다. 그러나 독약으로 독을 푸는 것이 무방할 수도 있다. 소금과 장을 까다롭게 금할 것은 아니다.

新定 少陽人病 應用要藥 十七方

소양인 병에 응용하여 새로 마련한 중요한 약 열일곱 가지 처방

荊防敗毒散

羌活 獨活 柴胡 前胡 荊芥 防風 赤茯苓 生地黃 地骨皮 車前子 各一錢

○ 右方 治頭痛 寒熱往來者 宜用

형방패독산 : 강활·독활·시호·전호·형개·방풍·적복령·생지황·지골피·차전자 각 1돈.

• 이 처방은 머리가 아프고, 차다 덥다 오락가락하는 것을 치료하는 데에 써야 한다.

荊防導赤散

生地黃 三錢 木通 二錢 玄參 瓜蔞仁 各一錢五分 前胡 羌活 獨活 荊芥 防風 各一錢

○ 右方 治頭痛 胸膈煩熱者 宜用

형방도적산 : 생지황 3돈, 목통 2돈, 현삼·과루인 각 1돈반, 전호·강활·독활·형개·방풍 각 1돈.

• 이 처방은 머리가 아프고 가슴이 괴로우며, 열이 나는 것을 치료하는 데에 써야 한다.

荊防瀉白散
生地黃 三錢 茯苓 澤瀉 各 二錢 石膏 知母 羌活 獨活 荊芥 防風 各一錢

○ 右方 治頭痛 膀胱勞躁者 宜用

형방사백산 : 생지황 3돈, 복령·택사 각 2돈, 석고·지모·강활·독활·형개·방풍 각 1돈.

• 이 처방은 머리가 아프고, 방광이 시원찮아 안절부절못하는 것을 치료하는 데에 써야 한다.

豬苓車前子湯
澤瀉 茯苓 各二錢 豬苓 車前子 各一錢五分 知母 石膏 羌活 獨活 荊芥 防風 各一錢

○ 右方 治頭腹痛 有泄瀉者 宜用

저령차전자탕 : 택사·복령 각 2돈, 저령·차전자 각 1돈반, 지모·석고·강활·독활·형개·방풍 각 1돈.

• 이 처방은 머리와 배가 아프고, 설사가 나는 것을 치료하는 데에 써야 한다.

滑石苦蔘湯
澤瀉 茯苓 滑石 苦蔘 各二錢 川黃連 黃柏 羌活 獨活 荊芥 防風 各一錢

○ 右方 治腹痛 無泄瀉者 宜用

활석고삼탕 : 택사·복령·활석·고삼 각 2돈, 천황련·황백·강활·독활·형개·방풍 각 1돈.

• 이 처방은 배가 아프지만, 설사하지 않은 것을 치료하는 데에 써야 한다.

獨活地黃湯
熟地黃 四錢 山茱萸 二錢 茯苓 澤瀉 各一錢五分 牧丹皮 防風 獨活各一錢

○ 右方 治食滯痞滿者 宜用

독활지황탕 : 숙지황 4돈, 산수유 2돈, 복령·택사 각 1돈반, 목단피·방

풍·독활 각 1돈.

• 이 처방은 먹은 것이 체하여, 결리면서 그득한 것을 치료하는 데에 써야 한다.

荊防地黃湯
熟地黃 山茱萸 茯苓 澤瀉 各二錢 車前子 羌活 獨活 荊芥 防風 各一錢
  咳嗽 加前胡   血證 加玄參 牧丹皮
  偏頭痛 加黃連 牛蒡子 食滯痞滿者 加牧丹皮
  有火者 加石膏   頭痛煩熱 與 血證者 用生地黃
  加石膏者 去山茱萸

 ▶ 荊芥 防風 羌活 獨活 俱是補陰藥
  荊防 大淸胸膈散風
  羌獨 大補膀胱眞陰
 ○ 無論 頭腹痛 痞滿 泄瀉 凡虛弱者 數百貼用之 無不必效 屢試屢驗

형방지황탕 : 숙지황·산수유·복령·택사 각 2돈, 차전자·강활·독활·형개·방풍 각 1돈.
 기침에는 전호를 더하고, 혈증에는 현삼·목단피를 더하고, 편두통에는 황련·우방자를 더하고, 먹은 것이 체하여 명치 밑이 결리고 그득하면 목단피를 더하며, 불기운이 있으면 석고를 더하고, 두통·번열과 혈증에는 생지황을 쓰고, 석고를 더하는 때에는 산수유를 뺀다.

- 형개·방풍·강활·독활은 모두 음을 보태는 약이다. 형개·방풍은 가슴의 바람을 흩어버려 크게 맑게 하고, 강활·독활은 방광의 진음을 크게 보탠다.
- 두통·복통·비만·설사를 막론하고, 대개 허약자는 수백 첩 쓰면 반드시 효과가 나지 않음이 없다. 여러 번 시험한 것이다.

十二味地黃湯

熟地黃 四錢 山茱萸 二錢 白茯苓 澤瀉 各一錢五分 牧丹皮 地骨皮 玄參 枸杞子 覆盆子 車前子 荊芥 防風各一錢

십이미지황탕: 숙지황 4돈, 산수유 2돈, 백복령·택사 각 1돈 반, 목단피·지골피·현삼·구기자·복분자·차전자·형개·방풍 각 1돈.

地黃白虎湯

石膏 五錢或一兩 生地黃 四錢 知母 二錢 防風 獨活 各一錢

지황백호탕: 석고 5돈 혹 1량, 생지황 4돈, 지모 2돈, 방풍·독활 각 1돈.

陽毒白虎湯

石膏 五錢或一兩 生地黃 四錢 知母 二錢 荊芥 防風 牛蒡子 各一錢

○ 右方 治陽毒發斑 便秘者 宜用

양독백호탕: 석고 5돈 혹 1량, 생지황 4돈, 지모 2돈, 형개·방풍·우방자 각 1돈.

• 이 처방은 열이 나면서 피부에 반점이 돋는, 양독발반으로 변비가 생긴 것을 치료하는 데에 써야 한다.

凉膈散火湯

生地黃 忍冬藤 連翹 各二錢 山梔子 薄荷 知母 石膏 防風 荊芥 各一錢

○ 右方 治上消者 宜用

량격산화탕 : 생지황·인동등·련교 각 2돈, 산치자·박하·지모·석고·방풍·형개 각 1돈.

• 이 처방은 소갈의 상소병을 치료하는 데에 써야 한다.

忍冬藤地骨皮湯

忍冬藤 四錢 山茱萸 地骨皮 各二錢 川黃連 黃栢 玄蔘 苦蔘 生地黃 知母 山梔子 枸杞子 覆盆子 荊芥 防風 金銀花 各一錢

○ 右方 治中消者 宜用

인동등지골피탕 : 인동등 4돈, 산수유·지골피 각 2돈, 천황련·황백·현삼·고삼·생지황·지모·산치자·구기자·복분자·형개·방풍·금은화 각 1돈.

• 이 처방은 소갈의 중소병을 치료하는 데에 써야 한다.

熟地黃苦蔘湯

熟地黃 四錢 山茱萸 二錢 白茯苓 澤瀉 各 一錢半 知母 黃栢 苦蔘 各一錢

○ 右方 治下消者 宜用

숙지황고삼탕 : 숙지황 4돈, 산수유 2돈, 백복령·택사 각 1돈반, 지모·황백·고삼 각 1돈.

• 이 처방은 소갈의 하소병을 치료하는 데에 써야 한다.

木通大安湯

木通 生地黃 各五錢 赤茯苓 二錢 澤瀉 車前子 川黃連 羌活 防風 荊芥 各一錢

○ 右方 治浮腫者 宜用
　險病 始終用藥 當至百餘貼
　黃連 澤瀉 爲貴材則 貧者 或去連澤

목통대안탕 : 목통·생지황 각 5돈, 적복령 2돈, 택사·차전자·천황련·강활·방풍·형개 각 1돈.

• 이 처방은 온몸이 붓는, 부종병을 치료하는 데에 써야 한다. 험한 병에는 처음부터 끝까지 이 약을 100여 첩까지 써야 한다. 황련과 택사는 귀한 재료이기 때문에, 가난한 사람은 황련과 택사를 빼고도 쓴다.

黃連淸腸湯

生地黃 四錢 木通 茯苓 澤瀉 各二錢 猪苓 車前子 川黃連 羌活 防風 各一錢

　○ 右方 治痢疾者 宜用
　　　去木通二錢 加荊芥一錢 淋疾者 宜用

황련청장탕 : 생지황 4돈, 목통·복령·택사 각 2돈, 저령·차전자·천황련·강활·방풍 각 1돈.

• 이 처방은 피똥 싸는 리질을 다스리는 데에 써야 한다. 목통 2돈을 빼고 형개 1돈을 더하면, 소변이 줄줄 새는 림질에 써야 한다.

朱砂益元散

滑石 二錢 澤瀉 一錢 甘遂 五分 朱砂 一分

　○ 右爲末 溫水 或 井華水 調服
　　　夏月滌暑 宜用

주사익원산 : 활석 2돈, 택사 1돈, 감수 5푼, 주사 1푼.

• 가루로 만들어 온수나 정화수에 타서 먹는다. 여름에 더위를 씻는 데에 써야 한다.

甘遂天一丸

甘遂末 一錢 輕粉末 一分

和勻糊丸 分作十丸 朱砂爲衣

○ 作丸乾久則 堅硬難和 每用時 以紙二三疊包裹 以杵搗碎 作麤末

三四五片 口含末 因飮井華水和下 候三四辰刻內 不下利則 再用二丸

下利三度 爲適中 六度 爲快過 預煎米飮 下利二三度 因進米飮 否則 氣陷而 難堪耐

○ 治結胸 水入還吐

감수천일환: 감수가루 1돈, 경분 가루 1푼을 고루 섞어서 풀에 반죽하여 10개로 나누어 환약을 지어서 주사로 옷을 입힌다.

• 환약을 지어 말려서 오래되면, 굳어서 딱딱하여 풀리기 어렵다. 매번 쓸 때에는, 종이 두세 겹으로 싸서 절굿공이로 찧어 3·4·5쪽을 만든다. 입에 넣고, 이어 정화수를 마셔 녹여 넘긴다. 6~8시간 내에 설사하지 않거든, 재차 두 개를 써서 설사를 세 번 하면 적당하다. 여섯 번 하면 아주 시원하다. 미리 미음을 쑤어 두었다가, 설사를 두세 번 하거든 이어 미음을 먹는다. 그렇게 하지 않으면, 기운이 꺼져 견디기 어렵다.

• 명치 밑이 뭉쳐 그득한, 결흉병에 물이 들어가서 도로 토하는 것을 치료한다.

※ 甘遂一錢 輕粉五分 分作十丸則 名曰 輕粉甘遂龍虎丹
※ 輕粉 甘遂 各等分 作十丸則 名曰 輕粉甘遂雌雄丹
※ 輕粉一錢 乳香 沒藥 甘遂 各五分 分作三十丸則 名曰 乳香沒
藥輕粉丸
○ 輕粉 發汗 甘遂 下水
輕粉藥力 一分則 快足 五厘則 無不及
甘遂藥力 一分五厘則 快足 七八厘則 無不及
輕粉 甘遂 自是毒藥 俱不可輕易過一分用之 斟酌輕重
病欲頭腦滌火則 輕粉 爲君
病欲胸膈下水則 甘遂 爲君

- 감수 1돈과 경분 5푼을 나누어 10알을 만들면, 경분감수룡호단이라 한다.
- 경분과 감수 각각 같은 양을 10알에 나누어 만들면, 경분감수자웅단이라 한다.
- 경분 1돈과 유향·몰약·감수 각각 5푼을 나누어 30알을 만들면, 유향몰약경분환이라 한다.
- 경분은 땀을 낸다. 감수는 설사로 물을 뺀다. 경분의 약효는 1푼이면 아주 충분하고, 5리도 부족하지 않다. 감수의 약효는 1푼 5리면 아주 충분하고, 7~8리도 부족하지 않다.

경분과 감수는 독약이다. 두 가지 다 경솔히 1푼이라도 넘게 써서는 안 된다. 병의 경중을 짐작하여 적당히 쓴다. 머리의 불기운을 씻어내야 할 때에는 경분을 군재로 한다. 가슴의 물 기운을 설사 시켜야 할 때에는 감수를 군재로 한다.

▶ 右少陽人藥 諸種 不可炮 灸 炒 煨用

• 위에 나온 모든 소양인 약은 잿불에 묻어 굽거나(포), 직접 불에 굽거나(구), 볶거나(초), 종이나 반죽에 싸서 굽거나(외) 해서는 안 된다.

제4권

- 태음인이 위완에 찬 기운을 받아 몸 겉이 찬 병을 말한다 · 355
- 태음인이 간에 뜨거운 기운을 받아 몸속이 뜨거운 병을 말한다 · 370
- 장중경의 『상한론』 중 태음인 병에 경험하여 마련한 네 가지 처방 · 389
- 당·송·명 3대 의학자들의 저술 중 태음인 병에 경험하여 쓴 중요한 약 아홉 가지 처방 · 391
- 태음인 병에 응용하여 새로 마련한 중요한 약 스물네 가지 처방 · 398

- 태양인의 허리뼈에 생긴 몸 겉의 병을 말한다 · 407
- 태양인의 소장에 생긴 몸속의 병을 말한다 · 410
- 『본초』에 실려 있는 태양인 병에 경험한 중요한 단방 10종 및 리천과 공신이 경험한 중요한 단방 2종 · 421
- 태양인 병에 응용하여 새로 마련한 두 가지 처방 · 424

- 광제설이다 · 427
- 사상인 변증론이다 · 444

太陰人 胃脘受寒 表寒病論

태음인이 위완에 찬 기운을 받아 몸 겉이 찬 병을 말한다

 태음인 겉병과 속병의 기준은 땀이 없느냐 열이 있느냐다. 땀이 나지 않는 것이 겉병이라면, 열나는 것이 속병이라고 거칠게 정의할 수 있다. 여기에서는 먼저 땀이 나지 않는 겉병을 다룬다.

 머리가 아프고 열이 나며, 몸이 쑤시고 허리가 아프며, 뼈 마디마디가 다 아프고 찬 기운을 싫어하며, 땀이 나지 않고 숨차하면, 태음인 목덜미에 난 겉병의 가벼운 증세다.
 찬 기운을 싫어하면서 열이 나지 않는 것이 한궐이다. 한궐 4~5일 뒤에 열이 나면 겉병의 무거운 증세다. 단번의 땀에 병이 풀리지 않고, 오랜 기간이 걸려야 병이 풀린다. 여러 번 땀 난 뒤에라야 병이 풀리는 장감병이다.
 땀은 기장 알 같고 열이 나서 조금 오래 있다가 도로 들어가면, 정기가 굳세고 사기가 약한, 시원한 땀이다.
 이마 위의 땀이 눈썹 윤곽의 땀으로 될 적에는, 한궐의 힘이 그다지 사납지 않다. 관자놀이의 땀이 입술과 턱의 땀으로 될 적에는, 한궐의

힘이 몹시 사납다. 심지어 추워 벌벌 떨어, 이빨을 딱딱 마주칠 정도에 이르면 완전히 풍이 일어나는 것 같다.

이 증세는 병의 가볍고 무거움을 땀이 나느냐 아니냐로 헤아려야 한다. 찬 기운이 누그러지느냐 거세지느냐로 헤아려서는 안 된다. 그래서 장감병에 돌림병 기운이 없으면, 저절로 낫기를 기다려서 좋다.

급성 열병에서는 먼저 본디 병이 어떠한가를 살핀다. 그러면 겉이냐 속이냐, 허하냐 실하냐를 알 수 있다.

○ 張仲景曰 太陽傷寒 頭痛發熱 身疼腰痛 骨節皆痛 惡寒無汗而喘 麻黃湯 主之
註曰 傷寒 頭痛身疼腰痛 以至牽連百骨節俱痛者 此 太陽傷寒 榮血不利故也

장중경은 말한다. 태양병 상한에 머리가 아프고 열이 나며, 몸이 쑤시고 허리가 아프며, 뼈 마디마디가 다 아프고 찬 기운을 싫어하며, 땀이 나지 않고 숨차하면, 마황탕으로 다스린다.
풀이하여 주에서는 말한다. 상한에 머리가 아프고 몸이 쑤시며, 허리가 아파서 모든 뼈마디까지 다 끌어당겨 아픈 것은, 태양병 상한이다. 이는 영혈이 고르지 못하기 때문이다.

▶ 論曰 此卽 太陰人 傷寒 背顀表病 輕證也
　　此證 麻黃湯 非不當用而 桂枝 甘草 皆爲蠹材
　　此證 當用 麻黃發表湯

나는 말한다. 이것은 곧 태음인 상한의, 목덜미에 난 겉병의 가벼운 증세다. 이 증세에서 마황을 쓰지 않으면 안 된다. 그러나 계지와 감초는 다 해로운 약재다. 이 증세에 마황발표탕을 써야 한다.

○ 張仲景曰 傷寒 四五日而厥者 必發熱 厥深者 熱亦深 厥微者 熱亦微
傷寒 厥四日 熱反三日 復厥五日 厥多熱少 其病 爲進
傷寒 發熱四日 厥反三日 厥少熱多 其病 當自愈

장중경은 말한다. 상한 4~5일에 궐이 나면 반드시 열이 난다. 궐이 깊으면 열도 깊다. 궐이 희미하면 열도 희미하다. 상한에 궐을 4일 하고, 열이 도리어 3일 나며, 궐을 다시 5일 하면, 궐이 많고 열이 적은 것이다. 그 병은 더해진다. 상한에 열이 4일 나고, 궐을 도리어 3일 하면, 궐이 적고 열이 많은 것이다. 그 병은 저절로 낫는다.

> ▶ 論曰 此謂之厥者 但惡寒不發熱之謂也 非手足厥逆之謂也
> 太陰人傷寒表證 寒厥四五日後 發熱者 重證也
> 此證 發熱 其汗 必自髮際而 始通於額上
> 　又 數日後 發熱而 眉稜通汗
> 　又 數日後 發熱而 顴上通汗
> 　又 數日後 發熱而 唇頤通汗
> 　又 數日後 發熱而 胸臆通汗也而
> 額上之汗 數次而後 達於眉稜
> 眉稜之汗 數次而後 達於顴上
> 顴上之汗 數次而後 達於唇頤
> 　唇頤之汗 不過一次而 直達於胸臆矣
> 此證 首尾幾近 二十日 凡 寒厥六七次而後 病解也 此證 俗謂之 長感病
> 　凡 太陰人病 先額上眉稜 有汗而 一汗病不解 屢汗病解者 名曰 長感病

나는 말한다. 여기에서의 궐이란 찬 기운을 싫어하면서 열이 나지 않는 것을 일컫는다. 손발이 싸늘해지는 궐역을 가리키지 않는다.

태음인 상한 겉병에 차디찬 한궐이 난 지, 4~5일 뒤에 열이 나면 무거운 증세다. 이 증세에서 열이 날 때의 땀은, 반드시 머리카락 즈음에서 나서 이마 위까지 나기 시작한다. 며칠 뒤 열이 나면서 눈썹 윤곽에서 난다. 또 며칠 뒤 열이 나면서 관자놀이 위에서 난다. 다시 며칠 뒤 열이 나면서 입술과 턱에서 난다. 또 다시 며칠 뒤 열이 나면서 가슴에서 난다.

그런데 이마 위의 땀은 몇 번 난 뒤 눈썹 윤곽에 이른다. 눈썹 윤곽의 땀은 몇 번 난 뒤 관자놀이 위에 이른다. 관자놀이 위의 땀은 몇 번 난 뒤 입술과 턱에 이른다. 그러나 입술과 턱의 땀은 한 번도 채 지나지 않아 곧 바로 가슴에 이른다.

이 증세는 처음부터 끝까지 거의 20일 가까이 걸린다. 대개 한궐을 예닐곱 번 한 뒤에라야 병이 풀린다. 그래서 세상 사람들은 오랜 기간이 걸린다고 장감병이라 부른다.

무릇 태음인 병은 먼저 이마 위 눈썹 윤곽에서 땀이 난다. 그런데 단번의 땀에 병이 풀리지 않는다. 여러 번 땀 난 뒤에라야 병이 풀린다. 그래서 장감병이라 하는 것이다.

▶ 太陰人病 寒厥六七日而 不發熱 不汗出則 死也
　　寒厥二三日而 發熱 汗出則 輕證也
　　寒厥四五日而 發熱 得微汗於額上者 此之謂長感病
　　其病 爲重證也
　　此證 原委 勞心焦思之餘 胃脘衰弱而 表局虛薄 不
　　勝寒而 外被寒邪所圍
　　　　　正邪相爭之形勢 客勝主弱
　　　　譬如一團孤軍 困在垓心 幾於全軍覆沒之境
　　　　先鋒一隊 倖而跳出 決圍一面 僅得開路 後

> 軍全隊 尚在垓心
> 將又 屢次力戰然後 方爲出來則 爻象 正是
> 凜凜之勢也
> 額上通汗者 卽 先鋒一隊 決圍跳出之象也
> 眉稜通汗者 卽 前軍全隊 決圍全面 氣勢勇敢之
> 象也
> 顴上通汗者 中軍半隊 緩緩出圍之象也
> 此病 汗出眉稜則 快免危也
> 汗出顴上則 必無危也

태음인 병으로 한궐 6~7일에, 열나지 않고 땀나지 않으면 죽는다. 한궐 2~3일에 열나고 땀나면 가벼운 증세다. 한궐 4~5일에 열나고, 희미하게 이마 위에 땀이 비치면 장감병이다. 이 병은 무거운 증세다.

이 증세의 원인은 속 썩고 애태운 나머지 위완이 쇠약해져서다. 그래서 겉 부위가 몹시 약하여 찬 기운을 이기지 못한다. 도리어 치기운 삿된 기운에 에워싸인다. 정기와 사기가 서로 다투는 형세에서, 손님이 이겨 주인이 약해진 것이다.

비유한다. 한 무리의 외로운 군대가 위태롭게 포위당한다. 거의 전군이 크게 패할 지경에 놓여 있다. 선봉 일대가 요행이 뛰쳐나와, 에워싼 한 곳을 터서 간신히 길을 연다. 하지만 후군 전대는 아직도 포위망 깊숙이 있다. 또 여러 번 힘써 싸운 뒤에야 바야흐로 벗어날 것이다. 점괘로 친다면 바로 늠름하게 위풍이 있는 형세다.

그렇다면 이마 위에 땀이 돋는 것은 곧 선봉 일대가 포위를 터서 뛰쳐나가는 상이다. 눈썹 윤곽에 땀이 돋는 것은 곧 전군의 전대가 전체 포위를 트는 기세가 용감한 상이다. 관자놀이 위에 땀이 돋는 것은 중

군의 반대가 느릿느릿 포위를 벗어나는 상이다.
 이 병에서 땀이 눈썹 윤곽에서 나면 시원하게 위태로움을 벗어난다. 땀이 관자놀이 위에서 나면 반드시 위태롭지 않다.

> ▶ 太陰人汗 無論額上眉稜上顴上 汗出如黍粒 發熱稍久而還入者 正强邪弱 快汗也
> 　　　　　　　　　汗出如微粒 或淋漓無粒 乍時而還入者 正弱邪强 非快汗也
> ▶ 太陰人 背部後面 自腦以下 有汗而 面部 髮際以下 不汗者 凶證也
> 　　　全面 皆有汗而 耳門左右 不汗者 死證也
> 大凡 太陰人汗 始自耳後高骨 面部髮際 大通於胸臆間而 病解也
> 　　髮際之汗 始免死也 額上之汗 僅免危也
> 　　眉稜之汗 快免危也 顴上之汗 生路寬闊也
> 　　脣頤之汗 病已解也 胸臆之汗 病大解也

 태음인 땀은 이마 위, 눈썹 윤곽 위, 관자놀이 위를 따질 것 없다. 기장 알 같고 열이 나서 조금 오래 있다가 도로 들어가면, 정기가 굳세고 사기가 약한, 시원한 땀이다. 희미한 낟알 같거나, 알갱이 없이 철철 흐르기를 잠깐 하다 도로 들어가면, 정기가 약하고 사기가 굳센, 시원스럽지 않은 땀이다.
 태음인의 등 뒤와 뒷골 아래에서 땀이 나는데, 머리카락 즈음에서 땀이 안 나면, 흉한 증세다. 얼굴 온통 다 땀에 젖는데, 귓구슬 주변만 젖지 않으면, 죽는 증세다.

대개 태음인 땀은 처음, 귀 뒤 높은 뼈와 얼굴 부위 머리카락 즈음에서 시작하여, 크게 가슴에서 흐르면 병이 풀린다. 머리카락 즈음의 땀은 비로소 죽음을 벗어남이다. 관자놀이 위의 땀은 간신히 위험을 벗어남이다. 눈썹 윤곽의 땀은 시원하게 위험을 벗어남이다. 관자놀이 위의 땀은 사는 길의 툭 트임이다. 입술과 턱의 땀은 병의 이미 풀림이다. 가슴의 땀은 병의 크게 풀림이다.

嘗見此證 額上汗 欲作眉稜汗者 寒厥之勢 不甚猛也
顴上汗 欲作脣頤汗者 寒厥之勢 甚猛
至於寒戰叩齒 完若動風而 其汗 直達兩腋
張仲景所云 厥深者 熱亦深 厥微者 熱亦微 蓋謂此也
此證 寒厥之勢 多日者病重之勢也
寒厥之勢 猛峻者 非病重之勢也

일찍이 보다. 이 증세에서 이마 위의 땀이 눈썹 윤곽의 땀으로 될 적에는, 한궐의 힘이 그다지 사납지 않다. 관자놀이 땀이 입술과 턱의 땀으로 될 적에는, 한궐의 힘이 몹시 사납다. 심지어 추워 벌벌 떨어, 이빨을 딱딱 마주칠 정도에 이르면 완전히 풍이 일어나는 것 같다. 그 땀이 곧바로 두 겨드랑이 밑에 다다른다. 장중경이 말한, 궐이 깊으면 열도 깊고, 궐이 희미하면 열도 희미하다는 것은, 대개 이것을 가리킨다.
이 증세에서 한궐의 힘이 날을 오래 끌면, 병이 무거운 형세다. 그러나 한궐의 힘이 사납고 매서우면, 병이 무겁지 않은 형세다.

▶ 此證 京畿道人 謂之長感病 咸鏡道人 謂之四十日痛 或謂之 無汗乾病

時俗所用 荊防敗毒散 藿香正氣散 補中益氣湯 個個誤治
惟熊膽 雖或盲人直門 然 又連用他藥 病勢更變
古人所云 病不能殺人 藥能殺人者 不亦信乎
百病加減之勢 以凡眼目觀之 固難推測而 此證 又有甚焉
此證之汗 在眉稜顴上時 雖不服藥 亦自愈矣而
病人 招醫 妄投誤藥則 顴上之汗 還爲額上之汗而 外證 寒
厥之勢則 稍減矣
於是焉 醫師 自以爲信藥效 病人 亦自以爲得藥效
又數日 誤藥則 額上之汗 又不通而 死矣

  이 증세를 경기도 사람들은 장감병이라 부른다. 함경도 사람들은 40일 통이나, 땀 없이 메마른 병인 무한건병이라 부른다.
  요새 사람들이 쓰는 형방패독산, 곽향정기산, 보중익기탕은 하나하나가 다 잘못 쓴 것이다. 곰쓸개만이 장님이 어쩌다 바른 문지방으로 들어선 격이다. 그러나 이어서 다른 약을 쓰면 병세가 바뀐다.
  옛 뛰어난 분의 말씀마따나, 병은 사람을 죽이지 않지만 약은 사람을 죽인다는 것이, 너무나 믿을 만하지 않은가. 모든 병의 더하거나 덜하는 흐름을, 보통의 눈으로 살펴보면 참으로 미루어 헤아리기 어렵다. 이 증세야말로 그 경우에서도 더욱더 심하다.
  이 증세에서 땀이 눈썹 윤곽에서 관자놀이 위로 옮겨 갔을 때는, 비록 약을 먹지 않는다 해도 저절로 낫는다. 그런데 환자가 의사를 불러 함부로 약을 잘못 쓰면, 관자놀이 위의 땀이 도로 이마 위의 땀으로 돌아간다. 겉으로 드러나는 한궐의 힘도 조금씩 덜해간다. 이쯤 되면 의사는 스스로 약효가 믿을 만하다 여기고, 환자 스스로도 약효를 얻었다 여긴다. 다시 며칠을 약을 잘못 쓰면, 이마 위의 땀도 나지 않고 죽는다.

此證 當以汗之進退 占病之輕重 不可以寒之寬猛 占病之輕重
張仲景曰 其病 當自愈云者 豈非珍重無妄之論乎
然 長感病 無疫氣者 待其自愈則 好也而
　瘟病 疫氣重者 若明知證 藥無疑則 不可尋常置之 待其勿藥
　自愈恐生奇證

　이 증세는 땀이 나느냐 아니냐로, 병의 가볍고 무거움을 헤아려야 한다. 찬 기운이 누그러지느냐 거세지느냐로, 병의 가볍고 무거움을 헤아려서는 안 된다.
　장중경의 궐이 적고 열이 많으면 그 병은 저절로 낫는다는 말씀은, 맹랑함이 없는 진중한 말씀이 어찌 아니리오. 그래서 장감병에 돌림병 기운이 없으면, 저절로 낫기를 기다려서 좋다.
　그러나 급성 열병의 돌림병 기운이 무거운 것은, 만일 증세를 밝게 알고 약 쓰는 데 의심이 없다면, 보통으로 그냥 내버려두어서는 안 된다. 약을 쓰지 않고 저절로 낫기를 기다리면, 기이한 증세가 생길까 두렵다.

▶ 論曰 太陰人病 寒厥四日而 無汗者 重證也
　　　寒厥五日而 無汗者 險證也
當用 熊膽散 或 寒多熱少湯 加蠐螬五七九個
　大便滑者 必用 乾栗 薏苡仁 等屬
　大便燥者 必用 葛根 大黃 等屬
　若 額上眉稜上 有汗則 待其自愈而 病解後 用藥調理 否則
　恐生後病

나는 말한다. 태음인 병에 한궐 4일이면서, 땀이 없으면 무거운 증세다. 한궐 5일에, 땀이 없으면 험한 증세다. 웅담산이나 한다열소탕에 굼벵이 5, 7, 9마리를 더하여 써야 한다.

똥을 묽게 누면 반드시 마른 밤, 율무 따위를 쓴다. 똥이 마르면 반드시 칡뿌리, 대황 따위를 쓴다.

만일 이마 위와 눈썹 윤곽 위에서 땀이 나면 저절로 낫기를 기다려, 병이 풀린 뒤에 약을 써서 조리해야 한다. 그렇지 않으면 후유증이 생길까 두렵다.

♣ 嘗治 太陰人 胃脘寒證 瘟病
 有一太陰人 素有怔忡 無汗 氣短 結咳矣
 忽焉 又添出一證 泄瀉 數十日不止 卽 表病之重證者也
  用 太陰調胃湯 加樗根皮一錢 日再服十日 泄瀉方止
   連用三十日 每日 流汗滿面 素證 亦減而
 忽 其家五六人 一時瘟疫 此人 緣於救病 數日不服藥矣
 此人 又染瘟病瘟證 粥食無味 全不入口
  仍以太陰調胃湯 加升麻 黃芩 各一錢 連用十日 汗流滿面
   疫氣少減而
 有二日 大便不通之證
  仍用 葛根承氣湯 五日而 五日內 粥食大倍 疫氣大減而 病解
  又用 太陰調胃湯 加升麻 黃芩 四十日調理 疫氣旣減 素病亦完

일찍이 태음인 위완이 찬 증세에 급성 열병이 더한 것을 치료하다. 어느 태음인이 본디 가슴이 두근거리는 정충에다, 땀이 없고 숨이 차며 맺힌 기침을 하는 결해가 있더라.

문득 한 증세가 더 붙어서, 설사를 하여 수십 일이나 멎지 않는다. 곧 겉병에서도 무거운 증세다. 태음조위탕에 저근피 한 돈을 더하다. 날마다 두 번 씩 열흘을 먹자 설사가 막 그친다. 연이어 한 달을 쓰다. 얼굴 가득 땀이 흐르고 본디 증세도 덜해진다.

갑자기 그 집 사람 대여섯이 한꺼번에 급성 열병에 걸리다. 이 사람이 병을 돌보느라 연연하여 며칠간 약을 못 먹다. 이 사람도 급성 열병에 걸리다. 죽 먹을 입맛이 없어 전혀 입에 넣지 않다. 이에 태음조위탕에 승마와 황금을 각 한 돈씩 더하다. 연달아 열흘을 쓰다. 얼굴 가득 땀이 흐르고 돌림병 기운이 조금 덜 한다. 이틀을 똥을 못 눈다. 이에 갈근승기탕을 닷새 쓰다. 닷새 안에 죽 먹는 것이 곱절 커지고, 돌림병 기운이 크게 덜한다.

그리고 병이 풀리다. 다시 태음조위탕에 승마와 황금을 더하여 쓰다. 40일을 조리하다. 돌림병 기운은 이미 덜하고 본디 병도 말끔히 낫다.

※ 結咳者 勉强發咳 痰欲出 不出而 或出 曰 結咳
　少陰人結咳 謂之 胸結咳
　太陰人結咳 謂之 頷結咳

여기에서 맺힌 기침인 결해란, 애써 기침을 해도 가래가 나올 것 같으면서도, 나오지 않거나 어쩌다 나오는 것이다. 소음인 결해는 가슴에 맺힌 흉결해다. 태음인 결해는 턱에 맺힌 함결해다.

※ 大凡瘟疫 先察其人素病如何則 表裏虛實 可知已
　素病寒者 得瘟病則 亦寒證也

素病熱者 得瘟病則 亦熱證也
素病輕者 得瘟病則 重證也
素病重者 得瘟病則 險證也

무릇 급성 열병에서는 먼저 환자의 본디 병이 어떠한가를 살핀다. 그러면 겉이냐 속이냐, 허하냐 실하냐를 알 수 있다. 본디 병이 차면, 급성 열병도 찬 증세다. 본디 병이 뜨거우면, 급성 열병도 뜨거운 증세다. 본디 병이 가벼우면, 급성 열병은 무거운 증세다. 본디 병이 무거우면, 급성 열병은 험한 증세다.

♣ 有一太陰人 素病 咽嗌乾燥而 面色靑白 表寒或泄
  蓋咽嗌乾燥者 肝熱也
    面色靑白 表寒或泄者 胃脘寒也
  此病 表裏俱病 素病之太重者也
  此人 得瘟病 其證 自始發日 至于病解 二十日
    大便 初滑或泄 中滑 末乾 每日二三四次 無日不通
    初用 寒多熱少湯
    病解後 用 調理肺元湯 四十日調理 僅僅獲生

어느 태음인의 본디 병이, 목구멍이 메마르고 낯빛이 창백하며, 겉이 차고 가끔 설사를 하더라.
대개 목구멍이 메마른 것은 간이 열 받아서다. 낯빛이 창백하며 겉이 차고 가끔 설사를 하는 것은 위완이 차기 때문이다. 그러므로 이 병은 겉과 속이 모두 병든 것으로, 본디 병이 너무나 무거운 증세다.
이 사람이 급성 열병까지 걸리다. 그 증세가 처음 시작한 날부터 병이 풀리기까지 20일이다. 똥은 처음에는 묽다가 가끔씩 설사하고, 중간에는 묽으며, 끝에 가서는 마르다. 날마다 두서너 번씩 누어, 똥 누지 않은 날이란 없다. 처음에는 한다열소탕을 쓰다. 병이 풀린 뒤에는 조리폐원탕을 써서 40일을 조리하다. 가까스로 살아나다.

此病 始發 大便 或滑或泄而 六日內 有額汗 眉稜汗 顴汗 飮食起居 有時如常
　六日後 始用藥
　七日 全體面部 髮際以下 至于脣頤 汗流滿面 淋漓洽足而 汗後面色帶青
　　　有語訥證
　八日 九日 語訥 耳聾而 脣汗 還爲顴汗 顴汗 還爲眉稜汗 汗出微粒
　　　乍出乍入而 只有額汗 呼吸短喘矣
　至于十日夜 額汗 還入而 語訥耳聾 尤甚
　　　痰涎壅喉 口不能咯 病人 自以手指 探口拭之而出
　十一日 呼吸短喘 尤甚
　至于十二日 忽然 食粥二碗
　　　斯時 若論其藥則 熊膽散 或者可也而 熊膽 闕材 自念此人 今夜必死矣
　　　當日初昏 呼吸 暫時少定
　十三日 鷄鳴時 髮際有汗
　十四日 十五日 連三日 食粥二三碗 額汗 眉稜汗 顴汗 次次發出 面色脫青
　十六日 臆汗 始通 稍能咯痰 語訥亦愈 至于二十日 臆汗 數次

大通 遂能起立房中
　　　諸證 皆安而 耳聾證則 自如也
　　病解後 用藥調理 四十日 耳聾 目迷 自袪

　이 병의 처음에는 똥이 묽다가 설사하기도 하다. 6일, 그 안쪽에는 이마, 눈썹 윤곽, 관자놀이에 땀이 나다. 먹고 움직이는 것이 평상시와 같다. 6일, 비로소 약을 쓰다. 7일, 얼굴 전체 머리카락 즈음부터 입술과 뺨에 이르기까지, 얼굴 온통 땀이 흘러 철철 넘친다. 땀 난 뒤, 낯빛이 푸르름을 띠고 말을 더듬거린다. 8일, 9일, 말을 더듬고 귀까지 먹다. 입술의 땀은 도로 관자놀이의 땀이 되다. 관자놀이의 땀은 도로 눈썹 윤곽의 땀이 되다. 희미하게 알갱이마냥 나는 땀이 쏙 나왔다 쏙 들어간다. 이마에만 땀이 나고 숨이 차다.

　10일, 밤에 이마의 땀마저 도로 들어간다. 말더듬과 귀먹음이 더욱 심하다. 가래가 목구멍을 막아 뱉어지지 않는다. 환자가 자기 손가락을 입에 넣어 끄집어내다. 11일, 숨 찬 것이 더욱 심하다.

　12일, 문득 죽 두 사발을 먹다. 이때 써야 할 약이라면 웅담산이 어쩌면 좋으리라. 그렇지만 곰쓸개가 없다. 혼자 생각에 이 사람이 오늘 밤 죽겠구나 싶다. 초저녁에는 잠시지만 숨이 조금 진정된다.

　13일, 닭 우는 꼭두새벽, 머리카락 즈음에서 땀이 난다. 14일, 15일. 13일부터 연달아 사흘 내리 죽 두세 사발을 먹다. 이마 땀, 눈썹 윤곽 땀, 관자놀이 땀이 차차 나오면서 낯빛이 푸르름을 벗는다. 16일, 가슴 땀이 비로소 난다. 조금씩 가래를 뱉는다. 말더듬이도 낫다. 20일, 가슴 땀이 여러 번 크게 난다. 마침내 방 안에서 일어서다.

　모든 증세가 다 안정되면서도 귀먹음 증세는 한결 같다. 병이 풀린 뒤 약을 써서 조리하다. 40일, 귀먹음과 눈 어지럼이 절로 없어지다.

太陰人 肝受熱 裏熱病論

태음인이 간에 뜨거운 기운을 받아 몸속이 뜨거운 병을 말한다

    태음인 속병과 겉병의 기준은 땀이 없느냐 열이 있느냐다. 땀이 나지 않는 겉병을 다룬 데 뒤이어, 여기에서는 열나는 속병을 다룬다. 겉병과 속병에서 다루지 않은 주변의 병증도 덧붙인다.

    낯빛이 누르거나 붉거나 검으면 대부분 마른 증세가 있다. 간이 뜨겁고 폐가 메말라서 그렇다.
    이런 태음인들에게는 얼굴에 비단 무늬 같은 붉은 반점이 나고 목구멍이 아프며 피고름을 뱉는 양독, 잘못 치료하여 생긴 괴상한, 희미하게 찬 기운을 싫어하고 열이 나는 증세, 눈알이 쑤시고 코가 마르며 일정 시간이면 열이 오르면서 땀이 나고 똥 누기 어려우며 배가 그득하고 목말라 하며 미쳐서 헛소리하는 증세가 있다.
    급성 열병에도 여러 증세가 있다. 찬 기운이 더할수록 열이 더욱 사나워지고 똥이 말라 똥 누기 껄끄러운 것, 머리·얼굴·목·뺨에 붉은 부스럼이 나는 것, 몸에 열이 나고 배가 그득하며 절로 설사하는 것이 있다.

소양인 소갈 같이, 물을 많이 마시고 오줌을 많이 누는 것은 태음인 조열이다. 만일 하나 마시고 곱절 싸기에 이르면, 병이 심하여 고치기 어렵다. 똥 누기 어렵게 마르고, 오줌을 많이 눈다고 느끼면서 잇달아 물켜면, 일찌감치 치료하여 미리 막아내지 않으면 안 된다.

건장한 나이에, 진기가 오히려 쇠약하여 무서움을 타면, 이것은 타고날 때부터 본디 약해서다. 갑자기 허해져서 그런 것이 아니다.

겉병과 속병에서 다루지 못한 주변의 병증이다. 밥 먹은 뒤 가슴이 결리면서 배가 그득하고 다리에 힘이 없는 병, 설사병, 기침하면서 가래를 뱉는 해소병, 가래 끓으면서 숨이 찬 효천병, 가슴과 배가 아픈 흉복통병, 설사를 십여 번이나 셀 수 없이 하면 반드시 느리게 진행하면서 깜짝깜짝 놀라는 어린아이의 만경풍, 배가 불러오면서 그득하고 온몸이 붓는 복창부종병, 꿈을 꾸면서 정액을 배설하는 몽설병, 갑자기 풍을 맞아 쓰러지는 중풍병, 토하거나 설사하는 중독이다. 아울러 사상인의 중풍병에 응급 처리 요령을 삽입한다.

○ 朱肱曰 陽毒 面赤斑 斑如錦紋 咽喉痛 唾膿血 宜葛根解肌湯
　黑奴丸
　陽毒 及 壞傷寒 醫所不治 精魄已竭 心下尙煖 斡開其口 灌黑
　奴丸 藥下咽 卽活
○ 李梴曰 微惡寒 發熱 宜葛根解肌湯
　目疼 鼻乾 潮汗 閉澁 滿渴 狂譫 宜調胃承氣湯
　熱在表則 目疼 不眠 宜解肌湯
　熱入裏則 狂譫 宜調胃承氣湯
○ 龔信曰 陽明病 目疼 鼻乾 不得臥 宜葛根解肌湯
○ 三陽病深 變爲陽毒 面赤眼紅 身發斑黃 或下利黃赤 六脈洪
　大 宜黑奴丸

주굉은 말한다. 양독은 얼굴에 비단 무늬 같은 붉은 반점이 나고, 목구멍이 아프며 피고름을 뱉는다. 갈근해기탕이나 흑노환이 좋다.

양독과 잘못 치료하여 생긴 상한 괴증은 의원들이 고치지 못한다. 그러나 정신과 기백이 이미 다했더라도, 명치 밑이 아직 따뜻하거든 입을 벌려 약을 풀어서 넣으면, 목구멍에 내려가자마자 곧 다시 살아난다.

리천은 말한다. 희미하게 찬 기운을 싫어하고 열이 나면, 갈근해기탕이 좋다.

눈알이 쑤시고 코가 마르며, 일정 시간이면 열이 오르면서 땀이 나고 똥 누기 어려우며, 배가 그득하고 목말라 하며, 미쳐서 헛소리하면, 조위승기탕이 좋다.

열이 겉에 있으면 눈알이 쑤시고 잠을 못 이루니, 해기탕이 좋다.
열이 속으로 들어가면 미쳐서 헛소리하니, 조위승기탕이 좋다.

공신은 말한다. 양명병에 눈알이 쑤시고 코가 마르며 잠을 자지 못하면, 갈근해기탕이 좋다.

삼양병이 깊어지면 바뀌어 양독이 된다. 얼굴은 붉고 눈알은 빨간하며, 몸에는 누런 반점이 생기고 가끔씩 황적색 설사를 하며, 여섯 맥이 다 넓으면서 크다. 흑노환이 좋다.

▶ 論曰 右諸證 當用 葛根解肌湯 黑奴丸

나는 말한다. 위의 여러 증세에는 갈근해기탕이나 흑노환을 써야 한다.

○ 靈樞曰 尺膚熱深脈盛燥者 病溫也
○ 王叔和曰 溫病脈 陰陽俱盛 病熱之極 浮之而滑 沈之散澁
○ 脈法曰 溫病二三日 體熱腹滿 頭痛 食飮如故 脈直而疾 八日死
溫病四五日 頭痛 腹滿而吐 脈來細而强 十二日死
八九日 頭身不痛 目不赤 色不變而 反利 脈來澁 按之不足 擧時大 心下堅 十七日死

『령추』에서는 말한다. 안쪽 팔뚝에 열이 심하고 맥이 꽉 차며, 타서 목말라 하면 급성 열병이다.

왕숙화는 말한다. 급성 열병의 맥은 음과 양이 모두 꽉 찬다. 병의 열이 끝까지 가면, 뜨는 맥은 미끄럽고, 잠긴 맥은 흩어지면서 껄끄럽다.

『맥법』에서는 말한다. 급성 열병 2~3일에 몸에 열이 나고 배가 그득하며, 머리가 아프고 음식은 여전하며, 맥이 곧으면서 빠르면, 8일 만에 죽는다. 4~5일에 머리가 아프고 배가 그득하면서 토하며, 맥이 오는 것이 가늘면서 굳세면, 12일 만에 죽는다. 8~9일에 머리와 몸이 아프지 않고 눈이 붉지 않으며, 낯빛이 변하지 않지만 도리어 설사하고, 맥이 오는 것이 껄끄럽지만, 누르면 부족하며 떼면 커지고, 명치 밑이 굳으면 17일 만에 죽는다.

- ○ 龔信曰 瘟病 穰穰大熱 脈細小者死 瘟病 下利痛甚者死
- ○ 萬歷丙戌 余寓大梁 瘟疫大作 士民多斃
  其證 增寒壯熱 頭面項頰赤腫 咽喉腫痛 昏憒
  余發一秘方 名 二聖救苦丸 大黃四兩 猪牙皂角二兩 麵糊和丸
  綠豆大 五七十丸
  一服卽汗 一汗卽愈 稟壯者 百發百中
  皂角 開關竅 發其表 大黃 瀉諸火 通其裏
- ○ 感四時不正之氣 使人 痰涎壅盛 煩熱 頭疼 身痛 增寒壯熱 項強 睛疼
  或飲食如常 起居依舊 甚至聲啞 或眼赤口瘡 大小腮腫 喉痺 咳嗽稠粘 噴嚏

    공신은 말한다. 급성 열병에 엄청나게 큰 열이 나고, 맥이 가늘면서 작으면 죽는다. 급성 열병에 설사하고 아픔이 심하면 죽는다.
    만력 병술년의 일이다. 대량에 있었는데 급성 열병이 크게 퍼져, 선비며 백성이고 많이들 죽다. 그 증세가 찬 기운이 더할수록 열기도 더 사납다. 머리, 얼굴, 목, 뺨에 붉은 부스럼이 나고, 목구멍이 부어 아프며 혼수상태에 빠진다.
    내가 이성구고환이란 비방 하나를 내다. 대황 넉 량과 저아조각 두 량을, 밀가루 풀에 섞어 환약을 빚은 것이다. 녹두 크기의 환약,

50~70개를 단번에 먹으면 땀이 난다. 땀이 나면 병이 곧 풀린다. 씩씩하게 타고난 사람은 백발백중이다.

저아조각은 온몸의 땀구멍을 열어주어 겉을 트여준다. 대황은 모든 불기운을 설사 시켜 속을 뚫어준다.

사계절의 바르지 않은 기운에 걸리면, 그 사람은 가래가 막혀 꽉 차고 가슴이 괴로우며, 열이 나고 머리가 쑤시고 몸이 아프다. 찬 기운이 더할수록 열이 더욱 사나워져, 목은 뻣뻣하고 눈동자는 쑤시나, 음식과 활동은 여전하다. 심하면 말을 못한다. 때로는 눈이 붉어지고 입 안이 헐며, 크고 작은 볼거리가 생기고 목구멍이 부어 막히며, 기침하면 걸쭉한 가래가 나오고 재채기한다.

▶ 論曰 右諸證
　增寒壯熱 燥澁者 當用 皂角大黃湯 葛根承氣湯
　頭面項頰 赤腫者 當用 皂角大黃湯 葛根承氣湯
　體熱 腹滿 自利者 熱勝則 裏證也 當用 葛根解肌湯
　　　　　　寒勝則 表證而 太重證也 當用 太陰調胃湯
　　　　加升麻 黃芩

나는 말한다. 위의 여러 증세에서 찬 기운이 더할수록 열이 더욱 사나워지고, 똥이 말라 똥 누기 껄끄러우면, 조각대황탕이나 갈근승기탕을 써야 한다. 머리, 얼굴, 목, 뺨에 붉은 부스럼이 나면, 조각대황탕이나 갈근승기탕을 써야 한다.

몸에 열이 나고 배가 그득하며 절로 설사하는데, 뜨거운 기운이 이기면 속의 증세다. 갈근해기탕을 써야 한다. 찬 기운이 이기면 겉 증세로서 너무나 무거운 증세다. 태음조위탕에 승마와 황금을 더하여 써야 한다.

♣ 嘗治 太陰人 肝熱 熱證 瘟病
有一太陰人 素病數年來 眼病 時作時止矣 此人得瘟病
　　自始發日 用 熱多寒少湯
　　三四五日 大便 或滑 或泄
　　　至六日 有大便 一日不通之證 仍用 葛根承氣湯 連三日 粥
　　食大倍 又用三日 疫氣大減
　　　病解後 復用 熱多寒少湯 大便燥澁則 加大黃一錢 滑泄太
　　多則 去大黃
　　　　如此調理二十日 其人完健
※ 此病 始發 嘔逆口吐 昏憒不省 重痛矣 末境 反爲輕證 十二日
　而病解

　일찍이 태음인 간에 열이 나는 열증에다. 급성 열병까지 걸린 것을 치료하다. 어떤 태음인이 본디 병으로 몇 년간 눈병이 가끔씩 생기다 가라앉다 하다. 이 사람이 급성 열병에 걸리다.
　첫날부터 열다한소탕을 쓰다. 3일과 4일과 5일, 똥이 묽거나 설사한다. 6일, 똥을 하루 동안 못 누다. 이에 갈근승기탕을 쓰다. 연이어 사흘간 죽 먹는 것이 곱절 커진다. 거듭 사흘 더 쓰자 돌림병 기운이 크게 덜한다. 병이 풀린 뒤 다시 열다한소탕을 쓰다.
　똥이 말라 누기에 껄끄러우면, 대황 한 돈을 더하다. 묽거나 설사하는 것이 너무 잦으면, 대황을 빼다. 이와 같이 20일을 조리하다. 그 사람이 완전히 튼튼해지다.
　이 병의 처음에는 구역질 하고 토하면서 혼수상태에 빠져 사람을 알아보지 못하며 무겁게 아프더니, 끝에 가서는 도리어 가벼운 증세가 되다. 20일 만에 병이 풀리다.

♣ 一太陰人 十歲兒 得裏熱瘟病
　　粥食全不入口 藥亦不入口 壯熱穰穰 有時飮冷水
　　至于十一日則 大便不通 已四日矣
　　　恇怯譫語曰 有百蟲滿室 又有鼠入懷云 奔遑匍匐 驚呼
　　啼泣
　　　有時熱極生風 兩手厥冷 兩膝伸而不屈
　　　急用 葛根承氣湯 不憚啼泣 强灌口中 卽日 粥食大倍
　　　疫氣大解 倖而得生
※ 此病 始發四五日 飮食起居如常 無異平人矣
　　末境 反爲重證 十七日而病解

어떤 열 살배기 태음인 아이가 속에 열이 나는 급성 열병에 걸리다. 죽조차 전혀 입에 대지 않고 약도 전혀 대지 않는다. 사나운 열이 넘쳐 가끔씩 찬 물을 마신다.

11일에 이르러서는 똥을 못 눈지 이미 나흘째다. 무서워 헛소리 한다. 온갖 벌레가 방에 득실거리고 쥐가 품속으로 파고든다고, 허둥지둥 달아나 엉금엉금 기거나, 놀라 소리 지르고 울기도 한다. 이따금 끝까지 열이 오르면 풍이 생겨서, 두 손이 싸늘해지며 양 무릎을 쭉 펴고 구부리지 못한다.

서둘러 갈근승기탕을 쓰다. 우는 것을 꺼리지 않고 억지로 입 안에 붓다. 그날로 죽 먹는 것이 곱절이나 커지고, 돌림병 기운이 크게 풀려 요행히 살아나다.

이 병은 처음 4~5일은 음식과 활동이 여전하여 보통사람이나 다름없다가, 끝에 가서는 도리어 무거운 증세가 된다. 17일 만에 병이 풀리다.

○ 內經曰 諸澁 枯涸皺揭 皆屬於燥

『내경』에서는 말한다. 모든 껄끄러운 것, 마른 것, 막힌 것, 쭈글쭈글한 것, 갈라터진 것은 다 마른 증세에 속한다.

▶ 論曰 太陰人 面色靑白者　多無燥證
　　　　面色黃赤黑者 多有燥證 蓋肝熱肺燥而 然也

나는 말한다. 태음인의 낯빛이 창백하면 대부분 마른 증세가 없다. 낯빛이 누르거나 붉거나 검으면 대부분 마른 증세가 있다. 대개 간이 뜨겁고 폐가 메말라서 그렇다.

♣ 嘗治 太陰人 燥熱證 手指焦黑癍瘡病
　自左手中指 焦黑無力 二年內 一指黑血焦凝 過掌心而 掌背浮腫 以刀斷指矣
　又一年內 癍瘡 遍滿全體 大者 如大錢 小者 如小錢
　　得病 已爲三年而 以壯年人 手力 不能役勞一半刻 足力 不能日行步三十里
　以熱多寒少湯 用藁本二錢 加大黃一錢 二十八貼用之
　　大便 始滑 不過一二日 又秘燥
　　又用二十貼 大便 不甚滑泄而 面部癍瘡 少差 手力足力 稍快 有效矣
　　又用二十貼 其病 快差

일찍이 태음인의 폐가 마르고 간이 뜨거운, 조열증에다 손가락이 검게 타며 몸에 부스럼이 나는 병을 치료하다.

왼손 가운뎃손가락부터 검게 타고 힘이 없다. 2년 안에 그 손가락의 검은 피가 타서 엉기어, 손바닥을 지나 손등까지 붓다. 칼로 손가락을 잘라내다. 다시 1년 안에 부스럼이 온몸 가득 퍼지다. 큰 것은 큰 동전만 하고 작은 것은 작은 동전만 하다. 병난 지 3년이 되다. 젊은이면서도 손힘은 한 시간의 일을 못하고, 발힘은 30리를 걷지 못한다.

열다한소탕에 고본 두 돈과 대황 한 돈을 더하여 28첩을 쓰다. 똥이 비로소 묽다. 하루 이틀이 지나지 않아 다시 똥 누기 어렵게 마른다. 다시 20첩을 쓰다. 똥이 심하지 않게 묽거나 설사한다. 얼굴 부위의 부스럼이 조금 낫고, 손발의 힘도 조금씩 시원하게 나아지다. 또 20첩을 쓰다. 그 병이 시원하게 낫다.

○ 靈樞曰 二陽結 謂之消 飮一溲二 死不治
　註曰 二陽結 謂胃及大腸 熱結也
○ 扁鵲 <難經>曰 消渴脈 當得緊實而數 反得沈濇而微者 死
○ 張仲景曰 消渴病 小便反多 如飮水一斗 小便亦一斗 腎氣丸主之

『령추』에서는 말한다. 두 양이 맺힌 것을 소갈이라 한다. 물 한 사발 마시고 소변 두 사발 누면, 고치지 못하여 죽는다. 풀이하여 주에서는 말한다. 두 양이 맺혔다는 것은 위와 대장에 열이 맺힌 것을 가리킨다.

편작의 『란경』에서는 말한다. 소갈의 맥은 팽팽하고 실하며 빨라야 한다. 도리어 잠기고 껄끄러우며 희미하면 죽는다.

장중경은 말한다. 소갈병은 도리어 오줌이 많다. 가령 물 한 말을 마시면 오줌도 한 말을 눈다. 신기환으로 다스린다.

> ▶ 論曰 此病 非少陽人消渴也 卽 太陰人燥熱也
> 此證 不當用 腎氣丸 當用 熱多寒少湯 加 藁本 大黃

나는 말한다. 이 병은 소양인 소갈이 아니다. 곧 태음인 조열이다. 이 증세에 신기환을 써서는 안 된다. 열다한소탕에 고본과 대황을 더하여 써야 한다.

> ♣ 嘗治 太陰人 年五十近衰者 燥熱病 引飲 小便多 大便秘者
> 用 熱多寒少湯 用藁本二錢 加大黃一錢 二十貼 得效矣
> 後一月餘 用他醫藥五貼 此人 更病
> 復用 熱多寒少湯 加 藁本 大黃 五六十貼
> 用藥時間 其病 僅僅支撐 後終不免死
> 又嘗治 太陰人 年少者 燥熱病
> 用此方 三百貼 得支撐一周年 此病 亦不免死
> 此人 得病 一周年 或間 用他醫方 未知緣何故也
> 蓋 燥熱 至於飲一溲二而 病劇則 難治
> 凡 太陰人 大便秘燥 小便覺多而 引飲者 不可不早治豫防

50세인데도 이미 노쇠한 태음인의 조열병을 일찍이 치료하다. 잇달아 물켜고 오줌이 많으며 똥 누기 어려워한다. 열다한소탕에 고본 2돈과 대황 1돈을 더하여 20첩을 쓰다. 병이 낫다.

한 달 뒤 다른 의원의 약 다섯 첩을 쓰는 바람에 이 사람의 병이 도지다. 다시 열다한소탕에 고본과 대황을 더하여 50~60첩을 쓰다. 약을 쓸 때는 그 병을 간신히 버티어 내다. 뒤에 가서는 끝내 죽음을 벗어나지 못하다.

　나이 젊은 태음인의 조열병도 언젠가 치료하다. 이 처방대로 300첩을 써서 일 년을 버티다. 그도 죽음을 벗어나지 못하다. 이 젊은이가 병든 한 해 동안 간혹 다른 의원의 처방을 쓰곤 하다. 무엇 때문인지는 모른다.

　대개 조열이라도, 하나 마시고 곱절 싸기에 이르면, 병이 심하여 고치기 어렵다. 무릇 태음인이 똥 누기 어렵게 마르고, 오줌을 많이 눈다고 느끼면서 잇달아 물켜면, 일찌감치 치료하여 미리 막아내지 않으면 안 된다.

> ▶ 此病 非必不治之病也 此少年 得病 用藥一周年後 方死
> 　蓋 此病 原委 侈樂無厭 慾火外馳 肝熱大盛 肺燥太枯之故也
> 　若 此少年 安心滌慾百日而 用藥則 焉有不治之理乎
> 　蓋 自始病日 至于終死日 慾火 無日不馳故也
> 　諺曰 先祖德澤 雖或不得一一個報而 恭敬德澤 必無一一不受報
> 　凡無論某病人 恭敬其心 蕩滌慾火 安靜善心 百日則 其病 無不愈
> 　　　　　　　　　　　　　　　　　　　二百日則 其人 無不完
> 　恭敬德澤之箇箇受報 百事 皆然而 疾病尤甚

　이 병이 꼭 고칠 수 없는 병은 아니다. 이 젊은이는 병이 나서 약을 쓴 1년 뒤에야 죽는다. 대개 이 병은 원래 오만방자한 즐거운 감정에 푹 빠져버려 아무래도 물리지 않아, 욕망의 불길이 밖으로 마구 치달려, 간의 열은 크게 꽉 차고 폐의 마름은 너무나 메말랐기 때문에 생긴 것이다. 만일 이 젊은이가 마음을 편안히 하고 욕망을 씻어내어,

백일을 약을 썼더라면 어찌 고치지 못할 리가 있으리오.

대개 처음 병이 나서 죽는 날에 이르기까지, 욕망의 불길이 어느 날 할 것 없이, 마구 치달리지 않음이 없었기 때문에 죽은 것이다.

속담에, 선조의 덕택은 혹여라도 낱낱의 보답을 받지 못할지라도, 공경하는 덕택은 반드시 낱낱의 보답을 받지 않은 일이란 없다고 한다.

무릇 무슨 병이라 따질 것 없다. 마음을 공경히 하고 욕망의 불길을 말끔히 씻어내어 착한 마음으로 안정하라. 100일이면 그 병이 낫지 않음이 없다. 200일이면 그 사람이 완전하지 않음이 없다.

공경하는 덕택으로 낱낱이 보답 받음은 어느 일이라도 모두 그렇다. 그렇지만 질병에서는 더욱 심하다.

○ 危亦林曰 陰血耗竭 耳聾 目暗 脚弱 腰痛 宜用 黑元丹
○ 凡男子 方當壯年而 眞氣猶怯 此乃稟賦素弱 非虛而然
　滋益之方 群品稍衆 藥力細微 難見功效
　但固天元一氣 使水升火降則 五臟自和 百病不生 宜用 拱辰丹

위역림은 말한다. 음혈이 소모되어 다하면, 귀가 먹고 눈이 어두우며, 다리가 약하고 허리가 아프다. 흑원단을 써야 한다.

무릇 사내가 건장한 나이에, 진기가 오히려 쇠약하여 무서움을 타면, 이것은 타고날 때부터 본디 약해서다. 갑자기 허해져서 그런 것은 아니다. 북돋는 처방이 제법 많기는 하다. 그러나 대부분 약의 힘이 아주 낮다. 좋은 결과를 보기가 어렵다.

다만 선천의 근원인 한 기운을 굳건히 하여, 물 기운을 올리고 불기운을 내리게 하면, 5장이 저절로 어울려서 어떤 병도 생기지 않는다.

공진단을 써야 한다.

> ▶ 論曰 此證 當用 黑元與拱辰丹 當歸 山茱萸 皆爲蠹材 藥力
> 未全 欲收全力 宜用 拱辰黑元丹 鹿茸大補湯
> ⊙ 太陰人證 有食後痞滿 腿脚無力病 宜用 拱辰黑元丹 鹿茸
> 大補湯 太陰調胃湯 調胃升淸湯

나는 말한다. 이 증세는 흑원단이나 공진단을 써야 한다. 그러나 당귀, 산수유는 다 해로운 약재다. 약의 힘이 완전하지 않다. 완전한 힘을 거두려 하면, 공진흑원단이나 록용대보탕을 써야 한다.

태음인 증세에, 밥 먹은 뒤 가슴이 결리면서 배가 그득하고 다리에 힘이 없는, 식후비만 퇴각무력병이 있다. 공진흑원단, 록용대보탕, 태음조위탕, 조위승청탕을 써야 한다.

> ⊙ 太陰人證 有泄瀉病 表寒證泄瀉 當用 太陰調胃湯
> 表熱證泄瀉 當用 葛根蘿葍子湯
> ⊙ 太陰人證 有咳嗽病 宜用 太陰調胃湯 鹿茸大補湯 拱辰黑元丹
> ⊙ 太陰人證 有哮喘病 重證也 當用 麻黃定喘湯

태음인 증세에 설사병이 있다. 겉이 차가운 증세의 설사면 태음조위탕을 써야 한다. 겉이 뜨거운 증세의 설사면 갈근라복자탕을 써야 한다.

태음인 증세에 기침하면서 가래를 뱉는 해소병이 있다. 태음조위탕, 록용대보탕, 공진흑원단을 써야 한다.

태음인 증세에 가래 끓으면서 숨이 찬 효천병이 있다. 무거운 증세다. 마황정천탕을 써야 한다.

- ⊙ 太陰人證 有胸腹痛病 危險證也 當用 麻黃定痛湯
- ⊙ 太陰人小兒 有泄瀉十餘次無度者 必發慢驚風 宜用 補肺元湯 豫備慢風

태음인 증세에 가슴과 배가 아픈 흉복통병이 있다. 위험한 증세다. 마황정통탕을 써야 한다.

태음인 어린아이가 설사를 십여 번이나 셀 수 없이 하면, 반드시 느리게 진행하면서 깜짝깜짝 놀라는 만경풍이 일어난다. 보폐원탕을 써서 미리 만경풍을 대비해야 한다.

- ⊙ 太陰人 有腹脹浮腫病 當用 乾栗蠐螬湯
  此病 極危險證而 十生九死之病也 雖用藥病愈 三年內 不再
  發然後 方可論生
      戒侈樂 禁嗜慾 三年內 宜恭敬心身 調養愼攝 必在其人矣
- ※ 凡 太陰人病 若待浮腫已發而治之則 十病九死也
        此病 不可 以病論之而 以死論之 可也
    然則 如之何其可也
    凡 太陰人 勞心焦思 屢謀不成者
        或有久泄久痢 或淋病小便不利 食後痞滿腿脚無力病
            皆浮腫之漸 已爲重險病而
        此時 以浮腫論而 蕩滌慾火 恭敬其心 用藥治之 可也

태음인이 배가 불러오면서 그득하고 온몸이 붓는 복창부종병이 있다. 건률제조탕을 써야 한다.

　이 병은 위험한 증세의 끝까지 간 것이다. 열에 아홉은 죽는 병이다. 비록 약을 써서 병이 낫는다 해도, 3년 안에 다시 도지지 않은 뒤에라야, 바야흐로 살아난다고 할 수 있다.

　오만방자한 즐거운 감정을 경계하고 좋아하는 것을 하려는 욕심을 막아내어, 3년 동안 몸과 마음을 공경해야 한다. 고르고, 기르며, 삼가고, 다스리는 일은, 반드시 본인 자신에게 달려 있다.

　무릇 태음인 병에서, 만일 온몸이 붓는 부종이 이미 일어나기를 기다려서 치료한다면, 열에 아홉은 죽는다. 이 병을 병으로 따져서는 안 된다. 죽음으로 따져야 옳다. 그렇다면 어떻게 해야 괜찮다는 말인가.

　무릇 태음인이 속을 썩어 애를 태우거나 자주 꾀한 것이 이루어지지 않으면, 오랜 설사나 오랜 리질을 앓거나, 오줌병이 나서 오줌을 못 누거나, 밥 먹은 뒤 가슴이 결리면서 배가 그득하고 다리에 힘이 없는 식후비만 퇴각무력병에 걸린다.

　이 병들은 모두 부종으로 넘어가는 증세다. 이미 무거운 험한 병이다. 그러나 이때에 부종으로 따져, 욕망의 불길을 말끔히 씻어내고 마음을 공경히 하면서, 약을 써서 치료하면 괜찮다.

　⊙ 太陰人證 有夢泄病 一月內 三四發者 虛勞重證也
　　　　　大便秘一日則 宜用 熱多寒少湯 加大黃一錢
　　　　　大便每日 不秘則 加龍骨 減大黃 或用 拱辰黑
　　　　　元丹 鹿茸大補湯
　　　此病 出於謀慮太多 思想無窮

　태음인 증세에 꿈을 꾸면서 정액을 배설하는 몽설병이 있다. 한 달 동안 3~4번 사정하면, 정기가 허하고 기혈이 손상된 허로의 무거운 증세다. 똥을 하루라도 못 누면, 열다한소탕에 대황 한 돈을 더하여 써야 한다. 똥을 날마다 누기 괜찮으면, 룡골을 더하고 대황을 빼서 쓰거나, 공진흑원단이나 록용대보탕을 써야 한다.

이 병은 꾀하는 일이 너무나 많고, 생각하는 것이 끝이 없는 데서 나온다.

⊙ 太陰人證 有卒中風病
　　胸臆格格 有窒塞聲而 目瞪者 必用 瓜蔕散
　　手足拘攣 眼合者 當用 牛黃淸心丸
素面色 黃赤黑者 多有目瞪者 素面色 靑白者 多有眼合者
　面色靑白而 眼合者 手足拘攣則 其病 危急也 不必待拘攣
　　但見眼合而 素面色靑白者 必急用 淸心丸 古方淸心丸
　　每每神效
目瞪者 亦急發而 稍緩死 眼合者 急發急死
　　然 目瞪者 亦不可以緩論而 急治之
▶ 牛黃淸心丸 非家家必有之物 宜用 遠志 石菖蒲末 各一錢 灌口
　　　　　　　　　　　因以皂角末 三分 吹鼻

태음인 증세에 갑자기 풍을 맞아 쓰러지는 중풍병이 있다. 가슴에서 컥컥 숨 막히는 소리가 나고, 눈을 똑바로 부릅뜨면 반드시 과체산을 쓴다. 손발이 오그라들고 눈을 감으면 우황청심환을 써야 한다.

본디 낯빛이 누렇거나 붉거나 검으면 대부분 부릅뜬다. 본디 낯빛이 창백하면 대부분 눈을 감는다.

낯빛이 창백한데, 눈을 감으면서 손발이 오그라들면 그 병은 위급하다. 손발이 오그라들 때까지 꼭 기다리지 말라. 눈을 감기만 해도, 본디 낯빛이 창백한 사람이면 반드시 서둘러 청심환을 써야 한다. 옛 처방으로 만든 청심환이 언제나 귀신처럼 잘 낫게 한다.

눈을 부릅뜨는 것은, 급하게 발작하지만 조금 느리게 죽는다. 눈을 감는 것은, 급하게 발작하여 급하게 죽는다. 그러나 눈을 부릅뜨는 것도 느리게 대처해서는 안 된다. 서둘러 치료해야 한다. 우황청심환은 집집마다 반드시 있는 것이 아니다. 원지와 석창포 가루 각 한 돈씩을 입에 붓는다. 곧 이어 조각 가루 서 푼을 코에 불어넣어야 한다.

此證 手足拘攣而項直則 危也
　傍人 以兩手 執病人兩手腕 左右撓動兩肩 或 執病人足腕 屈
　伸兩脚
太陰人中風 撓動病人肩脚 好也
少陽人中風大忌撓動病人手足 又不可抱人起坐
少陰人中風 傍人抱病人 起坐則 可也而 不可撓動兩肩 可以徐徐
　按摩手足

이 증세에서 손발이 오그라들고 목이 뻣뻣해지면 위태롭다. 옆 사람이 양손으로, 환자의 양 팔목을 잡고 좌우로 두 어깨를 흔들어 주거나, 환자의 양 발목을 잡고 두 다리를 굽혔다 폈다 해야 한다.

태음인 중풍에는, 환자의 어깨와 다리를 흔들어 주는 것이 좋다.

소양인 중풍에는, 환자의 손발을 흔들어 주는 일은 절대로 해서는 안 된다. 또한 껴안아 일으켜 앉히는 것도 해서는 안 된다.

소음인 중풍에는, 옆 사람이 환자를 껴안아 일으켜 앉히는 것은 괜찮다. 그러나 두 어깨를 흔들어 주는 것은 안 된다. 서서히 손발을 주물러 주는 것은 괜찮다.

⊙ 中毒吐瀉 宜用 麝香

중독으로 토하거나 설사할 때에는 사향을 써야 한다.

張仲景 傷寒論中 太陰人病 經驗設方藥 四方

장중경의 『상한론』 중 태음인 병에 경험하여 마련한 네 가지 처방

麻黃湯

麻黃 三錢 桂枝 二錢 甘草 六分 杏仁 十枚 生薑 三片 大棗 二枚

마황탕: 마황 3돈, 계지 2돈, 감초 6푼, 행인 10매, 생강 3쪽, 대추 2개.

桂麻各半湯

麻黃 一錢 五分 白芍藥 桂枝 杏仁 各 一錢 甘草 七分 生薑三片 大棗二枚

계마각반탕: 마황 1돈 반, 백작약·계지·행인 각 1돈, 감초 7푼, 생강 3쪽, 대추 2개.

調胃承氣湯

大黃 四錢 芒硝 二錢 甘草 一錢

조위승기탕: 대황 4돈, 망초 2돈, 감초 1돈.

大柴胡湯

柴胡 四錢 黃芩 白芍藥 各 二錢 五分 大黃 二錢 枳實 一錢 五分

○ 治少陽轉屬陽明 身熱 不惡寒 反惡熱 大便硬 小便赤 譫語 腹脹 潮熱

대시호탕 : 시호 4돈, 황금·백작약 각 2돈 반, 대황 2돈, 지실 1돈 반.

• 소양병이 양명병으로 옮겨가 몸에 열이 나며, 찬 기운을 싫어하지 않고 도리어 열을 싫어하며, 똥이 딱딱하고 오줌이 붉으며, 헛소리를 하고 배가 부풀어 오르며, 밀물처럼 일정한 시간마다 열이 나는 것을 치료한다.

唐宋明三代醫家著述中 太陰人病 經驗行用要藥 九方

당·송·명 3대 의학자들의 저술 중 태음인 병에 경험하여 쓴 중요한 약 아홉 가지 처방

石菖蒲遠志散

石菖蒲 遠志 爲細末 每服一錢 酒飮任下 日三 令人 耳目聰明

○ 此方 出於孫思邈千金方書中

석창포원지산 : 석창포와 원지를 보드랍게 가루내어, 매번 1돈씩 술이나 미음에 타서, 1일 3회 먹는다. 눈과 귀가 밝아진다.

• 이 처방은 손사막의 『천금방』에 나온다.

調中湯

大黃 一錢 五分 黃芩 桔梗 葛根 白朮 白芍藥 赤茯苓 藁本 甘草 各 一錢

○ 治夏發燥疫 口乾咽塞

♣ 今考更定 此方當去 白朮 芍藥 茯苓 甘草

조중탕 : 대황 1돈 반, 황금 · 길경 · 갈근 · 백출 · 백작약 · 적복령 · 고본 · 감초 각 1돈.

• 여름철에 발생한 건조한 기운으로 생긴, 열성 돌림병에 입이 마르고 목구멍이 막히는 것을 치료한다.
• 지금 참고하여 다시 고친다. 이 처방에 백출 · 작약 · 복령 · 감초를 빼야 한다.

黑奴丸
麻黃 大黃 各 二兩 黃芩 釜底煤 芒硝 竈突墨 樑上塵 小麥奴 各 一兩
右爲末 蜜丸 彈子大 每 一丸 新汲水和服 須臾振寒 汗出而解

○ 陽毒及壞傷寒 醫所不治 精魄已竭 心下尚煖 幹開其口 灌藥 下咽卽活
右二方 出於朱肱活人書中
♣ 今考更定 此方 當去 芒硝

흑노환 : 마황 · 대황 각 2량, 황금 · 부저매 · 망초 · 조돌묵 · 량상진 · 소맥노 각 1량.
가루 내어 꿀에 반죽한 다음 탄알 만하게 알약을 짓는다. 매번 1알씩 새로 길어 온 물에 풀어서 먹는다. 좀 있다가 몸이 떨리고 땀이 나면서 풀린다.

- 열로 생긴 양독과 잘못 치료하여 생긴 상한 괴증은 의원들이 불치의 병이라고 한다. 그러나 정신과 기백이 이미 다했더라도, 명치 밑이 아직 따뜻하거든 입을 벌려 약을 풀어서 넣으면, 목구멍에 내려가자마자 곧 다시 살아난다.
- 이상 두 가지 처방은 주굉의 『활인서』에 나온다.
- 지금 참고하여 다시 고친다. 이 처방에 망초를 빼야 한다.

生脈散
麥門冬 二錢 人蔘 五味子 各 一錢 夏月 代熟水飮之 令人 氣力湧出

○ 此方 出於李梴醫學入門書中

♣ 今考更定 此方 當去 人蔘

생맥산 : 맥문동 2돈, 인삼·오미자 각 1돈.
여름철에 끓인 물 대용으로 마시면, 사람의 기력을 솟아나게 한다.

- 이 처방은 리천의 『의학입문』에 나온다.
- 지금 참고하여 다시 고친다. 이 처방에 인삼을 빼야 한다.

樗根皮丸
樗根白皮 爲末 酒糊和丸

○ 治夢遺 此藥性 凉而燥 不可單服 此方 出於李梴醫學入門書中

저근피환 : 저근피를 보드랍게 가루 내어, 술로 쑨 풀에 반죽하여 환약을 만든다.

- 자면서 사정하는 몽설과, 모르는 사이 사정하는 유정을 치료한다. 이 약은 성질이 서늘하고 메마르다. 이것만 먹어서는 안 된다.
- 이 처방은 리천의 『의학입문』에 나온다.

二聖救苦丸

大黃 四兩 猪牙皂角 二兩 麵糊和丸 綠豆大 五七十丸 一服卽汗 一汗卽愈

○ 此方 出於龔信萬病回春書中 治天行瘟疫

이성구고환 : 대황 4량, 저아조각 2량.

가루 내어 밀가루 풀에 반죽히여 녹두 민하게 환약을 짓는다. 1회에 50~70알씩 한 번만 먹어도 곧 땀이 난다. 한 번만 땀이 나도 곧 낫는다.

- 이 처방은 공신의 『만병회춘』에 나온다. 유행하는 급성 열병을 치료한다.

葛根解肌湯

葛根 升麻 黃芩 桔梗 白芷 柴胡 白芍藥 羌活 石膏 各 一錢 甘草 五分

○ 治陽明病 目疼 鼻乾 不得臥 此方 出於龔信醫鑑書中

♣ 今考更定 此方當去 柴胡 芍藥 羌活 石膏 甘草

갈근해기탕 : 갈근·승마·황금·길경·백지·시호·백작약·강활·석고 각 1돈, 감초 5푼.

• 양명병에 눈이 쑤시고 코가 마르며, 자지 못하는 것을 치료한다. 이 처방은 공신의 『의감』에 나온다.
• 지금 참고하여 다시 고친다. 이 처방에 시호·작약·강활·석고·감초를 빼야 한다.

牛黃淸心丸

山藥 七錢 甘草炒 五錢 人蔘 蒲黃炒 神麴炒 各 二錢五分 犀角 二錢 大豆黃卷炒 肉桂 阿膠炒 各 一錢七分 白芍藥 麥門冬 黃芩 當歸 白朮 防風 朱砂水飛 各 一錢五分 柴胡 桔梗 杏仁 白茯苓 川芎 各 一錢三分 牛黃 一錢 二分 羚羊角 龍腦 麝香 各 一錢 雄黃 八分 白薟 炮乾薑 各 七分 金箔 四十箔內 四十箔爲衣 大棗 二十枚 蒸取肉 硏爲膏

右爲末 棗膏入煉蜜和勻 每一兩 作十丸 金箔爲衣 每取 一丸 溫水和下

○ 治 卒中風 不省人事 痰涎壅塞 精神昏憒 言語蹇澁 口眼喎斜 手足不遂 等證
此方 出於龔信醫鑑書中

♣ 今考更定 此方 當去 白朮 人蔘 甘草 神麴 肉桂 阿膠 白芍藥 當歸 川芎 乾薑

大棗 淸蜜 柴胡 白茯苓 雄黃 朱砂

우황청심환 : 산약 7돈, 감초(초) 5돈, 인삼·포황(초)·신국(초) 각 2돈 반, 서각 2돈, 대두황권(초)·육계·아교(초) 각 1돈7푼, 백작약·맥문동·황금·당귀·백출·방풍·주사(수비) 각 1돈반, 시호·길경·행인·백복령·천궁 각 1돈3푼, 우황 1돈2푼, 령양각·룡뇌·사향 각 1돈, 웅황 8푼, 백렴·(포)건강 각 7푼, 금박 사십 개(안에 섞어 쓴다)와 사십 개(옷 입힐 때 쓴다), 대추 이십 개(쪄서 살만 취해 뭉개어 고약을 만든다).

보드랍게 가루 내어, 대추 고약에 끓인 꿀을 넣고 반죽한다. 매 1량으로 10알을 만들고, 금박으로 옷을 입힌다. 매번 1알씩 온수에 풀어서 먹는다.

• 갑자기 일어난 중풍으로, 정신을 차리지 못하고 가래가 막히며, 정신이 흐릿하고 말을 잘하지 못하며, 입과 눈이 비뚤어지고 손과 발을 잘 쓰지 못하는 따위의 증세를 치료한다. 이 처방은 공신의 『의감』에 나온다.

• 지금 참고하여 다시 고친다. 이 처방에 백출·인삼·감초·신국·육계·아교·백작약·당귀·천궁·건강·대추·청밀·시호·백복령·웅황·주사를 빼야 한다.

麻黃定喘湯

麻黃 三錢 杏仁 一錢五分 黃芩 半夏 桑白皮 蘇子 款冬花 甘草 各一錢 白果二十一箇去殼碎炒黃色

○ 歌曰 諸病原來有藥方 惟愁齁喘最難當 病人遇此仙丹藥 服後方知定喘湯

此方 出於龔信萬病回春書中 治哮喘神方
♣ 今考更定 此方當去 半夏蘇子甘草

마황정천탕 : 마황 3돈, 행인 1돈 반, 황금·반하·상백피·소자·관동화·감초 각 1돈, 백과 21개(깍지를 벗기고 잘게 부수어 누렇게 볶는다).

> 노래하노라.
>
> 모든 병에 약 처방이 있으나, 코 골고 숨찬 증세가 가장 어려워 근심하누나.
> 환자들이 이 선단약을 만나면, 먹은 뒤 바야흐로 숨을 안정시키는 탕약임을 알리라.

- 이 처방은 공신의 『만병회춘』에 나온다. 숨이 찬 효천병을 치료하는 신기한 처방이다.
- 지금 참고하여 다시 고친다. 이 처방에 반하·소자·감초를 빼야 한다.

新定 太陰人病 應用要藥 二十四方

태음인 병에 응용하여 새로 마련한 중요한 약 스물네 가지 처방

太陰調胃湯

薏苡仁 乾栗 各三錢 蘿葍子 二錢 五味子 麥門冬 石菖蒲 桔梗 麻黃 各一錢

태음조위탕: 의이인·건률 각 3돈, 라복자 2돈, 오미자·맥문동·석창포·길경·마황 각 1돈.

葛根解肌湯

葛根 三錢 黃芩 藁本 各一錢五分 桔梗 升麻 白芷 各一錢

갈근해기탕: 갈근 3돈, 황금·고본 각 1돈 반, 길경·승마·백지 각 1돈.

調胃升淸湯

薏苡仁 乾栗 各三錢 蘿葍子 一錢五分 麻黃 桔梗 麥門冬 五味子 石菖蒲 遠志 天門冬 酸棗仁 龍眼肉 各一錢

조위승청탕: 의이인·건률 각 3돈, 라복자 1돈 반, 마황·길경·맥문동·오미자·석창포·원지·천문동·산조인·룡안육 각 1돈.

淸心蓮子湯

蓮子肉 山藥 各二錢 天門冬 麥門冬 遠志 石菖蒲 酸棗仁 龍眼肉 栢子仁 黃芩 蘿葍子 各一錢 甘菊花 三分

청심련자탕 : 련자육·산약 각 2돈, 천문동·맥문동·원지·석창포·산조인·룡안육·백자인·황금·라복자 각 1돈, 감국화 3푼.

麻黃定喘湯

麻黃 三錢 杏仁 一錢五分 黃芩 蘿葍子 桑白皮 桔梗 麥門冬 款冬花 各一錢 白果二十一箇炒黃色

마황정천탕 : 마황 3돈, 행인 1돈 반, 황금·라복자·상백피·길경·맥문동·관동화 각 1돈, 백과 21개(누렇게 볶은 것).

麻黃定痛湯

薏苡仁 三錢 麻黃 蘿葍子 各二錢 杏仁 石菖蒲 桔梗 麥門冬 五味子 使君子 龍眼肉 栢子仁 各一錢 乾栗 七箇

마황정통탕 : 의이인 3돈, 마황·라복자 각 2돈, 행인·석창포·길경·맥문동·오미자·사군자·룡안육·백자인 각 1돈, 건률 7개.

熱多寒少湯

葛根 四錢 黃芩 藁本 各二錢 蘿葍子 桔梗 升麻 白芷 各一錢

열다한소탕 : 갈근 4돈, 황금·고본 각 2돈, 라복자·길경·승마·백지 각 1돈.

寒多熱少湯

薏苡仁 三錢 蘿葍子 二錢 麥門冬 桔梗 黃芩 杏仁 麻黃 各一

錢 乾栗 七箇

한다열소탕 : 의이인 3돈, 라복자 2돈, 맥문동 · 길경 · 황금 · 행인 · 마황 각 1돈, 건률 7개.

葛根承氣湯

葛根 四錢 黃芩 大黃 各二錢 升麻 桔梗 白芷 各一錢

本方 加大黃 二錢則 名曰 葛根大承氣湯　減大黃 一錢則 名曰 葛根小承氣湯

갈근승기탕 : 갈근 4돈, 황금 · 대황 각 2돈, 승마 · 길경 · 백지 각 1돈.

이 처방에 대황 2돈을 더하면 갈근대승기탕이라 한다. 대황 1돈을 빼면 갈근소승기탕이라 한다.

調理肺元湯

麥門冬 桔梗 薏苡仁 各二錢 黃芩 麻黃 蘿葍子 各一錢

조리폐원탕 : 맥문동 · 길경 · 의이인 각 2돈, 황금 · 마황 · 라복자 각 1돈.

麻黃發表湯

桔梗 三錢 麻黃 一錢五分 麥門冬 黃芩 杏仁 各一錢

마황발표탕 : 길경 3돈 · 마황 1돈 반 · 맥문동 · 황금 · 행인 각 1돈.

補肺元湯

麥門冬 三錢 桔梗 二錢 五味子 一錢

加 山藥 薏苡仁 蘿葍子 各一錢則 尤妙

보폐원탕 : 맥문동 3돈, 길경 2돈, 오미자 1돈.

산약 · 의이인 · 라복자 각각 1돈을 더하면 더욱 뛰어나다.

鹿茸大補湯

鹿茸 二三四錢 麥門冬 薏苡仁 各一錢五分 山藥 天門冬 五味子 杏仁 麻黃 各一錢

○ 虛弱人 表症寒證多者 宜用

록용대보탕 : 록용 2·3·4돈, 맥문동·의이인 각 1돈 반, 산약·천문동·오미자·행인·마황 각 1돈.

• 허약한 사람으로서 겉 증세에 찬 증세가 많은 사람에게 써야 한다.

拱辰黑元丹

鹿茸 四五六兩 山藥 天門冬 各四兩 蠐螬 一二兩 麝香 五錢 煮烏梅肉 爲膏 和丸 梧子大 溫湯下 五七十丸 或 燒酒下

○ 虛弱人 裏症多者 宜用

공진흑원단 : 록용 4·5·6량, 산약·천문동 각 4량, 제조 12량, 사향 5돈. 오매육을 달여서 고약을 만든 것으로 반죽하여 오동 씨 만하게 환약을 짓는다. 끓인 물에 50~70알을 먹는다. 혹은 소주에 타 먹어도 좋다.

• 허약한 사람으로서 속 증세가 많은 사람에게 써야 한다.

皂角大黃湯
升麻 葛根 各三錢 大黃 皂角 各一錢
用之者 不可過三四貼 升麻三錢 大黃皂角同局 藥力峻猛故也

조각대황탕 : 승마·갈근 각 3돈, 대황·조각 각 1돈.

이 약을 쓰더라도 서너 첩을 넘어서지 말아야 한다. 승마를 3돈으로 하고 대황·조각을 등분하는 것은 약의 힘이 매우 세기 때문이다.

葛根浮萍湯
葛根 三錢 蘿葍子 黃芩 各二錢 紫背浮萍 大黃 各一錢 蠐螬 十箇

○ 治浮腫 裏症 熱多者 宜用

갈근부평탕 : 갈근 3돈, 라복자·황금 각 2돈, 자배부평·대황 각 1돈, 제조 10개.

- 온몸이 붓는 부종을 치료한다. 속 증세에 열이 많은 사람에게 써야 한다.

乾栗蠐螬湯
乾栗 百箇 蠐螬 十箇
湯服 或 灸食 黃栗 蠐螬 十箇作末 別用 黃栗湯水 調下

○ 治浮腫 表症 寒多者 宜用

건률제조탕 : 건률 100개, 제조 10개를 달여 먹거나 혹은 구워서 먹는다. 누런 밤·제조 10개를 가루로 만들어, 따로 마련한 누런 밤을 달인 물에 타서 먹는다.

• 온몸이 붓는 부종을 치료한다. 겉 증세에 찬 기운이 많은 사람에게 써야 한다.

乾栗樗根皮湯
乾栗 一兩 樗根白皮 三四五錢

○ 治痢疾 或湯服 或丸服而 丸服者 或單用樗根白皮 五錢

건률저근피탕 : 건률 1량, 저근백피 3·4·5돈.

• 피똥을 싸는 리질을 치료한다. 달여 먹거나 환약을 지어먹는다. 환약을 지어먹는 사람은 저근백피 5돈만 단독으로 쓰기도 한다.

瓜蔕散
瓜蔕 炒黃爲末 三五分 溫水調下
　　或 乾瓜蔕 一錢 急煎湯用

○ 治卒中風 臆膈格格 有窒塞聲 及 目瞪者 必可用
　此藥 此病此證 可用 他病他證 必不可用
　　　　　　胸腹痛 寒咳喘 尤忌用 雖滯食物不可用
　　　　　此藥而 用他藥

※ 面色靑白而素有寒證 表虛者 卒中風則 當用 熊膽散 牛黃淸
心元 石菖蒲遠志散而 不可用瓜蔕散

과체산 : 참외 꼭지를 누렇게 볶아 가루로 만들어 3~5푼씩 따뜻한 물에 타서 먹든지, 말린 참외 꼭지 1돈을 서둘러 달여 쓴다.

• 갑자기 일어난 중풍을 치료한다. 가슴에서 컥컥 숨 막히는 소리가 나고 눈을 똑바로 부릅뜨는 사람은 반드시 써야 한다.
 이 약은 이 병, 이 증세에 써야 한다. 다른 병, 다른 증세에는 절대로 써서는 안 된다. 가슴이 아프거나 상한으로 숨이 찬 것에는 더욱 금기다. 비록 먹은 것이 체하더라도, 이 약을 써서는 안 된다. 다른 약을 써야 한다.
 얼굴빛이 창백하고, 본래부터 차가운 증세로 겉이 허한 사람이, 갑자기 중풍이 되었으면 마땅히 웅담산·우황청심원·석창포원지산을 써야 한다. 과체산을 써서는 안 되다.

熊膽散
熊膽 三五分
溫水調下
웅담산 : 웅담 3~5푼을 따뜻한 물에 타서 먹는다.

麝香散
麝香 三五分
溫水調下 或溫酒調下 只擧三五分則四分在其中
사향산 : 사향 3~5푼을 따뜻한 물에 타서 먹거나 따뜻한 술에 타서 먹는

다. 다만 3푼과 5푼을 들어 말한 것은 4푼이 그 가운데에 있기 때문이다.

石菖蒲遠志散

遠志末 一錢 石菖蒲末 一錢 猪牙皂角末 三分

溫水調下 或 遠志 菖蒲末 溫水調下 皂角末 吹鼻

석창포원지산: 원지 가루 1돈, 석창포 가루 1돈, 저아조각 가루 3푼.

가루를 내어 모두 따뜻한 물에 타서 먹는다. 혹은 원지·석창포 가루만 따뜻한 물에 타서 먹고 조각 가루는 코에 불어넣는다.

麥門冬遠志散

麥門冬 三錢 遠志 石菖蒲 各一錢 五味子 五分

맥문동원지산: 맥문동 3돈, 원지·석창포 각 1돈, 오미자 5푼.

牛黃淸心元

山藥 七錢 蒲黃炒 二錢半 犀角 二錢 大豆黃卷炒 一錢七分 麥門冬 黃芩 各一錢半

桔梗 杏仁 各一錢三分 牛黃 一錢二分 羚羊角 龍腦 麝香 各一錢 白蘞 七分

金箔七十箔內 二十箔爲衣 烏梅二十枚 蒸取肉 硏爲膏

右爲末 烏梅膏 和勻每一兩 作二十丸 金箔爲衣 每取一丸 溫水和下

우황청심원: 산약 7돈, 포황(초) 2돈 반, 서각 2돈, 대두황권(초) 1돈 7푼, 맥문동·황금 각 1돈 반, 길경·행인 각 1돈 3푼, 우황 1돈 2푼, 령양각·룡뇌·사향 각 1돈, 백렴 7푼, 금박 70개(안에 섞어 쓴다)와 20개(옷을 입힐 때 쓴

다), 오매 20매(쪄서 살을 취해 고약을 만든다).

가루 내어 오매 고약에 반죽한다. 매 1량으로 20알을 만들고 금박으로 옷을 입힌다. 매번 1알을 가지고 따뜻한 물에 풀어서 먹는다.

▶ 右太陰人藥 諸種
　杏仁 去雙仁 去皮尖
　麥門冬 遠志 去心
　白果 黃栗　去殼
　大黃　或酒蒸 或生用
　鹿茸 皂角　酥灸
　酸棗仁 杏仁 白果　炒用

• 이상 태음인 약 여러 가지에서 행인은 두 알씩 든 것과 껍질과 뾰족한 끝을 버린다. 맥문동과 원지는 속을 버린다. 백과와 황률은 껍질을 버린다. 대황은 술로 찌거나 생것을 쓴다. 록용과 조가은 졸인 젖을 발라 볶는다. 산조인과 행인과 백과는 볶아서 쓴다.

太陽人 外感 腰脊病論

태양인의 허리뼈에 생긴 몸 겉의 병을 말한다

겉병인 해역과 속병인 열격을 다룬다. 여기에서는 먼저 겉병인 해역이다.

다리가 마비되거나, 붓거나, 아픈 증세가 없다. 다리 힘이 몹시 약한 것도 아니다. 윗몸은 완전히 튼튼하나, 아랫몸은 풀려서 다리 힘으로 걸어갈 수 없다. 이것이 해역이다. 태양인 허리뼈에 생긴 병으로, 너무나 무거운 증세다. 반드시 깊은 슬픔을 막아내고 성냄을 멀리하여, 마음을 맑고 안정되게 닦은 뒤에라야 그 병이 나을 수 있다.

○ 內經曰 尺脈緩澁 謂之解㑊

　釋曰 尺爲陰部 肝腎主之 緩爲熱中 澁爲亡血 故 謂之解㑊

　　解㑊者 寒不寒 熱不熱 弱不弱 壯不壯 獰不可名 謂之解㑊也

○ 靈樞曰 髓傷則 消爍䯒痠 體解㑊然 不去矣 不去 謂不能行去也

『내경』에서는 말한다. 척부의 맥이 느리면서 껄끄러우면 해역이라 한다.

주석에서는 이를 풀이하여 말한다. 척맥은 몸속의 음 부위로, 간과 신을 맡는다. 느리면 열에 맞은 것이고, 껄끄러우면 피를 잃은 것이다. 그러므로 이를 해역이라 한다.

해역은 찬 듯 차지 않고, 뜨거운 듯 뜨겁지 않으며, 약한 듯 약하지 않고, 씩씩한 듯 씩씩하지 않다. 무어라 이름 짓기 고약하여 해역이라 한다.

『령추』에서는 말한다. 골수를 다치면 골수가 녹아 사그리져, 정강이가 저리고 몸이 풀려서 가지 못한다. 가지 못한다는 것은 걸어갈 수 없음을 일컫는다.

▶ 論曰 此證 卽 太陽人 腰脊病 太重證也

　　必戒深哀 遠嗔怒 修淸定 然後 其病可愈

　　此證 當用 五加皮壯脊湯

▶ 解㑊者 上體完健而 下體解㑊然 脚力 不能行去也而

　　其脚 自無麻痺腫痛之證 脚力 亦不甚弱

　此 所以 弱不弱 壯不壯 寒不寒 熱不熱而 其病 爲腰脊病也

有解㑊證者 必無大惡寒發熱 身體疼痛之證也
太陽人 若有大惡寒發熱 身體疼痛之證則 腰脊表氣 充實也 其
病易治 其人亦完健

　나는 말한다. 이 증세는 곧 태양인 허리뼈에 생긴 병이다. 너무나 무거운 증세다. 반드시 깊은 슬픔을 막아내고 성냄을 멀리하여, 마음을 맑고 안정되게 닦은 뒤에라야, 그 병이 나을 수 있다. 이 증세는 오가피장척탕을 써야 한다.
　해역이란 윗몸은 완전히 튼튼하나, 아랫몸은 풀려서 다리 힘으로 걸어갈 수 없는 것이다. 그러나 그 다리가 마비되거나, 붓거나, 아픈 증세는 없다. 다리 힘도 몹시 약한 것이 아니다. 이 때문에 약한 듯 약하지 않고, 씩씩한 듯 씩씩하지 않으며, 찬 듯 차지 않고, 뜨거운 듯 뜨겁지 않다고 한 것이다.
　이 병은 허리뼈에서 생긴 병이다. 그래서 해역증이 있더라도, 반드시 크게 찬 기운을 싫어하거나, 열이 나거나, 몸이 쑤시거나, 아픈 증세가 없다. 태양인이 만일 크게 찬 기운을 싫어하거나, 열이 나거나, 몸이 쑤시거나, 아픈 증세가 있으면, 허리뼈의 겉 기운이 가득 찬 것이다. 그 병은 쉽게 고친다. 그 사람도 완전히 튼튼하다.

太陽人 內觸 小腸病論

태양인의 소장에 생긴 몸속의 병을 말한다

앞서의 해역을 뒤이어, 여기에서는 열격을 다룬다. 아울러 문답을 통해 태양인 병에 대한 해명을 하고, 태양인의 건강지표를 제시하면서 끝맺는다.

태양인은 생각이 굳세고 지조가 약하다. 생각이 굳세면, 위완의 기운이 위로 다다라서, 내쉬어 흩는 것이 너무나 지나쳐서 빠져나간다. 지조가 약하면, 소장의 기운이 속에서 뭉치므로, 들이마셔 받아들이는 것이 견디지 못하여 굶주린다. 이 때문에 그 병이 열격과 반위가 된다.

대개 열격은 위완의 열격이요, 반위는 위 입구의 열격이다. 그러니 똑같은 증세다. 이 열격은 태양인 소장에 생긴 병으로, 너무나 무거운 증세다. 반드시 성냄을 멀리하고, 기름진 음식을 끊은 뒤에라야 그 병이 나을 수 있다.

태양인 병에 대한 문답이다. 주진형의 열격과 반위의 주장에 대한 입장 표시, 열격과 반위가 태양인만의 병이라는 데 대한 해명, 해역이 열격보다 무겁고 슬픔으로 다치는 것이 성냄으로 다치는 것보다 무거운가에 대한 부정, 본성과 감정의 장부와의 관계에 대한 확인을 한다.
   건강의 지표로 똥, 오줌, 낯빛, 살집, 명치 밑의 덩어리를 제시하며 끝난다.

○ 朱震亨曰 噎膈反胃之病 血液俱耗 胃脘乾槁
　其槁 在上近咽則 水飮可行 食物難入 入亦不多 名之曰 噎
　其槁 在下近胃則 食雖可入 難盡入胃 良久復出 名之曰 膈
　亦曰 反胃
　大便秘少 若羊屎然 名雖不同 病出一體
又曰
　上焦噎膈 食下則 胃脘當心而痛 須臾吐出 食出 痛乃止
　中焦噎膈 食物可下 難盡入胃 良久復出
　下焦噎膈 朝食暮吐 暮食朝吐
　氣血俱虛者 口中多出沫 但見沫多出者必死
　大便如羊屎者 難治
　不淡飮食者 難治

주진형은 말한다. 열격과 반위의 병은 피와 진액이 함께 없어져서 위완이 메말라 생긴다.

메마름이 위에서는 목구멍에 가깝다. 그렇기 때문에 물 마시는 것은 할 수 있다. 그러나 먹는 것은 들어가기 어렵다. 들어가더라도 많지 않다. 이것을 열이라 한다.

메마름이 아래에서는 위에 가깝다. 그렇기 때문에 먹는 것이 비록 들어가더라도 다 위에 들어가기 어렵다. 얼마 지나지 않아 도로 나온다. 이것을 격이라 하고 반위라 한다. 똥이 마르고 적어서 마치 염소 똥 같다. 이름은 비록 같지 않지만, 병은 같은 곳에서 나온다.

또 말한다. 상초의 열격은 먹은 것이 내려가면, 위완이 가슴을 막아 아프다. 잠깐 사이에 토한다. 먹은 것이 나가면 아픔도 곧 멈춘다. 중초의 열격은 먹은 것이 내려가기는 한다. 다 위에 들어가기는 어렵다.

들어간 것조차 얼마 지나지 않아 도로 나온다. 하초의 열격은 아침에 먹으면 저녁에 토한다. 저녁에 먹으면 아침에 토한다.

  기와 혈이 함께 없어지면, 입 안에서 많은 거품이 나온다. 거품만 많이 나오면 반드시 죽는다. 염소 똥 같이 누면 고치기 어렵다. 담백하게 먹지 않아도 고치기 어렵다.

    ○ 張鷄峯曰 噎 當是神思間病 惟內觀自養 可以治之
    ○ 龔信 醫鑑曰 反胃也 膈也 噎也 受病皆同
      噎膈之證 不屬虛 不屬實 不屬冷 不屬熱 乃神氣中 一點病耳

  장계봉은 말한다. 열은 정신과 생각 사이에서 나온 병이다. 오직 안으로 관법을 닦아 수양해야 고칠 수 있다.
  공신의 『의감』에서는 말한다. 반위도, 격도, 열도, 병을 얻는 것은 다 같다. 열격의 증세는 허에도, 실에도, 냉에도, 열에도 속하지 않는다. 곧 신과 기 사이에서 생긴 단 하나의 병일뿐이다.

    ▶ 論曰 此證 卽 太陽人 小腸病 太重證也
          必 遠嗔怒 斷厚味 然後 其病可愈
        此證 當用 獼猴藤植腸湯
    ▶ 食物 自外入而 有所妨碍 曰 噎
        自內受而 有所拒格 曰 膈
        朝食暮吐 暮食朝吐 曰 反胃
      然 朝食而暮吐 暮食而朝吐者 非全食皆吐也
          有所妨碍而拒格於胃之上口者 經宿而自吐也則 反胃
        亦 噎膈也

蓋 噎膈者 胃脘之噎膈也
　　反胃者 胃口之噎膈也 同是一證也
有噎膈證者 必無腹痛 腸鳴 泄瀉 痢疾之證也
太陽人 若有腹痛 腸鳴 泄瀉 痢疾之證則 小腸裏氣 充實也
　　　　　　其病易治 其人亦完健

나는 말한다. 이 증세는 곧 태양인 소장에 생긴 병이다. 너무나 무거운 증세다. 반드시 성냄을 멀리하고, 기름진 음식을 끊은 뒤에라야 그 병이 나을 수 있다. 이 증세는 미후등식장탕을 써야 한다.

먹은 것이 밖에서 들어오는 것을 막는 것이 열이다. 안에서 받아들이는 것을 막는 것이 격이다. 아침에 먹으면 저녁에 토하고, 저녁에 먹으면 아침에 토하는 것이 반위다.

그러나 아침에 먹으면 저녁에 토하고 저녁에 먹으면 아침에 토한다 하여, 먹은 것 전부를 다 토하는 것은 아니다. 위의 위 입구에서 막힌 것들이, 하룻밤 묵었다가 저절로 토해질 것이다. 그러니 반위도 열격이다.

대개 열격은 위완의 열격이요, 반위는 위 입구의 열격이다. 그러니 똑같은 증세다. 열격증에는 반드시 배가 아프거나, 속이 끓거나, 설사하거나, 리질을 앓는 증세는 없다. 태양인이 만일 배가 아프거나, 속이 끓거나, 설사하거나, 리질을 앓는 증세가 있으면, 소장의 속 기운이 가득 찬 것이다. 그 병은 쉽게 고친다. 그 사람도 완전히 튼튼하다.

▶ 解㑊 噎膈 俱是重證而 重證之中 有輕重之等級焉
　　解㑊而 無噎膈則 解㑊之輕證也
　　噎膈而 無解㑊則 噎膈之輕證也
　　若 解㑊 兼噎膈 噎膈 兼解㑊則 其爲重險之證 不可勝言而 重

險中 又有輕重也
太陽人 解㑊 噎膈 不至死境之前 起居飲食如常 人必易之 視以例病
故 入於危境而 莫可挽回也

해역과 열격은 똑같이 무거운 증세다. 그러나 무거운 가운데서도 가볍고 무거운 등급이 있다.
해역만 있고 열격은 없으면 해역의 가벼운 증세다. 열격만 있고 해역은 없으면 열격의 가벼운 증세다. 만일 해역으로 열격을 아우르거나, 열격으로 해역을 아우르면, 무겁고도 험한 증세임을 이루 다 말할 수 없다.
그런데 무겁고도 험한가운데서도, 다시 가볍고 무거운 등급이 있다.
태양인 해역과 열격은 죽을 지경에 이르기 전 까지는 동작과 음식이 여전하다. 사람들이 반드시 소홀히 여겨서 으레 있는 병으로 보아 넘긴다. 그러므로 위태로운 지경으로 들어가서는 되돌릴 수가 없다.

余 稟臟太陽人 嘗得此病 六七年嘔吐涎沫 數十年攝身 倖而免夭
錄此 以爲太陽人 有病者 戒
若 論治法 一言弊曰 遠嗔怒而已矣
▶ 太陽人 意强而 操弱
　　意强則 胃脘之氣 上達而 呼散者 太過而越也
　　操弱則 小腸之氣 中執而 吸聚者 不支而餧也
　　所以 其病 爲噎膈反胃也

내가 태양인의 장부를 타고나서 일찍이 이 열격병을 앓다. 예닐곱 해를 토악질을 하면서 끈끈한 침 거품을 흘리다. 수십 년간 몸을 다스려 요행히 일찍 죽는 것을 벗어나다. 그래서 이를 기록하여 태양인으로 이런 병을 앓는 이에게 경계로 삼고자 한다. 다스리는 법을 논한다면, 한마디로 줄여서 성냄을 멀리하는 것뿐이다.

태양인은 생각이 굳세고 지조가 약하다. 생각이 굳세면, 위완의 기운이 위로 다다라서, 내쉬어 흩는 것이 너무나 지나쳐서 빠져나간다. 지조가 약하면, 소장의 기운이 속에서 뭉치므로, 들이마셔 받아들이는 것이 견디지 못하여 굶주린다. 이 때문에 그 병이 열격과 반위가 된다.

▶ 問 朱震亨論 噎膈反胃 曰 血液俱耗 胃脘乾槁 食物難入 其說 如何

묻는다. 주진형은 열격과 반위가, 피와 진액이 함께 없어져서 위완이 메말라, 먹는 것을 받아들이기 어렵다 한다. 그 주장은 어떻게 생각하시는가.

曰 水穀 納於胃而 脾衛之 出於大腸而 腎衛之
　　脾腎者 出納水穀之府庫而 迭爲補瀉者也
氣液 呼於胃脘而 肺衛之 吸於小腸而 肝衛之
　　肺肝者 呼吸氣液之門戶而 迭爲進退者也
是故 少陽人 大腸 出水穀 陰寒之氣 不足則 胃中 納水穀 陽熱之氣 必盛也
　　太陽人 小腸 吸氣液 陰凉之氣 不足則 胃脘 呼氣液 陽溫之氣 必盛也
　　胃脘 陽溫之氣 太盛則 胃脘血液 乾槁 其勢 固然也 然 非但乾槁而然也

上呼之氣 太過而 中吸之氣 太不支故 食物 不吸入而 還
呼出也

답한다. 음식물은 위에서 받아들이며 비가 이를 지켜주오. 대장으로 나가며 신이 이를 지켜주오. 그러니 비와 신은 음식물이 드나드는 곳집이자, 갈마들며 더하거나 빼주는 존재지요.

기와 액은 위완에서 내쉬며 폐가 이를 지켜주오. 소장으로 들이마시며 간이 이를 지켜주오. 그러니 폐와 간은 기와 액을 숨 쉬는 출입구이자, 갈마들며 나아가거나 물러나는 존재지요.

그러므로 소양인의 대장이 음식물을 내보내는 차디찬 음기가 부족하면, 위 속의 음식물을 받아들이는 뜨거운 양기가 반드시 꽉 차오. 태양인의 소장이 기와 액을 들이마시는 싸늘한 음기가 부족하면, 위완의 기와 액을 내쉬는 따뜻한 양기가 반드시 꽉 차오.

위완의 따뜻한 양기가 너무나 꽉 차면 위완의 피와 진액이 마르지요. 그것은 그 흐름이 참으로 그러하기 때문이오. 그러나 (주진형의 주장처럼) 한낱 말라서 그러하기 때문만은 아니외다. 위에서 내쉬는 기운이 너무나 지나치면, 가운데서 들이마시는 기운은 너무나 견디지 못하지요. 그러므로 먹는 것이 들이마셔 들어오지 못하고 도로 내쉬어 나가지요.

▶ 或曰 朱震亨所論 噎膈反胃者 安知非少陰少陽太陰人病而
　　　　　　　　　　　　　吾子必名目曰 太陽人病
　內經所論 解㑊者 安知非少陰少陽太陰人病而 吾子必名
目曰 太陽人病
　莫非牽强附會耶 願聞其說

묻는다. 주진형이 말한 열격과 반위가 소음인, 소양인, 태음인 병이 아님을 어찌 알길래, 그대는 태양인 병이라 꼭 꼬집어 말하시는가. 『내경』에서 말한 해역이 소음인, 소양인, 태음인 병이 아님을 어찌 알길래, 그대는 태양인 병이라 꼭 꼬집어 말하시는가. 억지로 끌어다 꿰어 맞춘 것 아님이 없네. 그대의 해명을 듣고 싶구먼.

曰 少陽人 有嘔吐則 必有大熱也
  少陰人 有嘔吐則 必有大寒也
  太陰人 有嘔吐則 必病愈也
    今 此 噎膈反胃 不寒 不熱 非實 非虛則 此 非太陽人病而
  何也
  解㑊者 上體完健而 下體解㑊然 胻痠 不能行去之謂也
    少陰少陽太陰人 有此證則 他證疊出而
    亦必無寒不寒 熱不熱 弱不弱 壯不壯之理矣

답한다. 소양인이 토하면 반드시 큰 열이 있소. 소음인이 토하면 반드시 차가운 기운이 크게 나오. 태음인이 토하면 반드시 병이 낫소. 지금 여기 열격과 반위는 차가움도, 뜨거움도, 실한 것도, 허한 것도 아니외다. 그러니 이 병이 태양인 병이 아니라면 무엇인가요.

해역은 윗몸이 완전히 튼튼하오. 그러나 아랫몸은 풀려서 정강이가 저려서 걸어갈 수 없는 것을 일컫는다오. 소음인, 소양인, 태음인에게 이 증세가 있으면, 다른 증세가 겹쳐 나타나지요. 또한 더구나 찬 듯 차지 않고, 뜨거운 듯 뜨겁지 않으며, 약한 듯 약하지 않고, 씩씩한 듯 씩씩하지 않을 리가 있는가요. 절대로 없소이다.

▶ 或曰 吾子論 太陽人 解㑊病治法 曰 戒深哀 遠嗔怒 修淸定
　　論 噎膈病治法 曰 遠嗔怒 斷厚味 意者
　　太陽人 解㑊病 重於噎膈病而 哀心所傷者 重於怒
　　心所傷乎

묻는다. 그대는 태양인 해역병 치료법을, 깊은 슬픔을 막아내고 성냄을 멀리하여, 마음을 맑고 안정되게 닦는 것이라 하오. 열격병 치료법을, 성냄을 멀리하고 기름진 음식을 끊는 것이라 하오. 그렇다면 생각건대, 태양인 해역병이 열격병보다 무겁고, 슬픔으로 다치는 것이 성냄으로 다치는 것보다 무거운 것인가.

曰 否　太陽人 噎膈病 太重於解㑊病而 怒心所傷者 太重於哀心
　所傷也
　　太陽人 哀心深着則 傷表氣 怒心暴發則 傷裏氣
　　故 解㑊表證 以戒哀遠怒 兼言之也

답한다. 아니외다. 태양인 열격병이 해역병보다 훨씬 무겁지요. 성냄으로 다치는 것이 슬픔으로 다치는 것보다 훨씬 무겁고요. 태양인이 슬픔에 깊이 빠져들면 겉 기운이 다치지요. 성냄이 갑자기 터져나오면 속 기운이 다치고요. 그러므로 해역의 겉 증세에서는, 슬픔을 막고 성냄을 멀리하라고 아울러서 말한 것이외다.

曰 然則 少陽人 怒性 傷口膀胱氣 哀情 傷腎大腸氣
　　少陰人 樂性 傷目膂氣　喜情 傷脾胃氣
　　太陰人 喜性 傷耳腦顀氣 樂情 傷肺胃脘氣乎

묻는다. 그렇다면 소양인의 성내는 본성은 입과 방광의 기운을 다치고, 슬픈 감정은 신과 대장의 기운을 다친다. 소음인의 즐거운 본성은 눈과 등골뼈의 기운을 다치고, 기쁜 감정은 비와 위의 기운을 다친다. 태음인의 기쁜 본성은 귀와 뒤통수의 기운을 다치고, 즐거운 감정은 폐와 위완의 기운을 다친다. 그런가.

曰 然

답한다. 그렇소이다.

▶ 太陽人 大便 一則 宜滑也 二則 宜體大而多也
　　小便 一則 宜多也 二則 宜數也
　　面色 宜白 不宜黑
　　肌肉 宜瘦 不宜肥
　　鳩尾下 不宜有塊 塊小則 病輕而 其塊易消
　　　　　　塊大則 病重而 其塊難消

태양인 똥은 첫째 묽어야 하고, 둘째 똥 덩어리가 크고 많아야 한다. 오줌은 첫째 많아야 하고, 둘째 자주 누어야 한다. 낯빛은 희어야 하고, 까매서는 안 된다. 살집은 말라야 하고, 살쪄서는 안 된다. 명치 밑에 덩어리가 있어서는 안 된다. 덩어리가 작으면 병이 가볍다. 그 덩어리는 쉽게 풀린다. 덩어리가 크면 병이 무겁다. 그 덩어리는 풀리기 어렵다.

本草所載 太陽人病 經驗要藥 單方十種 及 李梴 龔信 經驗要藥 單方二種

『본초』에 실려 있는 태양인 병에 경험한 중요한 단방 10종 및
리천과 공신이 경험한 중요한 단방 2종

本草曰

五加皮

治兩脚疼痺 骨節攣急 痿躄 小兒三歲 不能行 服此 便行走

• 『본초』에서는 말한다. 오가피는 두 다리가 쑤시고 저리며, 뼈마디가 오그라져서, 마음대로 움직이지 못하는 것을 치료한다.

세 살배기 어린아이가 걷지 못하더니, 이것을 먹고서 곧 걸어다닙니다.

松節

療脚軟弱

• 송진이 붙은 소나무 마디는 다리가 연약한 것을 치료한다.

木瓜

止嘔逆 煮汁飮之 最佳

• 모과는 구역을 멎게 한다. 달여서 즙을 마시는 것이 가장 좋다.

葡萄根
止嘔噦 濃煎取汁 細細飲之 佳
• 포도 뿌리는 구역과 딸꾹질을 멎게 한다. 진하게 달여서 즙을 조금씩 마시는 것이 좋다.

獼猴桃
治熱壅 反胃 取汁服之 藤汁 至滑 主胃閉吐逆 煎取汁服之 甚佳
• 다래는 열로 막혀서 생긴 반위를 치료한다. 즙을 내어서 먹는다. 다래덩굴 즙은 몹시 미끄러우므로, 위가 막혀서 거슬려 토하는 것을 치료한다. 달여서 즙을 먹는 것이 몹시 좋다.

蘆根
治乾嘔噦 及 五噎 煩悶 蘆根 五兩 水煎 頓服 一升 不過三升 卽差
• 갈대 뿌리는 헛구역 열증 및 음식이 목 안에서 내려가지 못하는 다섯 가지 열증과 가슴이 괴롭고 답답한 것을 치료한다. 갈대 뿌리는 5량을 물에 달여 1되를 단번에 먹는다. 석 되를 넘지 않아 곧 낫는다.

蚌蛤
治反胃吐食
• 방합 조개는 반위와 음식 토하는 것을 치료한다.

鯽魚
治反胃
• 붕어는 반위를 치료한다.

蓴

和鯽魚 作羹食之 主反胃 食不下 止嘔

• 순채와 붕어로 국을 끓여서 먹는다. 반위로 밥이 내려가지 않는 것을 다스리며, 구역도 멎는다.

蕎麥

實腸胃 益氣力

• 메밀은 뱃속을 튼실하게 하며 기력을 더한다.

李梴曰 杵頭糠

主噎 食不下 咽喉塞 細糠 一兩 白粥淸調服

• 리천은 말한다. 절굿공이에 묻은 겨는 열격증으로 밥이 내려가지 않는 것과, 목구멍이 막힌 것을 다스린다. 잘 갈린 겨 1량을 흰 죽물에 타서 먹는다.

龔信曰 螃蛤

治反胃

• 공신은 말한다. 방합 조개는 반위증을 치료한다.

新定 太陽人病 應用設方藥 二方

태양인 병에 응용하여 새로 마련한 두 가지 처방

五加皮壯脊湯

五加皮 四錢 木瓜 靑松節 各二錢 葡萄根 蘆根 櫻桃肉 各一錢 蕎麥米 半匙

※ 靑松節 闕材則 以好松葉代之
⊙ 此方治表證

오가피장척탕 : 오가피 4돈, 모과 · 소나무 마디 각각 2돈, 포도 뿌리 · 갈대 뿌리 · 앵도 살 각각 1돈, 모밀 반 숟가락.

• 소나무 마디가 없으면 좋은 솔잎으로 대신 쓴다.
• 이 처방은 겉 증세를 치료한다.

獼猴藤植腸湯

獼猴桃 四錢 木瓜 葡萄根 各二錢 蘆根 櫻桃肉 五加皮 松花 各

一錢 杵頭糖 半匙

* ※ 獼猴桃 闕材則 以藤代之
* ⊙ 此方治裏證

미후등식장탕 : 다래 4돈, 모과·포도 뿌리 각각 5돈, 갈대 뿌리·앵도 살·오가피·송화 각각 1돈, 절굿공이에 묻은 겨 반 숟가락

- 다래가 없으면 다래 덩굴로 대신 쓴다.
- 이 처방은 속 증세를 치료한다.

▶ 凡菜果之屬 淸平疏淡之藥 皆爲肝藥 蛤屬 亦補肝

- 모든 채소나 과일 종류와 맑고, 깨끗하며, 트이고, 싱거운 약은 다 간 약이다. 조개 종류도 역시 간을 돕는다.

▶ 論曰 藥驗 不廣者 病驗 不廣故也
　　太陽人數 從古稀少故 古方書中 所載證藥 亦稀少也
　　今 此五加皮壯脊湯 獼猴藤植腸湯 立方草草 雖欠不博而
　　若使太陽人 有病者 因是二方 詳究其理而 又變通置方
　　則 何患乎無好藥哉

- 나는 말한다. 겪은 약이 넓지 못한 것은 겪은 병이 넓지 못하기 때문이다. 태양인 수는 예로부터 거의 드물다. 그러므로 옛날 처방한 책 속에 실린 병증과 약도 거의 드물다.

지금 이 오가피장척탕과 미후등식장탕은 처방을 세우느라 허둥지둥하여, 비록 넓지 못한 흠이 있다. 그러나 만약 태양인의 병이 있는 사람으로 하여금, 이 두 처방을 가지고서 자세히 그 이치를 더듬고, 다시 변통해서 처방을 마련한다면, 어찌 좋은 약이 없다고 근심할 것인가.

廣濟說

광제설이다

　광제설이다. 끝맺는 글이다. 몸과 마음을 삼가서 어진 이를 좋아하고 착한 일을 즐겨하여, 세상 사람을 널리 구제하라고 설득한다.

　사람의 일생은 16세 단위로 유, 소, 장, 노년기 네 시절로 나뉜다. 춘하추동 네 계절로 비유하는, 네 시절에 어울리는 좋은 재주와 능력에다, 좋은 마음씨까지 지닌 참다운 호걸 네 부류가 있다. 그런가 하면 주색재권을 좋아하여, 장패지지를 향해 달려가는 악한 네 부류가 있다.

　주색재권은 모든 일의 관건이다. 가문의 흥망은 물론이고, 개인의 수요와 천하의 치란까지도 이에 엮여 있다. 그 언저리에 교사·라태·편급·탐욕이 있다면, 맞은편에 간약·근간·경계·문견이 있다. 그 기준이 되는 잣대가 공경이다.

　몸과 마음을 삼가는 공경은 천하의 병을 구제하는 크나큰 약인 호현락선으로 발현하고, 몸과 마음을 소홀히 하는 태만은 천하를 병들게 하는 커다란 병인 투현질능으로 발현한다.

따라서 공경으로 호현락선하여 천하창생을 구제하는 것이야말로, 참다운 호걸의 길이라 하겠다. 하여 광제설이라 제목한다.

⊙ 初一歲 至十六歲　曰幼
　十七歲 至三十二歲 曰少
　三十三歲 至四十八歲 曰壯
　四十九歲 至六十四歲 曰老
⊙ 凡人 幼年 好聞見而能愛敬 如春生之芽
　　少年 好勇猛而能騰捷 如夏長之苗
　　壯年 好交結而能修飭 如秋斂之實
　　老年 好計策而能秘密 如冬藏之根

　1세부터 16세까지를 어린이라 하고, 17세부터 32세까지를 젊은이라 하며, 33세부터 48세까지를 혈기 왕성한 장년이라 하고, 49세부터 64세까지를 늙은이라 한다.
　대체로 사람들은 어린 시절에는 듣고 보는 것, 곧 지식을 좋아하면서 사랑하고 공경할 줄 안다. 마치 땅속에서 처음으로 새싹이 나오는 봄과 같이. 젊은 시절에는 날래고 사나움을 좋아하면서, 날렵하게 뛰어오를 줄 안다. 마치 곡식이 쑥쑥 자라는 여름과 같이. 장년시절에는 사람들과 서로 맺어 사귀기를 좋아하면서, 몸을 닦고 말과 행실을 삼갈 줄 안다. 마치 영근 열매를 거두어들이는 가을과 같이. 늙은 시절에는 꾀를 좋아하면서, 남에게 알리지 않고 몰래 지킬 줄 안다. 마치 땅속 뿌리깊이 생명의 기운을 갈무리하는 겨울과 같이.

　16세를 기준으로 일생을 네 시기로 나눈다.

　가장 오래 된 의서인『황제내경(黃帝內經) 소문(素問)』이래, 남성 8세를 기본수로 하여 일생을 나눈다. 여기에서는 그 배수인 16세를 기준으로 삼는다. 시작인 16세는 4의 승수(乘數 4×4)고, 64세는 4의 재승수(再乘數 4×4×4)다. 아울러 사람의 일생을 춘하추동(春夏秋冬) 4시(四時)로 비유한 것 역시, 옛 고전들에서 연유한다.

- 幼年 好文字者 幼年之豪傑也
  少年 敬長老者 少年之豪傑也
  壯年 能汎愛者 壯年之豪傑也
  老年 保可人者 老年之豪傑也
  有好才能而 又有十分快足於好心術者 眞豪傑也
  有好才能而 終不十分快足於好心術者 才能而已
- 幼年 七八歲前 聞見未及而 喜怒哀樂膠着則 成病也 慈母 宜保護之也
  少年 二十四五歲前 勇猛未及而 喜怒哀樂膠着則 成病也 智父能兄 宜保護之也
  壯年 三十八九歲前則 賢弟良朋 可以助之也
  老年 五十六七歲前則 孝子孝孫 可以扶之也

공부하기를 좋아하는 어린이는 어린이 중 뛰어난 어린이다. 나이 먹은 어른들을 공경하는 젊은이는 젊은이 중 뛰어난 젊은이다. 차별 없이 널리 사랑하는 장년은 장년 중 뛰어난 장년이다. 좋은 사람들을 돌보는 늙은이는 늙은이 중 뛰어난 늙은이다.

좋은 재주와 능력을 지닌 데다, 더욱더 좋은 마음씨를 시원하게 충분히 쓰는 이라면, 참으로 뛰어난 인물이다. 그러나 좋은 재주와 능력을 지녔지만, 끝내 좋은 마음씨를 시원스럽게 충분히 쓰지 않는 이라면, 재주와 능력을 가진 데 그칠 뿐이다.

아직 지식이 제대로 미치지 못하는, 7세나 8세 전의 어린이가 희노애락의 성정에 단단히 달라붙으면 병이 난다. 사랑하는 어머니가 마땅히 돌보아 지켜주어야 한다.

아직 날래고 사나움이 제대로 미치지 못하는, 24세나 25세 전의 젊은이가 희노애락의 성정에 단단히 달라붙으면 병이 난다. 슬기로운 어버이나 능력 있는 형이 마땅히 돌보아 지켜주어야 한다.

38세나 39세 전의 장년의 경우에는 어진 아우나 벗이 도와주는 것이 좋다.

56세나 57세 전의 늙은이의 경우에는 효성스러운 자식이나 손자가 북돋아주는 것이 좋다.

호재능(好才能)에다 호심술(好心術)까지 지닌 진호걸(眞豪傑)과, 보호하거나 부조(扶助)해야 할 희노애락에 다치는 이들을 다룬다.

앞에서 4계절로 비유한 인생살이가 각각의 시절에 알맞은 재능이라면, 여기에서는 그 재능에 더하여 각각의 시절에 어울리는 심술을 지닌 호걸과, 알맞은 재능에도 미치지 못하는 데다가 희노애락의 성정까지 흔들리는 이들을 대비하여 다룬 것이다.

좋은 재주와 능력을 가진 데 그친 인물이 조조나 진시황이다. 「성명론」에서는 말한다.

> 슬기로운 깨우침도 남까지 아우르려 할 때에야 가르칠 만하다, 살림밑천도 자기를 깨끗이 하려 쓸 때에야 공을 세울 만하다. 가령 슬기로운 깨우침이 사사롭거나 거의 없다면, 아무리 뛰어난 인물이라도 교활하기가 조조와 같아서 가르칠 수 없다. 가령 살림밑

> 천을 제멋대로 쓰거나 넘쳐버리게 쓴다면, 아무리 큰 인물이라 할 지라도 사납기가 진시황과 같아서 공을 세울 수 없다.

- 善人之家 善人必聚 惡人之家 惡人必聚
  善人多聚則 善人之臟氣 活動 惡人多聚則 惡人之心氣 强旺
  酒色財權之家 惡人多聚 故 其家孝男孝婦受病
- 好權之家 朋黨比周 敗其家者 朋黨也
  好貨之家 子孫驕愚 敗其家者 子孫也
- 人家 凡事不成 疾病連綿 善惡相持 其家將敗之地
  惟明哲之慈父孝子 處之有術也

착한 사람의 집에는 착한 사람들이 반드시 모여든다. 악한 사람의 집에는 악한 사람들이 반드시 모여든다. 이처럼 착한 사람들이 많이 모여들면, 착한 사람들의 장부기운이 생기 차게 움직인다.

악한 사람들이 많이 모여들면, 악한 사람들의 마음기운이 굳세고 왕성하기 마련이다. 따라서 술과 색과 재화와 권세가 있는 집에 악한 사람들이 많이 모여들므로, 그 집안의 효성스러운 아들과 며느리는 병이 든다.

권세를 좋아하는 집에는 권세를 따르는 패거리가 아첨하며 사귀므로, 그 집안을 망치는 것은 그 패거리들이다. 재화를 좋아하는 집에는 자손들이 교만하고 어리석으므로, 그 집안을 망치는 것은 그 자손들이다.

어느 사람의 집에서든 하는 일마다 이루어지지 않고, 질병이 잇달아 끊이지 않으며, 착함과 악함이 서로 맞서 버틴다면, 그 집안은 바야흐로 무너질 처지에 놓인 것이다. 오직 사리에 밝은 자애로운 어버이나 효성스런 아들이라야, 이를 다스릴 방법이 있다.

앞에서는 개인을 기준으로 좋은 재능에다 좋은 마음씨까지 지닌 참다운 호걸 네 부류를 말한다면, 여기에서는 가문을 기준으로 주색재권(酒色財權)을 좋아하여 장패지지(將敗之地)를 향해 달려가는 네 부류의 악한 가문을 말한다.

- ⊙ 嬌奢減壽 懶怠減壽 偏急減壽 貪慾減壽
  爲人嬌奢 必耽侈色 爲人懶怠 必嗜酒食
  爲人偏急 必爭權勢 爲人貪慾 必殉貨財
- ⊙ 簡約得壽 勤幹得壽 警戒得壽 聞見得壽
  爲人簡約 必遠侈色 爲人勤幹 必潔酒食
  爲人警戒 必避權勢 爲人聞見 必淸貨財

요란하게 치장하면 일찍 죽고, 게으르면 일찍 죽으며, 지나치게 급하면 일찍 죽고, 욕심껏 탐내면 일찍 죽는다.

사람됨이 요란하게 치장할수록 반드시 지나친 색정에 빠지고, 사람됨이 게으를수록 반드시 술과 음식을 즐기며, 사람됨이 지나치게 급할수록 반드시 권세를 다투고, 사람됨이 욕심껏 탐낼수록 반드시 돈과 재물을 위해 목숨을 바치기 때문이다.

까다롭지 않으면 오래 살고, 부지런하고 재간이 있으면 오래 살며, 조심조심 주의하면 오래 살고, 듣고 보아 앎이 쌓이면 오래 산다.

사람됨이 까다롭지 않으면 반드시 지나친 색정을 멀리하고, 사람됨이 부지런하고 재간이 있으면 반드시 술과 음식에 깨끗하며, 사람됨이 조심조심 주의하면 반드시 권세를 피하고, 사람됨이 듣고 보아 앎이 쌓이면 반드시 돈과 재물에 맑기 때문이다.

주색재권은 가문의 장패지지일 뿐 아니라, 오랜 수명을 누리느냐 수명에 못 미치게 일찍 죽느냐 하는 개인의 수요(壽夭)의 관건이기도 하다. 수요의 길 한편에 교사·라태·편급·탐욕이 있다. 맞은편에 간약·근간·경계·문견이 있다.

- ⊙ 居處荒凉 色之故也 行身闒茸 酒之故也
  用心煩亂 權之故也 事務錯亂 貨之故也
- ⊙ 若敬淑女 色得中道 若愛良朋 酒得明德
  若尙賢人 權得正術 若保窮民 貨得全功
- ⊙ 酒色財權 自古所戒 謂之四堵墻而比之牢獄
  非但一身壽夭 一家禍福之所繫也 天下治亂 亦在於此
  若使一天下酒色財權 無乖戾之氣則 庶幾近於堯舜周召南之
  世矣

사는 곳이 황폐하여 쓸쓸한 것은 색정 때문이요, 몸을 가지는 일이 천하고 졸렬한 것은 술 때문이요, 마음을 쓰는 것이 괴롭고 어지러운 것은 권세 때문이요, 맡아보는 일이 뒤섞여서 어수선한 것은 돈 때문이다.

만약 정숙한 여인을 공경하면 색정의 바른 길을 얻을 것이고, 만약 어진 벗을 사랑하면 술의 바른 덕을 얻을 것이며, 만약 어진 이를 높이면 권세의 바른 방법을 얻을 것이고, 만약 곤궁한 백성을 돌보면 돈의 온전한 공훈을 얻을 것이다.

주색재권은 오랜 옛날부터 타이른 것으로서, 사방을 에워싼 울타리나 감옥에 견준 것이다. 한낱 자기 한 몸의 장수나 요절과 한 집안의 재앙이나 복이 엮였을 뿐 아니라, 천하의 다스림과 어지러움 또한 여기에 달려 있다.

만약 한결같이 천하로 하여금 주색재권에 의해 기운을 어그러지게끔 않는다면, 요임금, 순임금, 주공 단, 소공 석이 다스린 성스러운 세상에 거의 가까울 것이다.

주색재권에는 개인의 수요와 가문의 흥망뿐 아니라, 천하의 치란(治亂) 또한 엮여 있다. 주색재권의 바른 길을 걷는 천하라면, 성스러운 세상에 거의 가깝다.

⊙ 凡人簡約而勤幹 警戒而聞見 四材圓全者 自然上壽
　　簡約勤幹而警戒 或聞見警戒而勤幹 三材全者 次壽
　　嬌奢而勤幹 警戒而貪慾 或簡約而懶怠 偏急而聞見 二材全者
　　　恭敬則壽 怠慢則夭
⊙ 凡人恭敬則必壽 怠慢則必夭 謹勤則必壽 虛貪則必夭
　　飢者之腸 急於得食則 腸氣蕩矣 貧者之骨 急於得財則 骨力竭矣
　　飢而安飢則 腸氣有守 貧而安貧則 骨力有立
　　是故 飮食 以能忍飢而不貪飽 爲恭敬
　　　衣服 以能耐寒而不貪溫 爲恭敬
　　　筋力 以能勤勞而不貪安逸 爲恭敬
　　　財物 以能謹實而不貪苟得 爲恭敬

대체로 사람들이 까다롭지 않고, 부지런하고 재간이 있으며, 조심 조심 주의하고, 듣고 보아 앎이 쌓이면 좋다. 이 네 가지가 원만하게 온전하면 절로 오래 산다.

까다롭지 않고 부지런한 재간이 있으며 조심조심 주의하거나, 혹은 듣고 보아 앎이 쌓이고 조심조심 주의하며 부지런한 재간이 있으면 좋다. 이처럼 세 가지가 온전하면 그 다음으로 오래 산다.

요란하게 치장하면서도 부지런한 재간이 있거나 조심조심 주의하면서도 욕심껏 탐내거나, 혹은 까다롭지 않으면서도 게으르거나 지나치게 급하면서도 듣고 보아 앎이 쌓이면, 그저 그렇다. 이처럼 두 가지가 온전한 경우에는, 몸과 마음을 삼가면 오래 살고, 몸과 마음을 소홀히 하면 일찍 죽는다.

대체로 사람들이 몸과 마음을 삼가면 반드시 오래 살고, 몸과 마음을 소홀히 하면 반드시 일찍 죽는다. 삼가 부지런하면 반드시 오래 살고, 허투루 탐내면 반드시 일찍 죽는다.

굶주린 사람의 창자가 먹을 것을 얻으려고 서두르면, 창자의 기운이 다한다. 가난한 사람의 뼈가 재물을 얻으려고 서두르면, 뼈의 힘이 마른다. 굶주려도 굶주림을 편안히 여기면, 창자의 기운이 제대로 지켜진다. 가난해도 가난을 편안히 여기면, 뼈의 힘이 제대로 선다.

그러므로 음식은 굶주림을 참을 수 있어서, 배부르기를 탐내지 않음이 음식의 삼감이다. 의복은 차디참을 견딜 수 있어서, 따스하기를 탐내지 않음이 의복의 삼감이다. 근력은 일을 부지런히 할 수 있어서, 편안히 쉬기를 탐내지 않음이 근력의 삼감이다. 재물은 삼가 참답게 얻을 수 있어서, 구차하게 얻기를 탐내지 않음이 재물의 삼감이다.

우리의 몸과 마음을 삼가는 공경(恭敬)은 주색재권의 바른 길 중에서도 지름길이다. 뿐만 아니다. 의복이나 근력 따위의 모든 일에서도 바른 길의 기준이 되는 잣대다. 다시 말해 이제까지 논의한 것을 한마디 말로 압축하여 결론 내린 것이 공경이다. 공경의 유무, 즉 공경하느냐 태만하느냐에 의해 삶의 길이 천양지차로 벌어진다.

- ⊙ 山谷之人 沒聞見而 禍夭 市井之人 沒簡約而 禍夭
  農畝之人 沒勤幹而 禍夭 讀書之人 沒警戒而 禍夭
- ⊙ 山谷之人 宜有聞見 有聞見則 福壽
  市井之人 宜有簡約 有簡約則 福壽
  鄕野之人 宜有勤幹 有勤幹則 福壽
  士林之人 宜有警戒 有警戒則 福壽
- ⊙ 山谷之人 若有聞見 非但福壽也 此人卽 山谷之傑也
  市井之人 若有簡約 非但福壽也 此人卽 市井之傑也
  鄕野之人 若有勤幹 非但福壽也 此人卽 鄕野之傑也
  士林之人 若有警戒 非但福壽也 此人卽 士林之傑也
- ⊙ 或曰 農夫 元來力作 最是勤幹者也而 何謂沒勤幹
  士人 元來讀書 最是警戒者也而 何謂沒警戒耶
  曰 以百畝之不治 爲己憂者 農夫之任也 農夫而比之士人則
  眞是懶怠者也
  士人頗讀書故 心恒妄矜 農夫 目不識字故 心恒佩銘
  士人而擬之農夫則 眞不警戒者也
  若 農夫勤於識字 士人習於力作則 才性調密 臟氣堅固

산골짜기에 사는 사람이 듣고 본 앎이 없으면, 재앙이 많고 일찍 죽는다. 저잣거리에 사는 사람이 까다롭지 않음이 없으면, 재앙이 많고 일찍 죽는다. 밭이랑에서 농사짓는 사람이 부지런한 재간이 없으면 재앙이 많고 일찍 죽는다. 글을 읽는 사람이 조심조심 주의하지 않으면, 재앙이 많고 일찍 죽는다.

산골짜기에 사는 사람일수록 마땅히 듣고 본 앎이 있어야 한다. 듣고 본 앎이 있으면 복이 많고 오래 산다. 저잣거리에 사는 사람일수록 마땅히 까다롭지 않아야 한다. 까다롭지 않으면 복이 많고 오래 산다. 시골 들판에서 농사짓는 사람일수록 마땅히 부지런한 재간이 있어야 한다. 부지런한 재간이 있으면 복이 많고 오래 산다. 글을 읽는 사람일수록 마땅히 조심조심 주의해야 한다. 조심조심 주의하면 복이 많고 오래 산다.

산골짜기에 사는 사람이 만약 듣고 본 앎이 있으면, 한낱 복이 많고 오래 살 뿐 아니라, 이 사람이야말로 곧 산골짜기의 뛰어난 사람이다. 저잣거리에 사는 사람이 만약 까다롭지 않으면, 한낱 복이 많고 오래 살 뿐 아니라, 이 사람이야말로 곧 저잣거리의 뛰어난 사람이다. 시골 들판에 사는 사람이 만약 부지런한 재간이 있으면, 한낱 복이 많고 오래 살 뿐 아니라, 이 사람이야말로 곧 시골 들판의 뛰어난 사람이다. 글을 읽는 사람이 만약 조심조심 주의하면, 한낱 복이 많고 오래 살 뿐 아니라, 이 사람이야말로 곧 글 읽는 사람 중의 뛰어난 사람이다.

묻는다. 농부란 본디 경작에 힘써 가장 부지런한 재간이 있거늘 어찌 부지런하지 않다 하시고, 선비란 본디 글을 읽어 가장 조심조심 주의하거늘 어찌 조심하지 않는다 하시는가.

답한다. 백 이랑을 잘 가꾸느냐 않느냐를 자기의 근심으로 삼는 것이 농부의 일이라오. 그러니 선비에 비하여 농부란 참으로 게으르다 하겠지요. 선비는 자못 글을 읽으므로 마음이 늘상 거만하기 마련이오. 농부는 낫 놓고 기역자도 모르므로, 조그만 경구 한마디라도 늘상 마음 깊이 간직하기 마련이라오. 그러니 농부와 견주어 선비란 참으로 조심하지 않는 게지요.

만약 농부가 학식을 닦기에 부지런히 힘쓰고 선비가 경작에 힘쓰기를 익힌다면, 재주와 본성이 두루 치밀하여 장부의 기운이 튼튼할 거외다.

구체적 사례의 장이다. 수요의 길 한편에 있는 문견, 간약, 근간, 경계 중 근간과 경계의 사례를 주로 다룬다.

- 嬌奢者之心 藐視閭閻生活 輕易天下室家 眼界驕豪 全昧産業之艱難
  甚劣財力之方略 每爲女色所陷 終身不悔
- 懶怠者之心 極其矗猛 不欲積功之寸累 每有虛大之甕算
  蓋其心 甚憚勤幹故 欲逃其身於酒國 以姑避勤幹之計也
  凡懶怠者 無不縱酒 但見縱酒者則 必知其爲懶怠人心 矗猛也
- 酒色之殺人者 人皆曰 酒毒枯腸 色勞竭精云 此 知其一 未知其二也
  縱酒者 厭勤其身 憂患如山
  惑色者 深愛其女 憂患如刀 萬端心曲 與酒毒色勞幷力攻之而殺人也

요란하게 치장하는 이의 마음은 민간 사람의 생활을 업신여기고 천하 가족을 경솔하게 깔본다. 눈으로 보느니 교만하고 사치스러운 것이어서, 살아가는 일의 어려움을 까맣게 모르고, 재산을 일구는 꾀도 대단히 형편없다. 매양 여색의 함정에 빠지면서도 몸이 다하도록 뉘우칠 줄 모른다.

　게으른 이의 마음은 너무나 거칠고 사나워서, 푼푼히 쌓기를 차곡차곡 하여 공을 이룰 생각은 하지 않고, 매양 실속 없이 큰 것만을 떠벌리는 독장수셈을 하기 일쑤다. 대체로 그런 마음이란 부지런한 재간을 몹시 꺼려한다. 그러므로 그 몸을 술에 취한 황홀한 별세계로 도망하여, 부지런한 재간을 어름어름 일시 피하는 꾀로 삼으려 한다. 게으른 이 치고 술에 취해 흐느적거리지 않는 이가 없다. 그런 술주정뱅이를 보기만 하더라도, 게으른 이의 마음이 거칠고 사나움을 알리라.

　술과 색정은 사람을 죽이는 것이다. 이에 대해 모든 이들은, 술을 무리하게 마셔 쌓인 독이 창자를 말라비틀어지게 하고, 색정을 지나치게 부린 피로함이 정을 말라붙게 한다고 말한다.

　이것은 하나만 알지 둘은 모르는 말씀이다. 술에 취해 흐느적거리는 이는 몸을 부지런히 하기를 싫어하여 근심이 산처럼 쌓인다. 색정에 홀린 이는 계집을 깊이 사랑하여 근심이 칼처럼 찌른다. 이처럼 술과 색정으로 일어난, 마음속의 근심 만 갈래가 술의 독과 색정의 피로함과 더불어, 힘을 합해 쳐서 사람을 죽인다.

　구체적 사례의 장이다. 수요의 길 한편에 있는 교사, 라태, 편급, 탐욕 중 교사와 라태의 사례를 다룬다. 독장수셈은 그림의 떡이란 말과 함께 옹산화병(甕算畵幷)으로 쓰여, 실속 없음을 뜻한다.

> ⊙ 狂童 必愛淫女 淫女 亦愛狂童 愚夫 必愛妬婦 妬婦 亦愛愚夫 以物理觀之則 淫女 斷合狂童之配也 愚夫 亦宜妬婦之匹也 蓋 淫女妬婦 可以爲惡人賤人之配匹也 不可以爲君子貴人之配匹也

七去惡中 淫去妬去爲首惡而 世俗 不知妬字之義 但以憎疾衆妾爲言

貴人之繼嗣 最重則 婦人 必不可憎疾貴人之有妾而 亂家之本 未嘗不在於衆妾則

  婦人之憎疾衆妾之邪媚者 猶爲婦人之賢德也

  何所當於妬字之義乎

詩云 桃之夭夭 其葉蓁蓁 之子于歸 宜其家人

  宜其家人者 好賢樂善而宜於家人之謂也

  不宜其家人者 妬賢嫉能而不宜於家人之謂也

凡人家 疾病連綿 死亡相隨 子孫愚蚩 資産零落者 莫非愚夫妬婦 妬賢嫉能之所做出也

⊙ 天下之惡 莫多於妬賢嫉能

  天下之善 莫大於好賢樂善

  不妬賢嫉能而爲惡則 惡必不多也

  不好賢樂善而爲善則 善必不大也

  歷稽往牒 天下之受病 都出於妬賢嫉能

        天下之救病 都出於好賢樂善

  妬賢嫉能 天下之多病也

  好賢樂善 天下之大藥也

경망한 녀석은 반드시 음탕한 계집을 사랑하고, 음탕한 계집도 경망한 녀석을 사랑한다. 어리석은 지아비는 반드시 질투 많은 지어미를 사랑하고, 질투 많은 지어미도 어리석은 지아비를 사랑한다. 만물의 이치로서 살펴보더라도 음탕한 계집은 단연히 경망한 녀석의 짝으로 들어맞고, 어리석은 지아비도 마땅히 질투 많은 지어미의 짝이다.

그러니 음탕한 계집과 질투 많은 지어미는 악인이나 천인의 짝이라 할 수는 있어도, 군자나 귀인의 짝이라 할 수는 없다.

부인을 내쳐야 할 일곱 가지 악 가운데서도, 음탕하여 내침과 질투하여 내침이 으뜸가는 악이다. 그렇지만 세상 사람들은 질투의 뜻을 제대로 알지 못하여, 한낱 여러 첩실을 미워하는 것만을 질투로서 말한다.

귀인의 대를 잇는 것은 가장 중요한 일이다. 그러기 위해 귀인이 첩을 두는 것을 부인은 결코 미워해서는 안 된다. 그러나 화목하지 못하게 집안을 소란스럽게 하는 근본은 아직 일찍이 여러 첩실을 둔 데 있지 않은 적이 없다. 그렇다면 부인이 여러 첩실들이 부리는 삿된 아양을 미워하는 것은 오히려 부인의 어진 덕이 되는 것이다. 이것을 질투로 풀이해서야 어찌 가당하리오.

『시경』「주남(周南)」도요(桃夭)에서는 읊는다.

> 싱그럽디 싱그런 앳된 복숭아, 이파리 짙고도 짙어 푸르러라.
> 시집가는 이 아가씨, 그 집안사람에 어울리리.

그 집안사람에 어울린다는 것은, 어진 이를 좋아하고 착한 일을 즐겨하여, 그 집안사람 되기에 마땅함을 일컫는다. 그 집안사람에 어울리지 않는다는 것은 어진 이를 질투하고 능력 있는 이를 미워하여, 그 집안사람 되기에 마땅하지 않음을 일컫는다.

어느 사람의 집에서든 질병이 잇달아 끊이지 않고, 죽음이 서로 뒤따르며, 자손이 어리석고 못나며, 재산이 떨어져서 가난해지는 것은, 어리석은 지아비와 질투 많은 지어미가 어진 이를 질투하고 능력 있는 이를 미워하여 벌인 짓거리로부터 나오지 않음이 없다.

천하의 악치고, 어진 이를 질투하고 능력 있는 이를 미워함보다 더한 것은 없다. 천하의 착함치고, 어진 이를 좋아하고 착한 일을 즐겨함보다 더 큰 것은 없다. 그러니 어진 이를 질투하지 않고 능력 있는 이를 미워하지 않는 악이란, 딱히 그리 대단한 악이 아니다. 어진 이를 좋아하지 않고 착한 일을 즐겨하지 않는 착함이란, 딱히 그리 대단한 착함이 아니다.

지난날의 역사를 되돌이켜 헤아려 보더라도, 천하가 병드는 것은 모두 어진 이를 질투하고 능력 있는 이를 미워함으로부터 나오고, 천하의 병을 다스리는 것은 모두 어진 이를 좋아하고 착한 일을 즐겨함으로부터 나온다. 따라서 어진 이를 질투하고 능력 있는 이를 미워하는 것이 천하의 커다란 병이라면, 어진 이를 좋아하고 착한 일을 즐겨하는 것은 천하의 크나큰 약이라 하겠다.

실제적 응용의 장이다. 몸과 마음을 삼가는 공경은 호현락선(好賢樂善)이라는 실체로서 모습을 드러낸다. 수신(修身) 제가(齊家) 치국(治國) 평천하(平天下)의 토대로서, 천하의 병을 구제하는 크나큰 약으로까지 응용한다.

四象人 辨證論

사상인 변증론이다

 사상인 변증론이다. 부록이다. 체형, 기상, 성질, 용모, 사기, 병증으로 사상인의 체질을 분별하는 법을 다룬다.

 사상인 체형의 기상·성질·재간에 대한 총론과 체질별 용모·사기·병증으로, 체질을 분별하는 각론을 서술한다. 체형·기상과 용모·사기로 체질을 분별하되, 분별이 미심쩍을 때에는 병증까지 참작하여 분별하는 법을 다룬다. 사상인의 무병 완실과 큰 병의 기준이 되는, 생리현상의 일정 징후를 다룬다. 더하여 흔들리는 마음으로부터 마음의 녕정을 추구하고, 성정으로의 몰입을 경계하라고 사상인의 양생법을 제시한다. 부록으로 집필 동기, 글 마친 발문, 간행한 간기를 덧붙인다.
 이처럼 체형 기상에서 병증까지 이르는, 고유한 특징으로 사상인의 체질을 분별하는 법을 주로 다룬다. 하여 사상인 변증론이라 제목한다.

⊙ 太少陰陽人 以今時目見 一縣萬人數 大略論之則
　太陰人五千人也
　少陽人三千人也
　少陰人二千人也
　太陽人數 絶少 一縣中 或三四人 十餘人而已

태소음양인을 오늘의 시점에서 눈어림하여, 한 고을 사람을 만 명으로 헤아려서 대략 따져보리라. 태음인 5천 명, 소양인 3천 명, 소음인 2천 명이다. 태양인은 거의 없어서, 한 고을에 서너 명이거나 10여 명일 뿐이다.

인구비례로 본 사상인 숫자다. 태음인, 소양인, 소음인, 태양인 순이다.

⊙ 太陽人 體形氣像 腦顀之起勢 盛壯而 腰圍之立勢 孤弱
　少陽人 體形氣像 胸襟之包勢 盛壯而 膀胱之坐勢 孤弱
　太陰人 體形氣像 腰圍之立勢 盛壯而 腦顀之起勢 孤弱
　少陰人 體形氣像 膀胱之坐勢 盛壯而 胸襟之包勢 孤弱

태양인의 몸이 겉으로 드러난 상태다. 목덜미의 일어난 힘이 아주 씩씩하여 볼 만하고, 허리둘레의 선 힘이 외롭고 약하다.
소양인의 몸이 겉으로 드러난 상태다. 가슴둘레의 싸안는 힘이 아주 씩씩하여 볼 만하고, 엉덩이의 앉은 힘이 외롭고 약하다.
태음인의 몸이 겉으로 드러난 상태다. 허리둘레의 선 힘이 아주 씩씩하여 볼 만하고, 목덜미의 일어난 힘이 외롭고 약하다.

소음인의 몸이 겉으로 드러난 상태다. 엉덩이의 앉은 힘이 아주 씩씩하여 볼 만하고, 가슴둘레의 싸안는 힘이 외롭고 약하다.

사상인 체형의 기상이다.

체형의 기상은 본성과 감정이 형성하는 장부 크기에 의해 결정된다. 「사단론」에서는 말한다.

> 태양인은 슬퍼하는 본성이 멀리까지 어루만지면, 기운이 폐로 흘러들어 폐가 더욱 가득 찬다. 성내는 감정이 몹시 급하면, 기운이 간에 부딪쳐 간이 더욱 깎인다. 이 때문에 폐가 크고 간이 작다.
> 소양인은 성내는 본성이 크게 감싸주면, 기운이 비로 흘러들어 비가 더욱 가득 찬다. 즐거워하는 감정이 몹시 급하면, 기운이 신에 부딪쳐 신이 더욱 깎인다. 이 때문에 비가 크고 신이 작다.
> 태음인은 기뻐하는 본성이 널리 펼쳐지면, 기운이 간으로 흘러들어 간이 더욱 가득 찬다. 즐거워하는 감정이 몹시 급하면, 기운이 폐에 부딪쳐 폐가 더욱 깎인다. 이 때문에 간이 크고 폐가 작다.
> 소음인은 즐거워하는 본성이 깊고 단단하면, 기운이 신으로 흘러들어 신이 더욱 가득 찬다. 기뻐하는 감정이 몹시 급하면, 기운이 비에 부딪쳐 비가 더욱 깎인다. 이 때문에 신이 크고 비가 작다.

⊙ 太陽人 性質 長於疏通而 材幹 能於交遇
　少陽人 性質 長於剛武而 材幹 能於事務

太陰人 性質 長於成就而 材幹 能於居處
少陰人 性質 長於端重而 材幹 能於黨與

　　태양인이다. 성품의 바탕이 막힌 것을 시원하게 트는 소통에 뛰어나, 세상살이 재주와 능력으로 우연히 만나는 사람들과의 사귐인 교우를 잘한다.
　　소양인이다. 성품의 바탕이 굳세고 씩씩한 강무에 뛰어나, 세상살이 재주와 능력으로 일을 이루기 위해 힘쓰는 사무를 잘한다.
　　태음인이다. 성품의 바탕이 어떤 일이든 이루는 성취에 뛰어나, 세상살이 재주와 능력으로 인간관계에서의 처신인 거처를 잘한다.
　　소음인이다. 성품의 바탕이 깔끔하고 무게 잡는 단중함에 뛰어나, 세상살이 재주와 능력으로 자기편끼리의 더불음인 당여를 잘한다.

　　사상인의 성질과 재간이다.

　　성질과 재간으로 후천의 일삼는 감정인 인사를 설명한다. 「성명론」에서는 말한다.

> 　　사람답게 살아가기 위해 세상살이를 일삼는 감정이 인사다. 인사는 네 가지로 다르다. 하나는 우연히 만나는 사람들과의 사귐인 교우를 일삼는 태양인이고, 둘은 일을 이루기 위해 힘쓰는 사무를 일삼는 소양인이며, 셋은 인간관계에서의 처신인 거처를 일삼는 태음인이고, 넷은 자기편끼리의 더불음인 당여를 일삼는 소음인이다.

- ▶ 太陽人 體形 元不難辨而 人數 稀罕故 最爲難辨也
  其體形 腦顀之起勢 强旺 性質 疏通 又有果斷
  其病 噎膈反胃 解㑊證 亦自易辨而 病未至重險之前 別無大證
    完若無病壯健人也
- ※ 少陰人老人 亦有噎證 不可誤作 太陽人治
- ▶ 太陽女 體形壯實而 肝小脇窄 子宮不足 故 鮮能生産
  以六畜玩理而 太陽牝牛馬 體形壯實而 亦鮮能生産者 其理可推

    태양인의 몸의 모습은 원래 분별하기가 어렵지 않다. 그러나 사람 수가 거의 드물기 때문에 가장 분별하기가 어렵다. 그 몸의 모습은 목덜미의 일어난 힘이 아주 씩씩하고, 성품의 바탕이 툭 트인 데다, 과감하게 결단을 내린다. 그 병으로는 열격반위·해역 증세가 있어서 또한 절로 분별하기 쉽다. 병이 중증이나 험증에 이르기 전까지는, 별다른 큰 증세가 없어서 아무 병이 없는 튼튼한 사람과 같다.

    소음인 늙은이도 열격증이 있으니, 태양인으로 잘못 알아 치료해서는 안 된다.

    태양인 계집의 몸의 모습은 튼실하다. 그러나 간이 작고 옆구리가 좁아서, 애기보가 부족하므로 아이 낳는 일이 거의 드물다. 가축으로 이치를 음미하면, 돌 암소와 돌 암말은 몸의 모습이 튼튼하고 튼실하면서도 새끼를 낳는 일이 드물다. 그 이치를 미루어 짐작할 수 있다.

    태양인 분별법이다.

앞에서가 사상인 체형의 기상, 성질, 재간에 대한 총론이라면, 지금부터는 각 체질별 각론이다. 먼저 태양인 분별법이다. 체형의 기상과 성질에다 태양인 고유의 병증을 말한다. 태양녀는 아이 생산이 어려운 돌계집인 석녀(石女) 아닌 경우가 드물다.

해역·열격반위는 태양인 고유의 병증이다.「태양인 내촉소장병론」에서는 말한다.

> 태양인의 해역·열격은 죽을 지경에 이르기 전까지는 기거와 음식이 보통 때와 같다. 그러므로 사람들이 반드시 쉽게 생각하고 보통 병처럼 보아 넘긴다. 그러므로 위태로운 지경으로 들어가서는 되돌릴 수가 없는 것이다. ……태양인은 생각이 굳세고 지조가 약하다. 생각이 굳세면 위완의 기운이 위로 다다라서, 내쉬어 흩는 것이 너무나 지나쳐서 빠져나간다. 지조가 약하면 소장의 기운이 속에서 뭉치므로, 들이마셔 받아들이는 것이 견디지 못하여 굶주린다. 이 때문에 그 병이 열격·반위가 된다.

- ▶ 少陽人 體形 上盛下虛 胸實足輕 剽銳好勇而 人數亦多 四象人中 最爲易辨
- ※ 少陽人 或有短小靜雅 外形 恰似少陰人者
  觀其病勢寒熱 仔細執證 不可誤作少陰人治

소양인의 몸의 모습은 위가 가득하고 아래가 비어, 가슴은 튼실하고 발은 날렵하다. 빠르고 날카로우며 용맹을 좋아하는데다, 사람 수도 많으니 사상인 가운데 가장 분별하기 쉽다.

소양인에 가끔 키가 작고 조용하며 맑아서, 겉으로 보기에 소음인과 거의 닮은 경우가 있다. 그 병세의 차고 뜨거움을 살펴서 처음부터 끝까지 병증을 짚어, 소음인으로 알아 잘못 치료해서는 안 된다.

소양인 분별법이다.

소양인과 소음인 병세의 한열 차이에 대해, 「태양인 내촉소장병론」에서는 말한다.

> 소양인이 토악질을 하면 반드시 크게 뜨겁다. 소음인이 토악질을 하면 반드시 크게 차갑다.

「소양인 비수한 표한병론」에서는 말한다.

> 옛날 의사가 말하기를, 머리는 차서 아픈 일이 없고, 배는 더워서 아픈 일이 없다고 한다. 그렇지만 이 말은 그른 말이다. 무슨 말인가 하면, 소음인은 원래 냉이 지나쳐서 그 두통도 열통으로 온 것이 아니라 곧 냉통이다. 소양인은 원래 열이 지나쳐서 그 복통도 냉통으로 온 것이 아니라 곧 열통이다.

소양인과 소음인 병의 집증에 대해, 「소양인 비수한 표한병론」에서는 말한다.

> 소음인 상한병에는 아랫배가 딴딴하며 그득한 증이 있고, 소양인 상한병에는 명치 아래에 가슴 속이 맺히는 증이 있다.

「의원론」에서도 말한다.

> 여섯 가지 상한병 병증 가운데서도 삼음병증은 모두 소음인 병증이고, 소양병증은 곧 소양인 병증이다.

▶ 太陰少陰人 體形 或略相彷彿 難辨疑似而 觀其病證則 必無不辨
　太陰人 虛汗則 完實也　　　　少陰人 虛汗則 大病也
　太陰人 陽剛堅密則 大病也　　少陰人 陽剛堅密則 完實也
　太陰人 有胸膈怔忡證也　　　少陰人 有手足悗亂證也
　太陰人 有目眥上引證 又有目睛內疼證也 少陰人則 無此證也
　少陰人 平時呼吸 平均而 間有一太息呼吸也 太陰人則 無此太息呼吸也
　太陰人 瘧疾惡寒中 能飮冷水　少陰人 瘧疾惡寒中 不飮冷水
　太陰人 脈長而緊　　　　　　少陰人 脈緩而弱
　太陰人 肌肉 堅實　　　　　　少陰人 肌肉 浮軟
　太陰人 容貌詞氣 起居有儀而修整正大　少陰人 容貌詞氣 體任自然而簡易小巧
※ 少陰人 體形 矮短而 亦多有長大者 或有八九尺長大者
　太陰人 體形 長大而 亦或有六尺矮短者

　태음인과 소음인도 몸의 모습이 가끔 서로 비슷하여, 닮은 것도 같고 아닌 것도 같아 분별하기 어려운 경우가 있다. 그러나 그 병증을 살펴보면 반드시 분별 못할 것이 없다.
　태음인은 땀이 흐르면 완전히 튼실하고, 소음인은 원기가 비어 땀이 흐르면 큰 병이다. 태음인은 겉보기에 야무지고 단단하면 큰 병이고, 소음인은 겉보기에 야무지고 단단하면 완전히 튼실하다. 태음인은 가슴이 뛰어 울렁거리는 증세가 있고, 소음인은 손발이 떨리면서 힘이 없는 증세가 있다.

태음인은 눈초리가 위로 당겨지는 증세가 있으며, 눈망울이 쑤시는 증세도 있다. 그러나 소음인에게는 이러한 증세가 없다. 소음인은 보통 때에 호흡이 고르다가도 이따금 큰 한숨을 내쉬는 일이 있으나, 태음인은 이렇게 큰 한숨을 내쉬는 일이 없다. 태음인은 학질을 앓아 추워 오들오들 떨면서도 찬 물을 마실 수 있으나, 소음인은 학질을 앓아 추워 오들오들 떨면서는 찬 물을 마시지 못한다.

태음인은 맥이 길면서 팽팽하고, 소음인은 맥이 느리면서 약하다. 태음인은 살갗이 단단하고 튼실하며, 소음인은 살갗이 나긋나긋하다.

태음인의 용모와 말솜씨다. 용모에선 일상생활에 의젓하고, 말솜씨는 가지런하게 잘 가다듬으며 바르고 크다.

소음인의 용모와 말솜씨다. 용모에선 몸기짐이 자연스럽고, 말솜씨는 간결하여 쉽고 잔재주가 있다.

소음인 몸의 모습은 작고 짧으나, 여덟아홉 자 되는 크고 긴 사람도 있다. 태음인 몸의 모습은 크고 길으나, 여섯 자 되는 작고 짧은 사람도 있다.

태음인과 소음인의 분별법이다.

허한이나 양강견밀 유무, 고유의 병증, 맥, 용모, 사기, 체형의 차이로, 태음인과 소음인을 가름한다. 허한(虛汗)에 대해, 「태음인 위완수한 표한병론」에서는 말한다.

> 태음인이 등에서 목덜미까지 땀이 나고, 안면 머리카락 아래로 땀이 없으면 흉한 증세다. 얼굴 전체에 땀이 있어도, 귓문 주위에 땀이 없으면 죽는 증세다. 크게 보아 태음인의 땀은 귀 뒤 높은 뼈와 안면 머리카락에서 시작하여, 젖가슴까지 많이 흐르면, 병이 풀린다.

「소음인 범론」에서는 말한다.

> 소음인 병에 두 가지 위급한 증세가 있다. 열이 나면서 땀을 많이 흘리는 것이 한 가지 위급한 증세요, 맑은 물 설사를 하는 것이 또 한 가지 위급한 증세다.

- 太陰人 恒有怯心 怯心寧靜則 居之安 資之深而 造於道也
  怯心益多則 放心桎梏而 物化之也
  若 怯心 至於怕心則 大病作而 怔忡也 怔忡者 太陰人病之重證也

- 少陽人 恒有懼心 懼心寧靜則 居之安 資之深而 造於道也
  懼心益多則 放心桎梏而 物化之也
  若 懼心 至於恐心則 大病作而 健忘也 健忘者 少陽人病之險證也

- 少陰人 恒有不安定之心 不安定之心寧靜則 脾氣 卽活也
  太陽人 恒有急迫之心 急迫之心寧靜則 肝血 卽和也

태음인은 언제나 겁내는 마음이 있다. 겁내는 마음을 편안하게 가라앉히면 거처가 편안해져서, 이에 힘입는 것이 깊어지면 깊어질수록 도의 길로 나아간다. 반대로 겁내는 마음이 더욱 많아지면 많아질수록, 마음을 구속하는 곳으로 내치게 되어 바깥 존재에 이끌려 변화한다. 만약 겁내는 마음이 무서워하는 마음에 다다르면, 큰 병이 생겨나 정충증을 앓게 된다. 가슴이 뛰어 울렁거리는 정충증은 태음인의 병에서 중증이다.

소양인은 언제나 두려운 마음이 있다. 두려운 마음을 편안하게 가라앉히면 거처가 편안해져서, 이에 힘입는 것이 깊어지면 깊어질수록 도의 길로 나아간다. 반대로 두려운 마음이 더욱 많아지면 많아질수록, 마음을 구속하는 곳으로 내치게 되어 바깥 존재에 이끌려 변화한다. 만약 두려운 마음이 공포심에 다다르면, 큰 병이 생겨나 건망증을 앓게 된다. 기억력이 약해져 잘 잊어버리는 건망증은 소양인 병에서 험증이다.

소음인은 언제나 안정시키지 못하는 마음이 있다. 안정시키지 못하는 마음을 편안하게 가라앉히면, 비의 기가 곧장 활기를 띤다.

태양인은 언제나 급하게 들이치는 마음이 있다. 급하게 들이치는 마음을 편안하게 가라앉히면, 간의 혈이 곧장 고르게 된다.

사상인의 마음의 흔들림과 녕정(寧靜)을 다룬다.

태음인 정충증에 대해, 「태음인 위완수한 표한병론」에서는 말한다.

> 일찍이 태음인 위완 한증의 온병을 치료한 일이 있다. 어떤 태음인이 본디부터 정충증이 있어, 땀이 없고 숨이 차며 목구멍에 걸리는 기침이 있더라.

소양인 소갈에 대해 녕정을 권유하면서, 「소양인 위수열 리열병론」
에서는 말한다.

> 마음을 편안히 하고 생각을 가라앉히면, 양기가 위로 올라가 가볍고 맑게 머리와 얼굴과 사지에 가득 찬다. 이것이 원기요 맑은 양기다. 속을 썩고 애를 태우면, 양기가 아래로 빠져 내려가 무겁고 흐리게 머리와 얼굴과 사지에 열이 몰린다. 이것이 화기요 없어진 양기다.

소음인의 안정시키지 못하는 마음에 대해, 「소음인 위수한 리한병론」에서는 말한다.

> 소음인이 기뻐하고 좋아하는 마음을 안정시키지 못하여 꾀가 막히고 힘이 꺾이면, 가슴 속이 달아오르면서 답답하고 편치 않아서 팔다리를 가만히 두지 못한다.……어찌하여 일찍부터 군자의 너그럽고 공평한 마음가짐을 쓰지 않았단 말인가.

태양인 녕정에 대해, 「태양인 내촉소장병론」에서는 말한다.

> 내가 태양인의 장부를 타고나서 일찍이 이 열격병을 앓다. 예닐곱 해를 토악질을 하면서 끈끈한 침 거품을 흘리다. 수십 년간 몸을 다스려 요행히 일찍 죽는 것을 벗어나다. 그래서 이를 기록하여 태양인으로 이런 병을 앓는 이에게 경계로 삼고자 한다. 다스리는 법을 논한다면, 한마디로 줄여서 성냄을 멀리하는 것뿐이다.

- 少陰人 有咽喉證 其病 太重而爲緩病也 不可等閒任置
 當用 蔘桂八物湯 或用 獐肝 金蛇酒
- 太陽人 有八九日大便不通證 其病 非殆證也 不必疑惑而 亦
 不可無藥
 當用 獼猴藤五加皮湯

소음인에게는 목 안이 아픈 증세가 있다. 그 병은 대단히 중증인데도 느릿느릿 진행하는 병증이다. 대수롭지 않게 여겨 그냥 내버려두어서는 안 된다. 마땅히 삼계팔물탕을 써야 한다. 아니면 노루 간이나 금빛 나는 구렁이로 담근 술을 쓴다.

태양인에게는 여덟 아흐레 똥을 못 누는 증세가 있다. 그 병은 위태한 증세는 아니다. 꼭 의심하여 어찌할 바를 몰라 쩔쩔맬 것까지는 없다. 그러나 약이 없다고 할 수는 없다. 마땅히 미후등오가피탕을 써야 한다.

일상에서 잘못 대처하기 쉬운, 소음인 병증과 태양인 병증이다.

중증인데도 대수롭지 않게 여기기 일쑤인 소음인 인후증과, 태증이 아닌데도 쩔쩔매기 일쑤인 태양인 대변불통증에 대한 처방을 제시한다. 여기의 삼계팔물탕은 독삼관계리중탕의 별칭이고, 미후등오가피탕은 미후등식장탕의 별칭이다.

소음인 인후증 처방은 「소음인 범론」에 나온다.

> 인후통에는 마땅히 독삼관계리중탕을 써야 한다.……일찍이 본 일이 있다. 여러 해가 지나도록 낫지 않는 소음인의 인후통에,

> 어떤 의원이 금사주를 복용케 하여 곧 바로 낫다. 금사주는 곧 금빛 나는 구렁이로 술을 빚은 것이다.

사상인 중 태양인은 다른 세 체질에서 문제가 되는 증세들이 거의 문제되지 않는다. 「태양인 외감요척병론」에서는 말한다.

> 태양인이 만약 심한 오한·발열·신체 동통 같은 증세가 있으면, 허리뼈의 겉 기운이 튼실하게 가득 찬 것이다. 그 병은 치료하기 쉽고 그 사람도 완전히 튼튼하다.

「태양인 내촉소장병론」에서도 말한다.

> 태양인이 만약 복통·장명·설사·리질 같은 증세가 있으면, 소장의 속 기운이 튼실하게 가득 찬 것이다. 그 병은 치료하기 쉽고 그 사람도 완전히 튼튼하다.

설사나 리질도 이럴진대 그 대척점에 있는 변비 역시 다르지 않다. 그래서 열흘에 가까운 변비라도 태증이 아니라고 단언한 것이다.

- ⊙ 太陽人 小便旺多則 完實而無病
  太陰人 汗液通暢則 完實而無病
  少陽人 大便善通則 完實而無病
  少陰人 飮食善化則 完實而無病
- ⊙ 太陽人 噎膈則 胃脘之上焦 散豁如風
  太陰人 痢病則 小腸之中焦 窒塞如霧

少陽人 大便不通則 胸膈 必如烈火
少陰人 泄瀉不止則 臍下 必如氷冷

    태양인은 오줌을 왕성하게 많이 누면 완전히 튼실하여 병이 없다. 태음인은 땀이 잘 흐르면 완전히 튼실하여 병이 없다. 소양인은 똥을 시원하게 잘 누면 완전히 튼실하여 병이 없다. 소음인은 음식을 부드럽게 소화시키면 완전히 튼실하여 병이 없다.
    태양인이 열격증에 걸리면 위완의 상초가 열려서 바람이 나오는 것 같다. 태음인이 리질병에 걸리면 소장의 중초가 막혀서 안개 낀 것 같다. 소양인이 똥을 못 누면 가슴이 반드시 타오르는 불덩이 같다. 소음인이 설사가 그치지 않으면 배꼽 아래가 반드시 차가운 얼음장 같다.

    사상인의 무병 완실과 큰 병의 기준이 되는 생리현상의 일정 징후를 다룬다.

    태양인의 소변과 열격증, 태음인의 땀과 리질증, 소양인의 대변 선통과 불통, 소음인의 음식 선화와 설사증은, 무병과 큰 병이라는 양극단의 거리에 놓여 있다.
    「태양인 내촉소장병론」에서는 말한다.

> 태양인의 오줌은 첫째 많아야 하고, 둘째 자주 누어야 좋다.

「태음인 간수열 리열병론」에서는 말한다.

> 무릇 태음인이 속을 썩어 애를 태우거나 자주 꾀한 일이 이루어지지 않으면, 오랜 설사나 오랜 리질을 앓거나, 오줌병이 나서 오줌을 못 누거나, 밥 먹은 뒤 가슴이 결리면서 배가 그득하고 다리에 힘이 없는 식후비만 퇴각무력병에 걸린다. 이 병들은 모두 부종으로 넘어가는 증세다.

「소양인 위수열 리열병론」에서는 말한다.

> 소양인의 겉병이건 속병이건, 병이 맺혔는지 풀렸는지 하는 것은 반드시 똥 누는 데서 살펴보아야 한다. 소양인 똥은 대가리가 마르고 꽁지가 묽으며, 덩어리가 크면서도 잘 누는 것이 보통 때 병 없는 이의 똥이다. 다음에 크게 묽은 똥을 한두 차례 시원하게 많은 양을 쏟아 부은 뒤에 그치는 것은 병든 이의 병이 시원하게 풀리는 똥이다. 다음에 한두 차례 보통의 묽은 똥을 쏟는 것은 병든 이의 병세가 더해지지 않는 똥이다. 다음에 혹 하루 남짓 못 누거나, 혹 하루에 서너 번, 네다섯 번 조금조금 술술 싸는 것은 바야흐로 똥이 막힐 조짐이다. 이는 좋은 똥이 아니니 미리 막아야 한다.

「소음인 위수한 리한병론」에서는 말한다.

> 소음인의 설사는 하루에 세 번 하는 것이 한두 번보다 무겁고, 네다섯 번 하는 것이 두세 번 보다 무거우니, 하루 네 번 설사하면 매우 무겁다. 하루 설사는 이틀보다 가볍고, 이틀 설사는 사나흘보다 가벼우니, 잇달아 사흘을 설사하면 매우 무겁다. 소음인 보

> 통 사람이 한 달 사이에 어쩌다 설사를 두세 번 하면 가볍게 병든 이라고 할 수 없다. 하루 사이에 굳은 똥을 서너 번 보아도 가볍게 병든 이라고 할 수 없다.

※ 明知其人而 又明知其證則 應用之藥 必無可疑
※ 人物形容 仔細商量 再三推移 如有迷惑則 參互病證 明見無疑 然後 可以用藥
　最不可輕忽而 一貼藥 誤投重病險證 一貼藥 必殺人

밝게 그 사람의 체질을 아는 데다, 더하여 밝게 그 사람의 병증을 안다면, 체질 병증에 맞춰 쓰는 약에 반드시 의심할 일이 없다.

그 사람의 체형 기상과 용모 사기를 처음부터 끝까지 헤아리고 거듭거듭 따져보아, 만일 미심쩍은 구석이 있으면, 병증을 다시금 참작하여 의심 없이 밝게 드러난 뒤에라야 약을 쓸 수 있다. 한 첩의 약이라고 해서, 만만히 보아 경솔하게 써서는 결코 안 된다. 중병이나 험증에 잘못 투약하면, 한 첩의 약이라도 반드시 사람을 죽인다.

결론이다. 체형 기상과 용모 사기로 체질을 분별하되, 그래도 미심쩍을 때에는 병증까지 참작하여 분별한다.

⊙ 華佗曰 養生之術 每欲小勞 但莫大疲
　有一老人曰 人 可日再食而 不四五食也 又不可旣食後添食
　如此則 必無不壽
⊙ 余足之曰 太陰人 察於外而 恒寧靜怯心
　　　　　　少陽人 察於內而 恒寧靜懼心

太陽人 退一步而 恒寧靜急迫之心
少陰人 進一步而 恒寧靜不安定之心
如此則 必無不壽
⊙ 又曰 太陽人 恒戒怒心哀心
少陽人 恒戒哀心怒心
太陰人 恒戒樂心喜心
少陰人 恒戒喜心樂心
如此則 必無不壽

화타는 말한다. 몸을 잘 다스리는 방법은 매양 수고로움을 줄이고 지나치게 피로하지 않는 데 있다.

어떤 늙은이는 말한다. 사람이 하루 두 번 먹는 것은 괜찮으나, 네 다섯 번 먹어서는 안 된다. 또 이미 먹고 난 뒤에는 더 먹어서는 안 된다. 이와 같이 하면 반드시 오래 살지 않음이 없다.

내가 사족을 붙인다. 태음인은 밖을 살펴서, 언제나 겁내는 마음을 편안하게 가라앉혀야 한다. 소양인은 안을 살펴서, 언제나 두려운 마음을 편안하게 가라앉혀야 한다. 태양인은 한 걸음 더 물러나서, 언제나 급박하게 들이치는 마음을 편안하게 가라앉혀야 한다. 소음인은 한 걸음 더 나아가서, 언제나 안정시키지 못하는 마음을 편안하게 가라앉혀야 한다. 이와 같이 하면 반드시 오래 살지 않음이 없다.

더 붙인다. 태양인은 언제나 성내는 마음과 슬퍼하는 마음을 막아내야 한다. 소양인은 언제나 슬퍼하는 마음과 성내는 마음을 막아내야 한다. 태음인은 언제나 즐거워하는 마음과 기뻐하는 마음을 막아내야 한다. 소음인은 언제나 기뻐하는 마음과 즐거워하는 마음을 막아내야 한다. 이와 같이 하면 오래 살지 않음이 없다.

사상인의 양생술이다.

사상인의 양생술은 마음의 녕정 추구와 성정으로의 몰입 경계가 그 요지다. 희노애락 성정의 몰입을 경계하는 것은 「사단론」에서도 지목한 바다.

여기에서 주목할 것은 흔들리는 마음의 녕정 추구다. 「확충론」의 본성기운과 감정기운에 대입하는 마음의 녕정 추구를 이분하기 때문이다. 즉 태음인과 소양인의 내외(內外)는 감정기운에, 태양인과 소음인의 진퇴(進退)는 본성기운에 대입한다. 이 사실은 「확충론」 관련 항목과 비교하면 분명하게 드러난다.

> 태음인의 감정기운은 늘 안(내 內)에서 지키려고만 하지, 밖에서 이기려 하지 않는다. 만약 전적으로 안에서 지키기만을 좋아하면, 물욕만 바라는 마음이 반드시 지나치게 된다.
>
> 소양인의 감정기운은 늘 밖(외 外)에서 이기려고만 하지, 안에서 지키려 하지 않는다. 만약 전적으로 밖에서 이기기만을 좋아하면, 사사로움으로 치우치는 마음이 반드시 지나치게 된다.
>
> 태양인의 본성기운은 늘 나아가려고만(진 進) 하지, 물러서려(퇴 退) 하지 않는다. 태양인의 나아감은 할만한가를 헤아려서야 나아갈 수 있다. 스스로의 재주를 돌이켜보아, 재주가 씩씩하지 않으면 나아갈 수 없다.
>
> 소음인의 본성기운은 늘 머물러(처 處) 있으려고만 하지, 벗어나려(출 出) 하지 않는다. 소음인의 머물러 있음은 할만한가를 헤아려서야 머물러 있을 수 있다. 스스로의 꾀를 돌이켜보아, 꾀가 크지 않으면 머물러 있을 수 없다.

이를 보면 태음인과 소양인은 감정기운 쪽으로, 태양인과 소음인은 본성기운 쪽으로 마음의 흔들림이 더 기울어 있음을 알 수 있다.

- 大舜 自耕稼陶漁 無非取諸人以爲善
  夫子曰 三人行 必有我師
  以此觀之則 天下衆人之才能 聖人 必博學審問而兼之故 大而化也
  太少陰陽人 識見才局 各有所長 文筆射御 歌舞揖讓 以至於博奕小技 細瑣動作
  凡百做造 面面不同 皆異其妙 儘乎 衆人才能之浩多於造化中也

순임금은 밭갈이, 곡식 심기, 질그릇 굽기, 고기잡이를 여러 사람에게서 받아들여 착함으로 여기지 않음이 없으시고, 공자님은 세 사람이 길을 가도 반드시 그 중에 나의 스승이 있다고 하신다. 이것으로 살펴보더라도, 천하 뭇사람의 재주와 능력을 성인들도 반드시 널리 배우고 자세히 물어서 다 아우르므로, 집대성하여 성인으로 변화한 것이다.

태소음양인의 인식과 견해와 재주와 능력은 각각 잘하는 바가 있다. 글짓기, 글씨 쓰기, 활쏘기, 말 타기, 노래 부르기, 춤추기, 인사하기, 사양하기로부터, 바둑이나 장기 같은 작은 기예나 잘디잔 움직임에 이르기까지, 온갖 행위가 제각각 같지 않아 모두 그 묘한 맛이 다르다. 아 극진하여라. 뭇사람의 재주와 능력이 천지만물의 조화 속에서 넓고도 많음이여.

사상인의 식견과 재국이 각각 잘하는 바를 따라 천차만별로 갈라지나, 성인은 이를 집대성하여 성인으로 변화한다.

같은 말씀이 「사단론」에서도 나온다.

> 태소음양인은 장부의 크기가 짧거나 길음에도 불구하고, 천리의 변화라는 한 갈래로 모여든다. 한 갈래로 모여들어 똑같은 가운데서도, 네 가지의 치우침이 있다. 이러한 까닭에 성인은 하늘에 바라고 구하는 것이다.
>
> 비박탐나인은 마음의 바탕이 맑거나 흐림으로 인하여, 사람마다 쫓는 욕심의 활협이라는 만 갈래로 갈라진다. 만 갈래로 갈라져서 아주 다른 가운데서도, 한 가지의 똑같음이 있다. 이러한 까닭에 뭇사람은 성인에 바라고 구하는 것이다.

⊙ 靈樞書中 有太少陰陽五行人論而 略得外形 未得臟理
　蓋 太少陰陽人 早有古昔之見而 未盡精究也

『황제내경 령추』「통천」편 속에는 태소음양 오행인론이 있으나, 간략하게 겉모습만을 터득할 뿐이고, 장부의 이치까지는 미처 터득하지 못하다. 대개 태소음양인을 일찍이 아주 옛적부터 보아왔으나, 이치를 깊이 있게 파고들지는 못한 것이다.

집필 동기다. 외형만 언급한 선인들의 견해를 정밀하게 연구하여, 장부의 이치까지 터득했다는 자부심을 은근히 피력한다.

『령추』「통천」편에서는 말한다.

태음인은 탐욕스러워 어질지 못하나 겉으로는 겸허한 척하고, 사람을 대할 때 주도면밀하여 내심 음흉하며, 받아들이기는 좋아하나 내어놓기는 싫어하고, 속마음을 드러내지 않고 착한 일에 힘쓰지 않으며, 남이 움직이고 나서야 행동한다.
  소음인은 작은 이익을 탐하여 마음씨가 고약하고, 남이 망하는 것을 보면 자기가 얻은 듯이 기뻐하며, 남을 다치게 하거나 남을 해치기를 좋아하고, 남이 잘되는 것을 보면 도리어 분노하며, 질투심이 많아 남에게 은혜를 베풀 줄 모른다.
  태양인은 매사에 의기양양하여 큰일을 논하기 좋아하고, 무능하면서도 허튼소리를 지껄이며, 자기 생각을 사방팔방에 드러내고, 행동거지에 옳고 그름을 돌아보지 않으며, 일처리를 늘상 자기 멋대로 처리하고, 일이 비록 실패하더라도 뉘우치는 법이 없다.
  소양인은 깊이 심사숙고하며 자기를 높이기를 좋아하고, 소소한 자리에 앉더라도 높은 자리라 뽐내며, 바깥에서 사귀기를 좋아하고 안으로 붙어 있으려 하지 않는다.

  태음인은 모습이 어두컴컴한 검은 빛이 감돌고, 생각을 감추고 뜻을 낮추며, 체격이 길며 크고, 무릎을 구부린 듯 걸으나 곱사등이는 아니다.
  소음인은 모습이 맑고 고상해 보이나, 음험하여 참으로 몰래 남을 해치려는 마음씨가 있고, 서 있을 때는 조급하고 불안해 보이며, 걸을 때는 마치 조아리는 것 같다.
  태양인은 모습이 득의양양하여 도도해 보이고, 몸을 뒤로 젖혀 무릎이 앞으로 구부러져 보인다.
  소양인은 모습이 서 있을 때에는 머리를 높이 우러르고, 걸을

> 때에는 몸을 흔들기를 좋아하며, 뒷짐 지어 양 팔뚝과 양 무릎이 배보다 튀어 나온다.

* 此書 自癸巳 七月十三日始作 晝思夜度 無頃刻休息
  至于翌年甲午 四月十三日 少陰少陽人論則 略得詳備 太陰太陽人論則 僅成簡約
  蓋 經驗未遍而 精力已憊故也
  記曰 開而不達則思 若 太陰太陽人 思而得之則 亦何損乎 簡約哉
* 萬室之邑 一人陶則 器不足也 百家之村 一人醫則 活人不足也
  必廣明醫學 家家知醫 人人知病 然後 可以壽世保元
* 光緖甲午四月十三日 咸興李濟馬 畢書于漢南山中

이 책은 계사(1893년) 7월 13일 시작하여, 잠시도 쉴새없이 낮밤으로 생각하고 갈마들어, 다음 해 갑오(1894년) 4월 13일에 이르러 끝낸다.

소음·소양인론은 거의 자세히 갖추었으나, 태음·태양인론은 가까스로 간략하게나마 이룬다. 이는 대체로 몸소 겪은 것이 아직 두루 미치지 못한 데다, 심신의 힘이 이미 지쳤기 때문이다.

들추어 열어보아 다다르지 못하면 생각하라고 한 『례기(禮記)』의 말씀과 같이, 만약 태음·태양인에 대해 생각하고 생각하노라면 터득하리라. 간략하다 하여 무엇이 손해리오.

만 호가 사는 고을에 그릇 굽는 이가 하나라면 그릇이 부족하다. 백 호가 사는 시골에 의원이 하나라면 사람 살리기에 부족하다. 반드시 널리 의학을 밝혀서, 집집마다 의술을 알고 사람마다 병리를 알게 한 뒤에라야, 세상 사람들이 오래 살고 원기를 보존할 수 있다.

광서제 갑오(1894년) 4월13일, 함흥 사람 리제마가 한남산 속에서 글을 마친다.

이 책을 끝내는 발문(跋文)이다. 소요 시간, 글의 대강, 바램, 끝마친 장소를 밝힌다.

- 甲午 畢書後 乙未 下鄉 至于庚子 因本改草
  自醫源論 至太陰人諸論 各有增删而 其餘諸論 未有增删
  故 幷依新舊本 刊行

갑오년에 글을 마친 뒤, 을미년(1895)에 고향으로 돌아오다. 경자년(1900)에 이르기까지 원고를 토대로 교정 작업에 들어가다. 의원론부터 태음인론에 이르는 여러 론들까지 각각 더할 건 더하고 줄일 건 줄이다. 그러나 나머지 론들은 미처 교정하지 못하다. 그러므로 교정한 신본과 교정치 못한 구본을 한데 아울러서 펴낸다.

발문에 덧붙인 간기(刊記)다. 교정본과 교정 못한 나머지 부분의 초고를 합쳐 간행한다. ■

| 찾아보기 |

＊ 약제는 제외

ㄱ

간약 427, 434, 439
갈근대승기탕 400
갈근라복자탕 383
갈근부평탕 402
갈근소승기탕 400
갈근승기탕 366, 375~377, 400
갈근해기탕 372, 373, 375, 395, 398
감수천일환 277, 327, 350
감정기운 37~40, 45, 61, 62, 94, 109, 111, 112, 115, 120~123, 129, 134, 136~140, 462, 463
(감정의) 순동 58, 88, 89, 99
(감정의) 역동 80, 83~85, 88~90, 93, 117
감초사심탕 188, 235
강부탕 199, 232
강중 308, 333
강출관중탕 189, 200
거양경 151, 152
거처 30, 33, 34, 40, 41, 83, 89, 91, 97, 99, 101, 105~108, 116, 117, 131, 447, 453, 454
건곽란 191
건률저근피탕 403
건률제조탕 385, 403

결해 365, 366
결흉(병) 185, 208~210, 267, 268, 271, 272, 274~278, 287, 316, 318, 323, 350
겸인지덕 54
경륜 34~36, 40, 41, 118, 136, 137
경분 325, 327, 339, 350, 351
경분감수룡호단 327, 351
경분감수자웅단 351
계마각반탕 180, 182, 301, 389
계부곽진리중탕 193, 223
계부리중탕 218
계비각반탕 301, 330
계삼고 259
계지반하생강탕 208, 256
계지부자탕 157, 170~173, 243
계지탕 156, 157, 165, 195
고(膏) 43, 72, 112, 127
고요모 81, 82
고자 67
고창 312, 317, 322
고해 104, 128, 130, 131, 133, 136, 138
공손추 59, 67, 94
공신 146, 156, 183, 208, 240, 242, 246, 272, 275, 277, 313, 335~337, 373, 374, 394~397,

413, 421, 423
공자 48, 68, 463
공진단 383
공진흑원단 383, 386, 401
과루(인) 281, 294, 323, 330, 343
과지 46, 136, 137
과체산 386, 404
곽란 184, 194, 201
곽향정기산 156, 157, 159, 162, 189, 218, 242, 255, 363
관격병 191, 194
관계부자리중탕 189, 195, 198, 200, 203~205, 261
관방지력 34, 72, 110
관이완 72, 110
관중탕 258
관중환 258
괴병(증) 289
교사 427, 434, 440
교심 36, 110, 118
교우 30, 33, 34, 40, 41, 83, 89, 92, 97, 99, 100, 101, 105~107, 116, 131, 447
교의 45, 136, 137
구안와사 78, 282, 339
구역 187, 245, 376, 421~423
구토 256, 316~320, 323
국방 241, 243, 246, 332
굴강지력 34, 72, 110
궁귀총소리중탕 225
궁귀향소산 157, 255
궐역 181, 358

궐음경 152, 153, 179, 180, 181, 201
궐음병 148, 150, 203
궐음병 소갈 155, 182
궐음증 155, 179, 182, 215, 219, 220, 222, 245
귀눈코입 99, 109, 129, 130, 132, 133, 135, 138, 139
극욕 62
근간 427, 434, 439
급성 열병 243, 250, 356, 364~367, 370, 373, 374, 376, 377, 394
긍려 45, 136, 137
긍심 36, 110, 118
기(氣) 43, 70, 128, 130
기백 151, 153, 372, 393
기상 66, 67, 95, 444, 446, 449, 460
기인 103

ㄴ

남양활인서 143, 146
내경의학 143
내옹 216, 227
녕정 444, 454, 455, 462
노애락희 90, 100
능수지력 33, 72, 109
니막혈정 129, 130, 132, 134, 136, 138
니해 104, 127, 130, 131, 134, 136, 138

ⓒ

단계심법 168, 249, 338
당귀백하오관중탕 258
당귀사역탕 179, 182, 234
당여 30, 33, 34, 40, 41, 83, 89, 91, 98~101, 105~107, 116, 131, 447
대변불통증 456
대승기탕 165, 168, 169, 181, 182, 186, 187, 199, 277
대시호탕 390
대청룡탕 269, 330
대함흉탕 274, 275, 330
대황대승기탕 164
도량 35, 36, 40, 41, 118, 119, 136, 137
도인승기탕 158, 236
도인탕 160
도적탕 335
독삼관계리중당 224, 456
독삼부자리중탕 223
독삼팔물군자탕 169
독삼팔물탕 182, 218, 223, 224, 256
독행 27, 37, 39, 40, 41, 46, 52, 53, 120, 134, 137
독활지황탕 78, 282, 314, 320, 324, 344
돌림병 243, 356, 364, 366, 376, 377, 392
동원서 199, 239, 248
동의보감 143, 146
두건요둔 39, 47, 122, 129, 134, 137, 138
두수요족 134
두임 275
뒤 4해 122, 129, 130, 132, 134~136, 138, 139

득효방 156, 242, 243, 247, 333
등창 216, 227, 307, 312
딸국질 422

ⓔ

라심 38, 46, 62, 113, 121, 137
라인 61, 62, 64, 112
라태 427, 434, 440
란경 379
량격산 312, 313, 332
량격산화탕 310, 325, 347
량발 80, 106
려(慮) 45
련주담 317, 326
렴기지도 54
령추 153, 373, 379, 408, 464
례기 466
로자 67
로학 317, 324
로회비아환 325
록용대보탕 383, 386, 401
류주단독 307
류미지황탕 282, 309, 331, 334
류미탕 290
률이포 72, 110
리고 146, 239, 248
리자건 278, 288
리중탕 183, 186, 188
리중환 186

리질(병) 216, 226, 258, 259, 316~318, 323, 349, 385, 403, 414, 457, 458, 459
리천 146, 170, 181, 190, 199, 201, 204, 207, 213, 243, 246, 250, 334, 372, 393, 394, 421, 423
림질 246, 349

무한건병 363
문견 427, 434, 439
물욕 62, 111, 113, 462
미후등식장탕 414, 425, 426, 456
미후등오가피탕 456
밀도법 236

ㅁ

마인환 169, 236
마황발표탕 357, 400
마황부자감초탕 195, 198, 234
마황부자세신탕 195, 234
마황정천탕 384, 397, 399
마황정통탕 384, 399
마황탕 175, 357, 389
막해 104, 128, 130, 131, 134, 136, 138
만경풍 371, 384
만병회춘 240, 335, 394, 397
망양(병, 증) 154, 157, 170, 171, 176~178, 201, 283~288, 299, 301
망음(병, 증) 268, 279, 283~288, 304
맥법 373
맥문동원지산 405
맹선 147
맹자 59, 67, 68, 94
머리 빗질 328
명리론 167
목통대안탕 321, 348
목향순기산 240
몽설(병) 371, 385, 394

ㅂ

박인 61, 62, 64, 113
박통 27, 35, 39, 41, 46, 52, 53, 118, 133, 136
반룡산 늙은이 279, 288
반신불수 216, 227, 339
반위(증) 124, 410, 412~414, 416, 418, 422, 423, 448, 449
반하사심탕 187, 234
반하산 233
방강 73, 113
방략 37, 38, 40, 42, 120, 121, 138
방안상 147
방종 61
배옹 216, 227
백(魄) 32, 46
백통탕 232
백하오군자탕 256
백하오부자리중탕 187, 261
백호탕 277, 290~292, 294, 295, 302, 303, 305, 307, 309
벌심 36, 109, 119
벌조 45, 136, 137

벽력산 204, 245
별인 98, 99
보중익기탕 157, 223, 239, 254, 363
보폐원탕 384, 400
복창부종병 371, 384
복통 316~318, 320, 323, 346, 450, 457
복학병 216, 228
본사방 166, 241
본성 장부 98, 103
본성기운 35, 36, 39, 45, 94, 108, 109, 115, 118, 119, 122, 129, 133, 136, 138~140, 462, 463
본초 143, 147, 421
본초보유 147
본초습유 147
부자리중탕 200, 201
부자탕 194, 195
부종(병) 185, 214, 216, 225, 246, 258, 316, 317, 318, 321, 323, 348, 385, 402, 403, 456
불중(지)절 75, 93
불호인 83, 84
비극태래 181
비기 187
비만 185, 214, 346
비박탐나(인) 59, 68, 464
비방화체환 248
비약(병) 154, 174~176, 178, 179
비인 61, 62, 64, 112
비폐간신 74
비폐신간 98
비풍 278, 317, 327

ㅅ

사기 287, 355, 360, 361, 444, 452, 460
사단론 58, 59, 94, 95, 98, 103, 106, 125, 126, 139, 140, 446, 462, 464
사무 30, 34, 40, 41, 83, 89, 90, 92, 97, 99, 101, 105~107, 116, 117, 131, 447
사부 73
사상 27~29, 58, 59, 62~65, 70, 71, 76, 87, 89, 91, 94, 98, 101, 103, 109, 111, 115, 124, 132 ~134, 139, 143, 148, 216, 231, 371, 444~ 447, 449, 454, 457, 458, 462, 464
사상인 변증론 31, 444
사수 247
사순리중탕(환) 186, 233
사순탕 181
사심 27, 35, 39, 45, 47, 48, 109, 115, 133, 136
사심탕(중) 188, 189, 209
사역탕 186, 190, 194, 195, 202
사장 73
사초 43, 124
사향산 404
산밀탕 258
삼계팔물탕 456
삼릉소적환 248
삼물백산 208, 249
삼미삼유탕 181, 202, 245
삼양병 148, 373
삼유탕 182, 203
삼음병 148, 150, 190, 451
상극 76, 80, 94, 101, 107

상극 장부 103
상극 체질 35, 36, 58, 118, 119
상반 40, 89, 94, 101, 107, 112, 117
상반 체질 37, 38, 91, 120, 121
상성 34, 98
상소(병) 299, 300, 309, 310, 312~314, 347
상승 107, 126
상승지력 72, 112
상자 34
상초 71, 74, 124, 128, 130, 161, 308, 412, 458
상한론 143, 144, 146, 149, 150, 156, 232, 329, 389
상한십권론 278
생강탕 240
생맥산 393
생숙지황환 334
생지황 296, 335, 342, 343, 345~349
서경 81, 82, 145
석창포원지산 391, 404, 405
성기 35
성명론 27, 32, 94, 98, 133, 134, 136, 431, 447
성무기 167, 203
성정 58, 59, 70~73, 83, 84, 98, 101, 103, 112, 113, 431, 444, 462
세회 28, 29, 31, 32, 40, 41, 56, 70, 83, 97, 100, 101, 103, 130
소갈 225, 299, 308~313, 347, 348, 371, 379, 380, 455
소도 126
소도지력 73, 113
소독음 337

소문 59, 153, 429
소반하탕 208
소승기탕 167, 199, 237
소시호탕 270, 272, 289, 329
소신 308
소아 감적 336
소양경 151, 152, 269, 270, 289
소양병(증) 148, 149, 150, 267, 270, 390, 451
소양상풍병(증) 272
소양인 비수한 표한병론 78, 450
소양인 위수열 리열병론 455, 459
소음경 152, 153
소음병 설사 184, 196, 197
소음병(증) 79, 148, 150, 176, 177, 184, 194~199, 202, 215, 217~223, 263
소음인 범론 453, 456
소음인 위수한 리한병론 79, 455, 459
소중 308
소함흉탕 275, 330
소합원 189, 296
소합향원 241
손사막 313, 391
수결흉 208, 256
수패 315
수세보원 143, 144, 148
수역 274
수요 427, 434, 435, 439, 440
수은훈비방 338
수종 212, 312
숙지황고삼탕 281, 311, 348
순동 74~76, 89, 93

습열병 247
승기탕 160, 166, 168, 175, 179, 180
승양익기부자탕 157, 253
승양익기탕 157
시경 56, 87, 44
시기 175, 263, 336, 429
시령탕 278
시호탕 167
식견 37, 38, 40, 42, 119, 120, 137, 153, 464
식료본초 147
식소 216, 225
식적 213
식체비만 316, 318, 320
식후비만 퇴각무력병 384, 385, 459
신(神) 32, 43, 46, 70, 127, 130
신기혈정 129, 130, 132, 133, 136
신기환 331, 380
신농 143, 145~147
신농본초 145
신령혼백 136, 137
신인 103
심욕 61, 64, 65, 68
심통 246
십이미지황탕 314, 320, 346
십전대보탕 238, 256
십조탕 274, 275, 277, 330

◎

안회 48

앞 4해 122, 128~130, 132, 133, 135, 136, 138, 139
애노희락 58, 70, 71, 73, 74, 76, 98~100, 103, 112, 132
액(液) 43, 73, 112, 128
액해 103, 128, 130, 131, 133, 136, 138
양궐 303
양독 370, 372, 373, 394
양독발반 292, 307, 347
양독백호탕 325, 346
양명경 151, 152
양명병(증) 148~150, 153, 154, 161, 162~166, 168, 169, 174~178, 199, 215, 217~223, 245, 263, 299, 302, 373, 390, 395
양인 34, 83, 98, 99, 106, 107, 117
여의단 250
열격(병, 증) 77, 124, 407, 410~414, 415, 416, 418, 419, 448, 449, 455, 458
열다한소탕 376, 3/9, 380, 386, 399
오가피장척탕 409, 424, 426
오령산 274, 329
오수유부자리중탕 203~205, 261
오악 27, 43, 44, 46, 48, 51, 83
온백원 246
온이축 72, 110
온황 207
옹산화병 440
옹저 311
옹종 300, 312
왕숙화 213, 373
왕호고 146, 147, 167, 213, 238, 308, 312

욕심 37, 44~46, 51, 58, 59, 61, 64, 66~68, 79, 120, 123, 140, 202, 385, 433, 436, 464
용모 444, 452, 460
우단 334
우황청심원 404, 405
우황청심환 386, 387, 396
운명 27, 41, 50, 53, 55, 56, 58, 63, 86~88, 112, 129, 134, 139
울광병(증) 154, 176, 177
웅담산 365, 369, 404
위가실 154, 161, 162, 168, 169, 174~176, 178, 215, 219, 221, 287
위가실병 178, 287
위역림 146, 156, 242, 243, 247, 309, 311, 333, 382
유(油) 43, 73, 113, 128
유정 394
유향몰약경분환 351
유해 104, 128, 130, 131, 133, 136, 138
음경 190, 191
음독(증) 184, 189, 190, 215, 219, 220, 222, 260
음성격양 185, 203, 204
음양 58, 64, 65, 86, 87, 122, 124, 149, 249, 278
음인 34, 83, 84, 98, 106, 107, 117
음허오열 300, 314
음허증 313
음황(병) 185, 212, 213, 244, 245
의(意) 45
의감 156, 208, 240, 242, 246, 336, 337, 395, 396, 413
의려조지 136, 137

의방류취 312, 313
의원론 143, 144, 451, 467
의학강목 167, 208, 312, 309
의학입문 170, 243, 246, 250, 334, 393, 394
의학정전 334
이목비구 39, 46
이성구고환 374, 394
인동등지골피탕 310, 325, 347
인륜 28, 29, 31~33, 40, 41, 56, 70, 83, 97, 100~102, 130
인사 27, 28, 30, 34, 39, 41, 43, 44, 52, 59, 63, 83, 86, 87, 93, 94, 98, 99, 101, 107, 112, 117, 122, 129, 132, 135, 138, 297, 447, 463
인삼계지부자탕 157, 173, 252
인삼계지탕 158, 161, 165, 233
인삼관계부자탕 253
인삼백하오관중탕 258
인삼부자리중탕 190
인삼오수유탕 182, 260
인삼진피탕 260
인욕 64, 65
인진귤피탕 207, 212, 213, 244
인진부자탕 207, 212, 244
인진사역탕 207, 212, 213, 244
인진호탕 207, 209, 235
인진환 247
인후증 317, 456
일화자본초 147

㈜

자업 53, 54

장감병 355, 356, 359, 360, 363, 364

장결(병) 185, 208, 209, 210, 211, 322

장계봉 413

장궐 185, 201, 204, 210

장달환 207, 247

장부론 63, 93, 122, 123, 129, 133, 134

장중경 143, 144, 146~150, 156, 157, 160~163,
165, 168, 169, 174, 175, 179, 182, 186, 187,
189, 190, 194~196, 199, 202, 207, 209, 211,
232, 269, 270, 272, 274, 275, 277, 289, 301,
302, 329, 357, 358, 362, 364, 379, 389

장패지지 427, 433, 434

장학 247

재간 31, 37, 38, 40, 42, 88~90, 120, 121, 138,
433, 436~438, 440, 444, 447, 449

저근피환 394

저당탕 158, 160, 235

저령차전자탕 279, 344

저령탕 175, 302, 329

저아조각 374, 375, 394, 405

적백하오관중탕 208, 257

적석지우여량탕 188, 233

전후풍 307, 317, 324, 338

절심 38, 46, 62, 112, 121, 138

정(精) 43, 70, 128, 130

정기 37, 211, 225, 238, 287, 334, 355, 360, 361,
386

정신기혈 135, 139

정인 103

정직중화 74, 75, 93

정축 126

정축지력 72, 113

정충(중) 365, 454

정해 103, 128, 130, 131, 134, 136, 138

조(操) 45

조각대황탕 375, 402

조리폐원탕 368, 400

조열 154, 163~166, 168, 176, 178

조열(병, 중) 78, 371, 378, 380, 381

조위승기탕 372, 389

조위승청탕 383, 398

조조 54, 431

조중탕 392

존심 57

존심양성 57

종기 216, 227, 311, 312, 317, 325

주핑 143, 146, 180, 182, 199, 201, 203, 210, 212,
213, 245, 272, 303, 372, 393

주사익원산 349

주색재권 427, 433~436

주진형 124, 146, 147, 168, 213, 241, 249, 278,
288, 309, 338, 410, 412, 416~418

주책 34~36, 40, 41, 117, 118, 136, 137

중기(병) 176, 177, 230, 240~242

중상초 124, 128, 130

중소(병) 299, 300, 309, 310, 312, 314, 317, 322,
347

중인 63~67, 98, 99

중풍 241, 242, 316~318, 320, 323, 327, 371, 386,

387, 396, 404
중하초 124, 128, 130
지(志) 45
지모백호탕 296
지방 28, 29, 31 ~ 33, 40, 41, 56, 70, 83, 98, 100, 101, 103, 130
지인불명 82
지황백호탕 276, 281, 294, 299, 301, 302, 304, 346
직승 72, 112
직신지력 33, 72, 109
직이신 72, 109
진(津) 43, 72, 112, 127
진고유액 74, 93, 128 ~ 130, 132, 133, 135, 138
진시황 54, 431, 432
진장기 147
진해 104, 127, 130 ~ 132, 136, 138

ⓒ

창만 188
책심 57
천궁계지탕 157, 159, 229, 254
천금방 313, 391
천기 27, 28, 30, 34, 39 ~ 41, 43, 52, 59, 63, 83, 94, 98, 99, 101, 103, 109, 122, 129, 130, 132, 135, 139
천리 58, 64, 87, 464
천시 28, 29, 31, 32, 40, 41, 56, 70, 83, 97, 100 ~ 102, 130
천심 46

천연두 337
천인성명 27, 41, 58, 94, 122, 123, 139
천인지행 41
천촉 316 ~ 318, 322
철액수 227
청심련자탕 399
체형 444, 446, 449, 452, 460
치심 38, 46, 62, 113, 120, 137

ⓔ

탈심 38, 46, 62, 112, 120, 137
탐욕 427, 434, 440, 465
탐인 61, 62, 64, 113
탕액본초 147
태극 58, 62, 63, 65, 67, 87, 123, 139, 140
태양경 151, 152
태양병(증) 148 ~ 150, 157, 158, 160, 162, 164 ~ 166, 168, 175, 176, 217, 218, 220 ~ 223, 263, 269, 289, 299, 301, 357
태양병 궐음증 155, 182, 215, 219, 222
태양병 위가실(증) 215, 219, 221
태양상풍 154, 156, 157, 182
태양인 내촉소장병론 46, 77, 85, 449, 450, 455, 457, 458
태양인 외감요척병론 457
태음경 152, 153
태음병 설사 184, 196, 197
태음병 음독증 184, 215, 219, 222
태음병 황달 185, 216, 221

태음병 황달증 215, 219
태음병(증) 148, 150, 176, 177, 184, 185, 196, 198, 207, 209, 217, 218, 221, 222, 223, 263
태음인 간수열 리열병론 78, 458
태음인 위완수한 표한병론 452, 454
태음조위탕 366, 375, 383, 398
태행 27, 37, 39, 45, 47, 48, 61, 112, 115, 134, 137
토혈 216, 316, 318, 319, 320
투일 61

ㅍ

파두여의단 191, 210
팔물군자탕 159, 166, 169, 182
편급 427, 434, 440
편사 62
편의과불급 74, 75, 93
편작 146, 379
폐비간신 39, 46, 74, 93, 95, 98, 99, 109, 112, 129, 132, 135, 138 ~ 140
폭발 80, 106

ㅎ

하강 107, 126
하강지력 73, 112
하궐상갈 196
하소(병) 299, 300, 309, 310, 312, 314, 348
하인음 262
하초 71, 74, 124, 128, 130, 158, 308, 338, 413

하초혈증 160
학질(병) 228 ~ 230, 246, 247, 259, 262, 299, 301, 313, 317, 324, 452
한궐 355, 358 ~ 360, 362, 363, 365
한다망양병(증) 171
한다열소탕 365, 368, 400
한실결흉 208
힌얼옹 대흉협만 316, 318
함강 73, 112
함억제복 39, 47, 122, 128, 129, 133, 138, 139
함흉탕 277
해기탕 372
해소병 371, 383
해역(병) 407 ~ 410, 415, 418, 419, 448, 449
해장서 167, 238
행검 34 ~ 36, 40, 41, 118, 119, 136, 137
행신불성 82
향부자팔물탕 256
향사륙군사탕 189, 239
향사양위탕 159, 162, 189, 218, 257
향소산 156, 157, 243
허동 91, 106, 107
허동불급 106 ~ 108
허로 211, 225, 238, 334, 386
허숙미 166, 241
허준 143, 146
혈(血) 43, 70, 128, 130
혈인 103
혈증 158, 345
혈해 104, 128, 130, 131, 134, 136, 138
형방도적산 270, 273, 276, 343

형방사백산 270, 273, 279, 281, 301, 343
형방지황탕 279, 296, 297, 321, 324, 345
형방패독산 269, 270, 272, 273, 280, 307, 324, 335, 342, 363
혜각 53, 54
호선 27, 43, 46, 48, 51, 83
호인 83
호현락선 427, 428, 443
혼(魂) 32, 46
화타 461
확충론 94, 133, 134, 462
활석고삼탕 78, 279, 281, 282, 344
활인서 180, 245, 393
황기계지부자탕 171~173, 252
황기계지탕 157, 159, 182, 254
황달(병) 207, 211~214, 235, 246, 247, 307
황련저두환 309, 333
황련청장탕 323, 349
황제 143, 145~147, 153
황제내경 144, 153
황제내경 소문 145
횡승 72, 113
효천병 371, 383, 397
후박반하탕 188, 233
후발치 307, 312, 317, 326
흉복통병 371, 384
흑노환 372, 373, 392
흑달 212
흑원단 382, 383
희노애락 59, 75, 82, 92, 431, 462
희락상자 98

숫자

4관 122, 128, 132, 139
4기 125
4체 122, 128, 132, 134
4초 122, 128, 132, 135, 136, 139

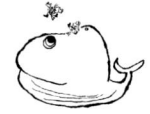
새우와 고래가 함께 숨쉬는 바다

강의 동의수세보원

지은이 | 리제마
강　의 | 추만호
펴낸이 | 전형배

펴낸곳 | 도서출판 창해
출판등록 | 제9-281호(1993년 11월 17일)

1판 1쇄 인쇄 | 2008년　1월 21일
1판 1쇄 발행 | 2008년　1월 28일

주소 | 121-846 서울시 마포구 성산 1동 209-5(진영빌딩 6층)
전화 | (02) 333-5678(代)
팩시밀리 | (02) 322-3333
홈페이지 | www.changhae.net
E-mail | chpco@chol.com
＊chpco는 Changhae Publishing Co.를 뜻합니다.

ISBN 978-89-7919-783-9　03150

값　30,000원

ⓒ 추만호, 2008, Printed in Korea

※ 잘못된 책은 구입하신 곳에서 바꾸어드립니다.

이 도서의 국립중앙도서관 출판시도서목록(CIP)은 e-CIP 홈페이지
(http://www.nl.go.kr/cip.php)에서 이용하실 수 있습니다.
(CIP제어번호 : CIP2007003996)